Rolf Degen

Vom Höchsten der Gefühle

Wie der Mensch zum Orgasmus kommt

Eichborn

1 2 3 05 04

Umschlaggestaltung: Christiane Hahn
Lektorat: Waltraud Berz
Satz: Fuldaer Verlagsagentur, Fulda
Druck und Bindung: GGP Media, Pößneck
ISBN 3-8218-5570-3

Verlagsverzeichnis schickt gern:
Eichborn Verlag, Kaiserstraße 66, D-60329 Frankfurt am Main
www.eichborn.de

INHALT

Vorwort

Orgasmus. Es gibt wohl kaum ein Wort, mit dem man so leicht Aufmerksamkeit erregen kann, wie mit diesem. Vielleicht noch mit dem Ausruf »Feuer!« in einer eingeschlossenen Menschenmenge. Das seltsame Wort packt uns in unserer Kreatürlichkeit, es ruft einen Schwall an widerstreitenden Empfindungen hervor. Der Höhepunkt der Wollust beim Geschlechtsakt steht für das, wonach wir alle streben, aber er ist auch Symbol für das absolut Verpönte, über das man in der Öffentlichkeit am liebsten das Mäntelchen des Schweigens hüllt.

Ein Orgasmus ist das vollkommenste Glück, die größtmögliche Form der Sinnesfreude. Er ist der Triumph des Lebens, er macht unseren Genen Hoffnung auf Unsterblichkeit. Er ist eine unbändige Naturgewalt, die unsere geheimsten Gedanken und Sehnsüchte in ihren Bann hineinzieht. Er kann Leidenschaft, Sucht und Wahn entfachen. Er bindet und zerstört Ehen, er beschäftigt das älteste Gewerbe der Welt, und seine verführerische Macht garantiert seit undenklichen Zeiten unsere Arterhaltung. Jeder von uns ist das letzte Glied einer unendlich langen Reihe von Ahnen, von denen jeder einzelne diesem Lockruf der Ekstase folgte. Der Orgasmus schenkt uns intensivste Verbundenheit, aber er kann uns auch in einsame Verzweiflung stürzen. Er trägt die Verantwortung für unzählige Vergewaltigungen, Morde und Geschlechtskrankheiten, und er hat uns möglicherweise sogar Kriege eingebrockt.

Es gibt wenige Vorstellungen, die so viel freudige Erregung schüren, wie die Aussicht auf den Orgasmus mit einem begehrenswerten Liebespartner. Sie übertönt die meisten Ängste und Sorgen, sie drängt alle anderen Ambitionen und Wünsche in den Hintergrund. »Wenn Menschen satt sind und etwas zum Anziehen haben, dann denken sie an Sex«, wusste schon Konfuzius. Doch selbst jene, die hungern und Lumpen tragen, haben scheinbar nur das eine im Sinn. Menschen, die am Honigtopf der Wollust naschen wollen, begehen dafür die größten Dummheiten und setzen vor Verlangen ihre Zukunft und ihre Würde aufs Spiel. So musste der US-Präsident John F. Kennedy eine Rückenstütze tragen, weil ihm während einer Sexorgie im Weißen Haus ein Muskel gerissen war. Die seltsam starre, aufrechte Haltung, die ihn auf vielen Fotos und in Filmen auszeichnet, wurde in Wirklichkeit durch dieses Korsett diktiert. Als die erste Kugel seines Mörders Lee Harvey Oswald ihn in Dallas erwischte, hinderte die Rückenstütze den Präsidenten daran, den tödlichen Folgeschüssen auszuweichen. In diesem Sinne hat ihn ein Orgasmus ums Leben gebracht. Sein Amtsnachfolger Bill Clinton dagegen musste für ein paar schnelle Nummern im »Oral Office« mit der Degradierung zur Witzfigur bezahlen. Wir können nicht einmal ahnen, wie viele Dramen – und Schmierenkomödien – die genitale Genusssucht in kleinen, privaten Existenzen in Gang gesetzt hat.

Der ungezügelte »Orgasmushunger« beflügelt seine Opfer zugleich aber auch zur intellektuellen Spitzenleistung. Aus Gier nach sexueller Erfüllung haben Menschen sich immer schon das Hirn zermartert – und dabei die bedeutendsten Werke des Geistes und der Kunst hervorgebracht. Für alles, was geschieht, sind Gefühle verantwortlich und der Orgasmus ist das ultimative Hochgefühl. Nach der Theorie von Sigmund Freud beruht unsere gesamte Kultur darauf, dass die Zeitgenossen ihre »niederen« Triebenergien in eine »wertvollere« Form umwandeln (»sublimieren«). Doch die Evolutionsbiologie hat in den letzten Jahren den Blick dafür geschärft, dass der Wunsch nach roher, unveredelter Wollust den wichtigsten Motor des geistigen Schaffens darstellt. Der Orgasmus kann als »Vater aller Dinge« gelten!

Die explosive Entladung der Orgasmusspannung besitzt eine unglaubliche Sprengkraft, deren Schockwellen in allen anderen Bereichen des Lebens zu spüren sind. Doch dieser Kraft wirkt ein Gegengewicht aus Missverständnissen, Mythen und zwiespältigen Emotionen entgegen. Unsere eigene Wollust berührt uns zugleich mit Scham und Unbehagen, weil sie für das Niedere, Tierische und »Schmutzige« im Menschen steht. Unsere Mitgeschöpfe in der Fauna treiben es fröhlich und unverkrampft, während die Schweiß treibende und oft ungelenke Turnübung den Homo sapiens verlegen macht. Es gibt wenige Dinge, deren Menschen sich mehr schämen, als ihres eigenen, unverhüllten Körpers auf dem »Orgasmustrip«. Das Vergnügen währe nur einen Moment, notierte Lord Chesterfield bereits im 18. Jahrhundert, »die Stellung ist lächerlich, die Folgekosten sind untragbar« – no sex please, we're British. Es gehört zu den größten ungelösten Fragen der Sexualforschung, warum uns gerade unsere Geschlechtlichkeit so peinlich ist. Denn andere körperliche Bedürfnisse wie Hunger und Durst befriedigen wir vergleichsweise unverschämt.

Noch rätselhafter ist jedoch, warum die Denker und Wahrheitssucher vergangener Epochen dem krönenden Glücksmoment beim Liebesakt so wenig Aufmerksamkeit schenkten. »Da ist eine leidenschaftlich begehrte, ausgekostete und machtvolle Erfahrung in unserem Leben«, wundert sich die amerikanische Wissenschaftsjournalistin Joann Ellison Rodgers, »doch ihre Ursprünge und ihre Bedeutung bleiben obskur und rätselhaft.«[1] Es ist eine Tatsache: Die übrigen Extremzustände des Gemütes, von der depressiven Verzweiflung bis zum euphorischen »High« des Drogenrausches, wurden schon vor Tausenden von Jahren in all ihren Facetten ausgelotet. Doch den Orgasmus kehrte man in der Ideengeschichte unter den Teppich. Indirekt haben Autoren zwar immer wieder auf die Eruption der Lust Bezug genommen; doch niemand nahm das höchste der Gefühle direkt aufs Korn. »Wann immer das Thema Erotik in einer Abhandlung aufgegriffen wurde«, schreibt der Philosoph Jason DeBoer von der Northwestern University in Chicago, »blieben die Eigenarten seines Höhepunktes ausgeblendet.«[2] Noch heute schlägt sich diese geistige Berührungsangst in einer merkwürdigen Sprachlosigkeit nieder, erklärt der Sexologe John Money von der Johns Hopkins University in Baltimore.[3] »Der Mangel an einem angesehenen umgangssprachlichen Wort für die Kopulation entspricht dem Mangel an einem angesehenen umgangssprachlichen Ausdruck für den Orgasmus.«

»Die Philosophen haben die Welt nur verschieden interpretiert, es kommt darauf an, sie zu verändern«, verkündete Karl Marx in seinen »Thesen über Feuerbach«. Mit dem Orgasmus verhält es sich offenbar genau umgekehrt: In einer Zeit, in der man noch nicht den geringsten Schimmer vom Wesen und der Bedeutung des sexuellen Höhepunktes hatte, legten es Denker, Philosophen, Kirchenleute und Juristen bereits auf das Verändern an. Die großen Weltregionen priesen es schon immer als segensreich, seine Fleischeslust abzutöten. Bei den Kirchenvätern des Mittelalters steigerte sich der Kreuzzug gegen die Freuden des Liebesaktes zu einer wahren Besessenheit. Der Eifer, mit dem die meisten Religionen den Genuss am Koitus bekämpfen, bleibt in seinem Kern bis heute rätselhaft. Vielleicht liegt es daran, dass der Orgasmus eine Konkurrenz zum »mysterium tremendum« bildet, dem Geheimnis des Heiligen, das uns zittern macht.

Selbst die wenigen, scheinbar sachlichen Erklärungsversuche dienen einem bestimmten Ziel. Mit seiner These vom »vaginalen Orgasmus« schoss Sigmund Freud den Vogel ab: Eine psychisch gesunde und reife Frau müsse alleine durch die vaginale Penetration zum Höhepunkt gelangen. Als Lustquelle sei die Klitoris infantil und neurotisch; beim Erwachsenwerden würde ihr Freude stiftendes Potenzial auf die Vagina überspringen. Mit diesem schaurigen Unfug nahm der Wiener Seelendoktor die weibliche Sexualität für Jahrzehnte ans Gängelband. Jede Frau, die es versäumte, in der Missionarsstellung zu »kommen«, wurde als »nicht ganz bei Troste« hingestellt. Bis heute hält die Freudsche Psychoanalyse daran fest.

Es gab und gibt aber auch andere Gründe, den Orgasmus zu verändern. Der Wunsch, das sinnliche Vergnügen zu steigern, ist dabei meist das Hauptmotiv. Bereits im vierten Jahrhundert gab das Kamasutra, das altindische Lehrbuch der Erotik, unzählige Anregungen zur Maximierung der Liebeslust. In Nordamerika sollen heute »Orgasmus-Seminare« die Qualität der Höhepunkte verbessern und jenen Frauen helfen, die keine erleben können. Die Buchhändler haben Titel wie »Öfter, länger, besser«, »Ich komme, wann ich will!« oder »Der Super-Orgasmus«

im Angebot, die die Anleitung zu einem phantastischen Abgang versprechen. Nicht selten leiten sich die Empfehlungen von der alten asiatischen Lehre des Tantrismus ab.

Den Orgasmus verändern zu wollen, heißt aber, den zweiten Schritt vor dem ersten zu tun. Wie können wir an diesem Urerlebnis »drehen«, solange der Schlüssel zu seinem Verständnis fehlt? Einige der wichtigsten Fragen, die den Höhepunkt der Wollust betreffen, sind bis heute entweder ungelöst, oder ihre Antworten wurden gerade einmal angetippt. Warum verführt die Natur uns überhaupt mit Glücksgefühlen zum Akt der Vermehrung, und bei welchen Tierarten fing die Motivierung durch das »Zuckerbrot« an? Warum ist der weibliche Orgasmus so unbeständig, wie wichtig ist er für das Fortpflanzungsgeschehen? Was geht beim Orgasmus im Gehirn und im Körper vor? Warum kulminiert die männliche Lust in jungen Jahren, während der Spaß der Frauen mit zunehmendem Alter größer wird? Warum hat die Evolution es zugelassen, dass die beiden Geschlechter es so oft zu unfruchtbaren Zeiten miteinander treiben, und welche Rolle spielt die Selbstbefriedigung in diesem Plan? Welche Bedeutung hat der sexuelle Genuss überhaupt für die Gesundheit und eine erfüllte Lebensführung?

Vor ungefähr 100000 Jahren, im Morgengrauen der Menschwerdung, krochen die ersten Männlein und Weiblein unserer Spezies zusammen unter ein Säbelzahntigerfell, um gemeinsam den Gipfel der Geschlechtslust zu erklimmen. Es ist aber nicht einmal 40 Jahre her, dass die Sexologen William H. Masters und Virginia E. Johnson mit ihrer bahnbrechenden Studie »Die sexuelle Reaktion« zum ersten Mal methodisch dokumentierten, wie unser Körper unter Hecheln und Stöhnen dem großen Lustfinale entgegenbebt.[4] Seit diesem historischen Tabubruch wird mit Nachdruck an der Erkundung des mysteriösen Hochgefühls gearbeitet, das so subjektiv ist, dass man nicht herumkommt, seinen Bettgefährten beim Wort zu nehmen. Um den Orgasmus in seinem Wesen und seiner Bedeutung zu verstehen, ist die interdisziplinäre Zusammenarbeit von Evolutionsbiologen, Gehirnforschern, Zoologen, Anthropologen, Psychologen, Endokrinologen,

Medizinern und zahlreichen anderen Fachkundigen angesagt. Allein die Suchmaschine »Google« verzeichnet unter dem Stichwort »orgasm« mittlerweile vier Millionen Einträge, die längst nicht mehr nur auf Pornoseiten und den Verkauf von zwielichtigen Liebestinkturen verweisen.

Die Idee zu dem vorliegenden Buch entstand aus dem engagierten Wunsch, endlich einmal alle die verstreuten Puzzleteile zusammenzutragen, die in den letzten Jahrzehnten bei der Lösung der Orgasmusrätsel angefallen sind. Buchstäblich Tausende von mehr oder weniger seriösen Quellen wurden gesichtet, um das annähernd schlüssige Gesamtbild einer Erfahrung zu entwerfen, die im Durchschnitt gerade einmal zwölf Sekunden währt. Aber dieser flüchtige Augenblick, der nur blasse Spuren in unseren Erinnerungen hinterlässt, besitzt die Macht, neues Leben zu schaffen und das bereits bestehende radikal aufzumischen.

Im ersten Kapitel wird beleuchtet, warum die Evolution uns mit Wonnegefühlen ködert, damit wir unsere »Fortpflanzungspflicht« erfüllen. Das Lustprinzip hat unter anderem zur Folge, dass der Mensch sein »Triebziel« extrem flexibel und mit außerordentlich kluger Weitsicht verfolgt. Das zweite Kapitel ergründet, welche Tiere in den Genuss eines sexuellen Höhepunktes kommen. Der männliche Orgasmus zieht in der Fauna große Kreise, der Suche nach seinem weiblichen Pendant war selten Erfolg beschieden. Im dritten und vierten Kapitel werden die Veränderungen dargelegt, die der sexuelle Höhepunkt im Körper, im Geist und im Gehirn hervorruft. Besonders die neuen bildgebenden Verfahren der Hirnforschung können mit faszinierenden Liveaufnahmen aus dem vor Lust verzückten Oberstübchen brillieren. Den »heiligen Gral« der Sexualforschung – den weiblichen Orgasmus – nimmt das fünfte Kapitel ins Visier. Warum Frauen überhaupt »kommen« können und warum sie es trotzdem so oft nicht tun, hat schon für erbitterte Kontroversen, heilloses Rätselraten und für unglaublich abgefahrene Hypothesen gesorgt. Das sechste Kapitel nimmt auseinander, welche Bedeutung der Orgasmus für das körperliche und seelische Wohlergehen besitzt. Danach kann man nicht mehr behaupten, Lachen sei die beste Medizin! Welche Orgasmusstörungen die beiden Hälften des Himmels plagen, und wie man der Flaute im Bett ein Schnippchen schlägt, verrät das letzte Kapitel. Der Knaller namens Viagra war nur der Anfang einer Entwicklung, die zunehmend neues Leben in die »tote Hose« bringt.

Es war ein Privileg, sich für einen bedeutenden Abschnitt des eigenen Lebens mit dem rauschhaftesten Moment desselben beschäftigen zu dürfen. Gemessen an anderen Themen hat die intellektuelle Arbeit an diesem auch besonders viel Spaß gemacht; beim Nachdenken über den Orgasmus kann man offenbar etwas von seinem euphorischen Schauer fühlen. Ich hoffe, dass sich ein wenig davon auf den Leser überträgt!

1. Der süße Lohn für die Reproduktion

Warum die Natur uns mit sexueller Lust verführt

Überall in der Natur nehmen Männlein und Weiblein unvorstellbare Kosten und Mühen in Kauf, um Kontakt zwischen ihren Geschlechtsorganen herzustellen. So legen die Aale der westlichen Welt kolossale Strecken zurück, um in einem Liebesnest irgendwo südlich der Bermuda-Inseln eine gigantische Massenhochzeit abzuhalten, zu deren Abschluss die Beteiligten im Liebestod auf den Grund des Meeres sinken. Bei den See-Elefanten schwärmen die Bullen bis zu 5000 Kilometer aus, um an entfernten Stränden mit ihresgleichen monströse Streitkämpfe um das Sex-Monopol über die Kuhherde auszutragen. Am Ende der blutigen Scharmützel bleiben unzählige Schwerverletzte zurück. Auch der Mensch entkommt dem rasenden Fortpflanzungskarussell nicht ungeschoren. Unter dem säuselnden Lockruf der Libido setzt die Krone der Schöpfung leichtfertig ihre Gesundheit, ihr Hab und Gut, ihren Seelenfrieden und ihre sozialen Beziehungen aufs Spiel.

Alle Lebewesen, so lehrt die moderne Evolutionsbiologie, sind von der Natur darauf eingerichtet, sich so zu verhalten, dass sich ihre eigenen Erbfaktoren (Gene) in der Population ausbreiten. Laut Richard Dawkins, dem modernen Propheten des Darwinismus, ist der Mensch nur eine Marionette, die sklavisch die Befehle der in ihrem Körper gefangenen Keimzellen (Gameten) befolgt. Gameten sind aber immer nur von einem einzigen unbändigen Impuls beseelt: der Haftanstalt Körper – und damit dem drohenden Schicksal des Aussterbens – zu entfliehen und eine Vereinigung mit den Gameten des anderen Geschlechtes einzugehen. »Für fast alle der vielen hundert Billionen Samenzellen, die ein Mann im Laufe seines Lebens produziert, ist der Ruf der Eizelle ein Sirenengesang«, bringt der amerikanische Mediziner und Wissenschaftsautor Sherwin B. Nuland diesen Sog auf den Punkt.[1] Anders ausgedrückt: Ein Körper ist einfach nur die beste Art, um aus einer Keimzelle einen neuen Körper zu machen.

Dabei sind sich die Wissenschaftler bis heute nicht einig, warum der »blinde Uhrmacher« Evolution überhaupt auf die zeitraubende und kräftezehrende Methode der sexuellen Reproduktion verfiel. Bei Lebewesen, die sich geschlechtlich fortpflanzen, setzt der schlichte Akt der Vermehrung eine extrem zerbrechliche und störungsanfällige Choreographie der Annäherung zwischen Samenspender und -empfänger voraus. Und dabei ist die ganze Plackerei auch noch ein genetisches Verlustgeschäft: Die Beteiligten geben nur 50 Prozent der eigenen Erbfaktoren an ihre Nachkommen weiter. Ein asexueller Organismus könnte sich bequem hinpflanzen und nach dem Patentrezept der Jungfernzeugung (Parthenogenese) in aller Gemütsruhe eine hundertprozentig perfekte Klon-Kopie seiner Gene ausbrüten – ohne lästiges Anbaggern, Herpes, Scheidungsanwälte und den ganzen Beziehungsstress.

Vielleicht benötigen Lebewesen die genetische Durchmischung, um winzige Webfehler in den DNS-Fäden ihrer Chromosomen auszumerzen. Vielleicht aber auch, um im ewigen »Rüstungswettlauf« mit mikroskopisch kleinen Krankheitserregern, die sich durch Zellteilung rasend schnell vermehren und verändern, mitzuhalten. Auf jeden Fall folgen die Keimzellen ihrer genetischen Bestimmung mit rücksichtsloser Besessenheit.

Die mächtigste aller Geheimwaffen, mit der die Gameten ihre Wirtskörper ködern, ist das Feuerwerk des sexuellen Lustversprechens. Für die Übernahme der »Befruchtungsarbeit« wird uns eine unvorstellbar süße Belohnung in Aussicht gestellt. Die Prämie besteht aber nicht alleine in dem ekstatischen Gefühlssturm, der unseren Körper in den Augenblicken des sexuellen Höhepunktes durchzuckt. Der Orgasmus als ultimativer Anreiz wird von einer Palette begleitender Wonnen flankiert. Das Prickeln bei der Vorstellung, einen anderen Menschen im sanften Mondlicht einer Frühlingsnacht in den Armen zu halten. Der sanfte Schauer, der uns beim Blick in die Augen eines verführerischen Gegenübers befällt. Die elektrisierende Verzückung, die uns beim ersten unbeholfenen Hautkontakt mit dem Objekt der Begierde den Atem nimmt. Die wohlige Aufgeputschtheit, die das erregte Keuchen des Liebespartners bei uns selbst erzeugt. Dazu eine Vielzahl von Wünschen, erotischen Phantasien, Kamasutra-Techniken und Stellungen beim Liebesspiel.

Bei der Verheißung sexueller Lust übertrifft die Evolution sich selbst mit den berauschendsten Spezialeffekten. Weil ihr höchstes Ziel die Herstellung neuer Lebewesen ist, hat sie das höchste aller Gefühle an den Akt geknüpft, der sie diesem Ziel mit einem Schlage näher bringt. Auf diese Weise hat die Wollust eine einzigartige existenzielle Bedeutung erlangt. »Die Bewegung der ganzen Welt«, schrieb Michel de Montaigne, »läuft auf die Paarung hinaus. Alles ist von der Begierde danach durchdrungen, sie ist der Mittelpunkt, nach dem sich alles richtet.« Friedrich Nietzsche drückte es mit folgenden Worten aus: »Grad und Art der Geschlechtlichkeit eines Menschen reicht bis in den letzten Gipfel seines Geistes hinauf.« Und auch der selbst eher missmutige Philosoph Arthur Schopenhauer huldigte der Kraft, die »selbst die größten Köpfe auf eine Weile in Verwirrung setzt, sich nicht scheut, zwischen die Verhandlungen der Staatsmänner … einzutreten …, die werthvollsten Verhältnisse auflöst, die festesten Bande zerreißt, bisweilen Leben, oder Gesundheit, bisweilen Reichthum, Rang und Glück zu ihrem Opfer nimmt«.

Lustwunsch statt Kinderwunsch

Uns Menschen sagt unsere Intelligenz, dass der Geschlechtsakt nicht unserem Vergnügen dient, sondern dazu, neue Menschen zu erzeugen. Doch unseren Mitgeschöpfen im Tierreich, denen diese geistige Weitsicht abgeht, ist das Wissen um den Sinn des Aktes fremd. Mit an Sicherheit grenzender Wahrscheinlichkeit hat die Evolution den Tieren einfach die blinde Lust am Kopulieren eingehaucht. Wenn wir aber erst einmal anerkennen, dass wir selbst von tierischen Ahnen abstammen, ergibt sich ein interessanter Gedankenschluss: Es ist sehr unwahrscheinlich, dass beim Übergang zum Homo sapiens eine völlig neue Form der Fortpflanzungsmotivation erfunden wurde. Das wäre eine viel zu aufwendige Ingenieursleistung, denn die Natur greift am liebsten auf bewährte Lösungen zurück.

Das kann nur heißen, dass die Evolution sich auch bei unserer Spezies voll und ganz auf das »Zuckerbrot« der sexuellen Lust verlässt. Sie hat den Menschen keineswegs mit einem bewussten und nachhaltigen Kinderwunsch ausgestattet, auf dass er gefühlsduselig die Pflicht zur Arterhaltung erfüllen möge. Die Kräfte der Natur machen uns den entbehrungsvollen Fortpflanzungsauftrag vielmehr mit einem einzigartigen Taumel der sinnlichen Freude schmackhaft, an die höchstens noch der euphorische Rausch von Kokain und Heroin heranreicht, und dem wir uns wonnetrunken fügen. »Die Phantasien und sexuellen Träume der Menschen drehen sich fast ausschließlich um Geschlechtsverkehr, nicht um Schwangerschaft, Geburt und Brustfütterung«, geben die beiden Biologen Malcolm Potts und Roger Short von der University of California, Berkeley zu bedenken. »Der Sextrieb ist so stark, dass er selbst zu einem eigenen Ziel wurde, und die Art und Weise, wie Männer von ihrem Orgasmus und vom weiblichen Körper besessen sind, macht viele Frauen fassungslos.« [2]

So ist es denn auch kein Wunder, dass beide Geschlechter den Liebesakt in der überwiegenden Mehrheit aller Fälle aus dem puren Wunsch nach Lustgewinn, und nicht in der Hoffnung auf eine Befruchtung vollziehen, meint der Sexualwissenschaftler Roy J. Levine von der britischen University of Sheffield.[3] »Eine schwedische Studie hat den Nachweis geführt, dass bei gerade einmal zwei Prozent aller Koitus-Erfahrungen das bewusste Ziel der Fortpflanzung im Mittelpunkt stand.« Nach Schätzungen der Weltgesundheitsbehörde WHO ereignen sich auf unserem Planeten tagein, tagaus 100 Millionen Akte von

Geschlechtsverkehr. Aber nur in weniger als einer Million Fälle endet die Vereinigung der Genitalien in einer Schwangerschaft.

Auch dem Medizinpsychologen Dietrich Klusmann vom Universitätsklinikum Hamburg-Eppendorf sticht die Nicht-Existenz eines ausgeprägten Kinderwunsches ins Auge.[4] »Gäbe es bei Menschen einen Instinkt zur Fortpflanzung, würde unser Leben anders aussehen: Frauen würden versuchen, so viele Kinder wie möglich zu bekommen, Männer ihren Reichtum vornehmlich dafür nutzen, sich einen Harem zuzulegen, und Samenbanken wären ein großes Politikum.«

Tatsächlich legen Menschen wesentlich mehr Nachdruck darauf, Befruchtungen zu verhindern als sie zu ermöglichen, erklärt der Anthropologe Marvin Harris von der University of Florida.[5] »Nach meiner Ansicht ist die große Häufigkeit, mit der Geschlechtstätigkeit ohne Koitus sowie Empfängnisverhütung und Abtreibung vorkommen, ein eindeutiger Beweis dafür, dass Frauen keiner genetischen Steuerung unterliegen, die sie nach Schwangerschaft streben oder gegenüber dem Fötus einen Beschützerinstinkt entwickeln ließe.«

Das Lockmittel der Wollust, mit dem uns die Keimzellen zum Vermehren bezirzen, sticht aber allein durch seine ungewöhnliche Intensität von allen Vergnügungen des Alltags ab. Die Versuchspersonen in einer amerikanischen Langzeituntersuchung führten vor ein paar Jahren über alle emotional bedeutsamen Erlebnisse des Tagesverlaufs Buch und vergaben jeweils einen Punktwert für deren Stärke. Fazit: Keine andere angenehme Erfahrung konnte sich auch nur annähernd mit der positiven Gefühlsintensität der sexuellen Ekstase messen.

Verführt zur Arterhaltung

Die schöpferischen Kräfte der Natur spenden ein breites Repertoire von Wohlgefühlen, um uns auf ihre Linie einzuschwören. So verknüpfen sie die Nahrungsaufnahme mit Essgenuss, damit wir uns die benötigten Nährstoffe zu Gemüte führen. Doch die Form der Glückseligkeit, die im Finale des Orgasmus gipfelt, ist allen anderen Gratifikationen haushoch überlegen. Es sieht so aus, als hätte die Natur ihre größte Trumpfkarte gezogen, um die Vermehrung der Gene zu promoten. Man benötigt offenbar eine gewaltige Anschubkraft, um die Trägheit zu überwinden, die sich in einer halbwegs entspannten Situation einstellt. Will man einen dösenden und voll gefressenen Löwen aus der Lethargie herausreißen, muss man ihm schon einen echten Knaller bieten. Auch den modernen Couch-Potatoe, der sich genüsslich vor der Glotze räkelt, lockt man nur mit extremen Mitteln.

Der blinde Uhrmacher Evolution muss aber auch deshalb seine größten Verführungskünste aufbieten, weil dem Geschlechtsakt erhebliche Gegenkräfte zuwiderlaufen, heben die beiden amerikanischen Psychologen Paul R. Abramson und Steven D. Pinkerton hervor.[6] Unseren Vorfahren war vermutlich nur selten die Muße beschieden, sich für den Sex gemütlich zurückzuziehen. Wenn Männlein und Weiblein im Urzustand Liebe machen, müssen sie sich wehrlos in die Schusslinie von Raubtieren und übel gesonnenen Artgenossen begeben. Das genüssliche Ersteigen des Lustgipfels verschlingt zudem Zeit, die man andernfalls für die Nahrungssuche und andere nützliche Dinge verwenden könnte. Dazu kommt ein Potpourri von sexuell übertragbaren Krankheiten, das dem Geschlechtsverkehr bis heute einen verwegenen Touch verleiht. Evas Töchtern macht ein ganzes Bündel von unerfreulichen Aussichten wie Schwangerschaftskomplikationen und Geburtswehen die körperliche Liebe madig. »Die Wollust lieferte einen Anreiz, damit unsere Vorfahren auch dann sexuelle Partner suchten, als Entfernung, Konkurrenz und andere Nöte dagegenstanden.

Tatsächlich schießt unsere Spezies sogar unter allen »Sexprotzen« in der Natur den Vogel ab: Es gibt vermutlich keine andere Gattung, die den Höhepunkt der sexuellen Lust so intensiv, so oft und so leidenschaftlich erklimmt. Den Grundstock für diese Erkenntnis hatte der Londoner Zoologe und Wissenschaftsautor Desmond Morris bereits 1967 in seinem Klassiker »Der nackte Affe« gelegt. Nach dem vergleichenden Studium unseresgleichen und unserer haarigen Vettern, der

Affen, gelangte er zu einer pikanten Quintessenz: »Der nackte Affe ist von allen Primaten am meisten geschlechtsbetont – sagen wir ruhig: der sexyste Affe.« [7]

Auch unsere Haustiere können nicht mit der einmaligen »Naturgeilheit« des Menschen konkurrieren. »Die selbst ernannte Krone der Schöpfung ist wenn überhaupt etwas der Sex-Champion in der belebten Natur«, formulierte es unlängst das Schweizer Nachrichtenmagazin »Facts«.[8] Unser Sexualleben sei in der ganzen Fauna ohne Beispiel. »Wenn Ihr Hund sich zu Ihren Sexualgewohnheiten äußern könnte«, zitierte das Blatt den amerikanischen Zoologie-Professor Jared Diamond, »Sie wären überrascht.« Bei den gut viertausend nächsten Verwandten des Menschen im Tierreich wäre man sich einig, meint Diamond, dass die Menschheit als eine Bande von Perversen zu gelten habe.

Bereits anatomisch entlarvt sich der wegen einschlägiger Verfehlungen aus dem Paradies Vertriebene als Schwerenöter, illustriert der Anthropologe Harris: »Der Penis beim Menschen ist länger und dicker als bei allen anderen Primatenarten, und die Hoden sind schwerer als beim Gorilla oder beim Orang-Utan. Bei unserer Art nimmt das Werbeverhalten vor der Paarung mehr Zeit in Anspruch, und die Paarung selbst dauert länger als bei anderen Primaten. Die Fähigkeit des weiblichen Geschlechtes zum Orgasmus ist hoch entwickelt. Amerikanische Jugendliche zwischen 12 und 19 Jahren geben an, sie dächten in ihren Wachzeiten durchschnittlich alle fünf Minuten an Sexuelles, und sogar noch mit fünfzig denken amerikanische Männer mehrmals täglich daran.«

Wenn der Chemie-Nobelpreisträger James D. Watson – der Entdecker der Doppelhelix – mit seiner Einschätzung recht hat, dann beziehen sich sogar 90 Prozent der Gedanken des Mannes auf Sex. Auf jeden Fall verfügt der nackte Affe Mensch über die in der Natur einzigartige Fähigkeit, sich alleine durch die Macht der »schmutzigen« Phantasie in sexuelle Erregung zu versetzen. Tiere kommen dagegen fast ausschließlich durch die Sex-Signale eines physisch anwesenden Geschlechtspartners in Fahrt. Wir Menschen können uns auch ungewöhnlich leicht durch Abbildungen nackter Körper und von koitierenden Artgenossen stimulieren.

Geist ist geil

Die Hauptursache für die einzigartige »Orgasmusfixierung« des Menschen liegt aber in einer weithin rätselhaften Sonderentwicklung: Während die meisten Weibchen im Tierreich ihre Empfängnisbereitschaft mit auffallenden körperlichen Signalen und Verhaltensweisen offenbaren, gehen die »fruchtbaren Tage« bei den weiblichen Angehörigen unserer Spezies weitgehend unbemerkt über die Bühne. Während des Eisprungs (Ovulation), wenn ein befruchtungsfähiges Ei aus dem Eierstock in den Eileiter wandert, macht sich bei den weiblichen Säugetieren eine Veränderung bemerkbar, die als »Östrus« bezeichnet wird. Mit auffallenden Reizen, die auf Männchen sexuell aufpeitschend wirken, stellen die Weibchen ihre Fertilität zur Schau. Sie zeigen den potenziellen Samenspendern auch durch ihr Verhalten, dass sie sich in »Hitze« (Brunst) befinden und nach einer Befruchtung trachten.

»Weder männliche noch weibliche Paviane brauchen einen Hormontest, um den Eisprung des Weibchens zu bemerken«, berichtet der Zoologe Jared Diamond.[9] Stattdessen schwillt die Haut rund um die Scheide des Weibchens, und sie nimmt eine hellrote Färbung an, die schon aus großer Entfernung zu erkennen ist. Außerdem strömt sie einen charakteristischen Geruch aus. Und falls ein dummes Männchen immer noch nichts merkt, kauert sich das Weibchen vor ihn hin und präsentiert ihm seine Kehrseite. Ein Pavianweibchen gibt während des Östrus seine einmonatige sexuelle Enthaltsamkeit auf und treibt es bis zu hundertmal mit den vermutlich angenehm überraschten Männchen.

Bei vielen niederen Säugetieren ist das Eindringen in die Vagina überhaupt nur während des Östrus möglich. Unsere nächsten Verwandten in der Familie der Primaten können es zwar im Prinzip auch jenseits der heißen Phase treiben, aber sie konzentrieren ihre sexuelle

Aktivität mehr oder weniger intensiv auf die »Hauptverkehrszeit«. Im Zuge der Menschwerdung sind die sichtbaren Zeichen der Empfängnisbereitschaft jedoch fast vollständig von der Bildfläche verschwunden. Der »verdeckte Eisprung« hat aber zur Folge, dass die Frauen den Männern eine Art »Daueröstrus« vorgaukeln: Sie erwecken den Anschein, als seien sie rund um die Uhr befruchtungsfähig. Der Anblick des weiblichen Körpers wirkt daher auf Männer ohne Unterlass genau so aufgeilend, wie die periodische rötliche Schwellung des Pavianweibchens auf das Pavianmännchen.

»Im Gegensatz zu allen anderen Weibchen wirbt die Frau ständig mit ihrer sexuellen Verfügbarkeit«, meint der Hirnforscher Rhawn Joseph vom Neurobehavioral Center in Santa Clara, Kalifornien.[10] »Sie besitzt köstliche geschwollene Brüste und ein vergrößertes Hinterteil, das bei allen anderen Primaten sexuelle Erregung und Lust auf sexuellen Verkehr signalisiert. Die anderen sexuellen Zeichen des Östrus ahmt die Frau durch das Benutzen von Kosmetika, Parfüm und Rouge nach, so dass sie ständig die männliche Begierde weckt.« Einige Anthropologen glauben sogar, dass gewisse Kosmetika den Körper in einem Zustand des Orgasmus erscheinen lassen. Die Lippen der Frau erinnern an ihre Schamlippen, die bei sexueller Erregung erröten und anschwellen, und das könnte der Grund sein, warum Frauen so gerne Lippenstift auftragen.

Zumindest theoretisch besitzen Frauen eine uneingeschränkte Paarungsbereitschaft, die im Fachjargon auch als »Dauerrezeptivität« bezeichnet wird. Allerdings warnte Frank Beach, ein amerikanischer Pionier der Sexualforschung, seine Geschlechtsgenossen schon vor Jahrzehnten davor, dieses Konzept zu wörtlich zu nehmen.[11] »Keine menschliche Frau ist konstant paarungsbereit. Jeder Mann, der dieser Illusion frönt, muss entweder ein sehr alter Mann mit einem kurzen Gedächtnis oder ein sehr junger Mann sein, dem eine bittere Enttäuschung bevorsteht.«

Die Sex-Maschine Mensch

Es gibt auch bis heute keine allgemein anerkannte Erklärung dafür, warum der Eisprung unsichtbar wurde. Einmal heißt es, die frühen Hominidenfrauen hätten den Östrus abgestreift, um die Bindung an bestimmte männliche Partner zu zementieren und sich deren Hilfe bei der Aufzucht der Jungen zu vergewissern. Wenn diese Vorstellung zutrifft, »erfanden« sie die Dauerrezeptivität, um die Männer mit ihrem explosiven Sex-Appeal einzuwickeln. Böse ausgedrückt: Sie machten ihren Körper nonstop begehrenswert, um die Mammutjäger mit der knisternden Attraktion des allgegenwärtigen Orgasmus einzuwickeln. Die Frauen der Urzeit könnten die Spuren der Ovulation aber auch verwischt haben, um Unsicherheit über die Vaterschaft zu stiften. In diesem Fall hätten die Kandidaten nicht mehr mit Gewissheit bestimmen können, welcher aus ihren Reihen den Nachwuchs gezeugt hat. Damit würden die Frauen die Neigung zum »Infantizid« bremsen, die viele Männchen im Tierreich gemeinsam haben: Sie bringen die Sprösslinge des Vorgängers um, damit das Weibchen schneller wieder befruchtungsfähig wird.

So oder so – der Übergang zur verdeckten Ovulation bescherte unserer Spezies einen im Prinzip unstillbaren »Orgasmushunger«, den kein körperlicher Rhythmus, keine Brunstperiode und kein Lebensabschnitt in die Schranken weist. Der Mensch besitze eine in der Natur einzigartige Obsession, schreibt der amerikanische Fachautor James Shreeve.[12] »Menschen lieben Sex«, meint der Anthropologie-Experte, »sie tun es Tag und Nacht, das ganze Jahr hindurch, und während des gesamten Zyklus der Frau.« Auch der Zoologe Diamond schließt sich dieser Diagnose an.[13] »Wir haben Sex nicht nur zur ›falschen‹ Zeit im Zyklus, sondern wir setzen ihn auch während der Schwangerschaft und nach den Wechseljahren fort, wenn wir sicher wissen, dass es nicht zur Befruchtung kommen kann. Viele meiner Freunde in Neuguinea fühlen sich verpflichtet, bis zum Ende der Schwangerschaft sexuell aktiv zu bleiben, denn sie glauben, die wiederholte Zufuhr von Samen liefere das Baumaterial für den Körper des Kindes.«

Bereits während der Dämmerung der Zivilisation machte der Mensch sich den ihm eigenen Erfindungsreichtum zunutze, um seiner Sexbesessenheit einen größeren »Kick« abzugewinnen. Archäologische Ausgrabungen förderten eine große Zahl von Stäben aus Knochen oder Elfenbein zutage, die in der Steinzeit gefertigt wurden und eine offenkundig phallusähnliche Gestaltung zeigen, betont der Zoologe Paul Vasey von der Concordia University in Montreal.[14] Die Analytiker hätten sich alle Mühe gegeben, eine rituelle oder religiöse Funktion in die so genannten »Batons« hineinzulesen. Keiner wollte wahrhaben, dass unsere gewitzten Vorfahren schlicht und einfach mit Lust steigernden Dildos hantierten. Doch diese schlüpfrige Auslegung wird durch eine Reihe einschlägiger Höhlenmalereien gestützt, die unsere Ahnen bei so schillernden Sexpraktiken wie Masturbation, Sodomie, Fellatio oder gar Nekrophilie porträtieren. Wie es aussieht hat Fred Feuerstein es seiner Wilma in Varianten besorgt, die Comichefte und Hollywoodfilme uns vorenthalten.

Unser Wortschatz reicht kaum für die Vielfalt an Spielarten und »Perversionen«, mit denen der Mensch seinen sexuellen Neigungen frönt. Kein Tier lebt seine Geschlechtlichkeit so »schweinisch« aus. Sicher ist, dass »abartige« Vorlieben wie Frotteurismus, Fetischismus oder Masochismus keine unmittelbare Funktion für die Befruchtung haben, befindet der amerikanische Psychologe Richard A. Gardner.[15] Doch sie dienen der Reproduktion durch die Hintertür, da sie die Begierde und die Intensität des Orgasmus steigern. »Diese atypischen sexuellen Verhaltensweisen heben alle auf eine Weise das Niveau der sexuellen Erregung in der Gesellschaft und erhöhen so die Wahrscheinlichkeit, dass die Menschen geschlechtliche Aktivitäten entfalten, die letztlich zur Fortpflanzung führen.« Wenn das Privatfernsehen also wieder einmal im frenetischen Tonfall über die Deutschen berichtet, die sich inbrünstig mit Dominas, Sadomaso-Spielchen und anderen Ausschweifungen vergnügen, dann lauert im Hintergrund der Klapperstorch.

Als der Mensch das nomadische Leben als Jäger und Sammler aufgab und durch den Ackerbau sesshaft wurde, verschärfte dies sein lüsternes Naturell noch einmal mehr. Unsere domestizierten Haustiere heben sich nämlich durch einen sehr viel stärkeren Sextrieb von ihren wild lebenden Vettern ab. Es steht zu vermuten, dass auch der Homo sapiens durch die selbst gewählte »Verhausschweinung« noch geiler wurde. Dazu kommt unsere Vorliebe für den Koitus von Angesicht zu Angesicht, mit der wir in der Natur ziemlich alleine da stehen. Durch den Augenkontakt wird die erotische Spannung intensiver, und das Erreichen des sexuellen Höhepunktes gewinnt einen exhibitionistischen Touch. Es ist offenbar erregend zu sehen, wie der andere uns in unserer erregten Nacktheit sieht.

Die Erfindung der »Pille« und eines ganzen Sammelsuriums weiterer Verhütungsmittel hat unsere Sexualität schließlich von den letzten natürlichen Hemmschuhen befreit. Jetzt ist es möglich, sich der Wollust hinzugeben, ohne dass das Damoklesschwert einer ungewollten Schwangerschaft darüber hängt. Dieses Beispiel demonstriert auch, dass der Mensch seinen Keimzellen durchaus ein Schnippchen schlagen kann, hebt der Anthropologe Bjørn Grinde vom norwegischen Institut für öffentliche Gesundheit in Oslo hervor.[16] »Das Belohnungssystem in unserem Gehirn ist direkt an das Bedürfnis nach Geschlechtsverkehr gekoppelt, nicht an den Wunsch, Kinder zu kriegen. Der Koitus mit Verhütungsmitteln ist daher genauso lustvoll wie jener ohne. Unser Gehirn rückt den gleichen Orgasmus heraus, obwohl wir genau wissen, dass keine Befruchtung erfolgen kann. Die Evolution arbeitet langsam; sie hatte einfach noch keine Gelegenheit, der Erfindung der Pille Rechnung zu tragen.«

Die Evolution hat uns mit dem Turboantrieb der Lust versehen, der unser Sinnen und Trachten immer wieder magnetisch in die eine Richtung lenkt. Obwohl dieses machtvolle System von seiner Konzeption her voll und ganz auf Vermehrung zielt, hat die Natur ein Schlupfloch aufgelassen. Der »Fortpflanzungstrieb« animiert uns zwar dazu, Sex zu haben, aber dieses Bedürfnis kann durch eine Vielfalt von reproduktiven und nichtreproduktiven Handlungen befriedigt werden. Lust und Orgasmus hatten auf diese Weise die Freiheit, zum Selbstläufer zu werden. Sie wurden von der Befruchtung abgekoppelt und entwickelten ein gewichtiges Eigenleben. Der Geschlechtsverkehr kann so die unterschiedlichsten Funktionen erfüllen, vom schlichten Lustgewinn über Stressabbau bis zum »Beziehungskitt«.

Die verschiedenen Formen von »Vergnügungssex« wie Masturbation oder Fellatio sind nach Ansicht der beiden Psychologen Paul R. Abramson und Steven D. Pinkerton einfach »unvorhergesehene Begleiterscheinungen der Evolution der sexuellen Lust, die, weil sie nicht zu sehr mit dem Fortpflanzungszweck kollidieren, vom gnadenlosen Wirken der natürlichen Auslese nicht ausgemerzt worden sind«.[17] In der Tat hat das Fortpflanzungsziel bisher nicht sehr gelitten. Unter dem Diktat seines machtvollen Orgasmusstrebens hat sich der Mensch in einer vergleichsweise kurzen Zeitspanne zu einer globalen Landplage entwickelt. Dem Anwachsen der Masse Mensch konnten auch die schlimmsten Katastrophen, Kriege und Seuchen nie Einhalt gebieten. Nach den Statistiken der Uno sollen sich bereits sechs Milliarden Menschen auf der Erde drängen. Mitte des 21. Jahrhunderts könnten es neun Milliarden sein oder zwölf.

Wollte man die Menschen durchschlagend am Kinderkriegen hindern, müsste man wohl den Orgasmus aus dem Liebesakt vertreiben. In seiner Kurzgeschichte »Willkommen im Affenhaus« beschreibt der amerikanische Schriftsteller Kurt Vonnegut eine Zukunftswelt, die diese lustfeindliche Form der Geburtenkontrolle praktiziert.[18] Als die Bevölkerungszahlen überhand nahmen, verschrieb dieser Staat seinen Bürgern »ethische Geburtenkontrollpillen, die einzige legale Form der Geburtenkontrolle, die Menschen im Unterleib gefühllos machten. Die Pillen waren ethisch, denn sie minderten nicht die menschliche Fortpflanzungsfähigkeit. Das wäre natürlich unnatürlich und unmoralisch gewesen. Die Pillen trieben nur ein bisschen den Spaß aus dem Sex heraus. So gingen Wissenschaft und Moral Hand in Hand.«

Warum die Lust vergehen muss

Leider ist auch die wirkliche Welt kein Schlaraffenland für den körperlichen Liebeshunger. Die Seligkeit, die der Mensch im Liebesakt findet, ist so, wie der Dichter Nikolaus Lenau das Glück beschreibt: »ein rätselhaft geborner, und, kaum gegrüßt, verlorner, unwiederholter Augenblick«. »Denn alle Lust will Ewigkeit«, beschreibt Friedrich Nietzsche diese existenzialistische Mangelerfahrung. Unsere Gefühle und Stimmungen sind eben nicht mehr als ein evolutionär gewachsenes »Führungssystem«, das uns von Moment zu Moment anweist, die Dinge zu tun, die unserem Überleben und dem Überleben unserer Gene nützen. »Gefühle helfen, eine Situation summarisch zu bewerten, sie bestimmen Präferenzen und Handlungsziele, sie mobilisieren Geist und Körper schnell und effektiv«, hält der Psychologe Dietrich Klusmann fest.[19] Demnach wäre es die Funktion der Lust, den menschlichen Geist dazu anzutreiben, nach den Schlüsseln zur Darwinschen Fitness zu suchen.

Mit der extremen Wonne, die uns beim sexuellen Höhepunkt übermannt, will die Natur uns mitteilen, dass unsere Darwinsche Fitness soeben einen gewaltigen Schritt nach vorne macht. Das, was unserem Wohlergehen und unserem Reproduktionserfolg die größten Dienste leistet, ändert sich jedoch von Augenblick zu Augenblick. »Kein dauerhaft anhaltender Gefühlszustand, nicht einmal das Glück, könnte für mehr als eine kurze Periode einen Vorteil bringen«, hebt der Anthropologe Jerome H. Barkow von der Dalhousie University in Halifax, Kanada, hervor.[20] »Ein ewig anhaltender Orgasmus hätte zur Folge, dass wir sehr rasch in den Fängen von Raubtieren, Rivalen oder einfach durch Flüssigkeitsmangel zu Tode kämen.«

Wenn sich der sexuelle Höhepunkt endlos dahinziehen würde, entspräche dies einer hakenden Schallplatte, die die gleiche Stelle wieder und wieder abspult. Die »Endlosschleife« würde verhindern, dass der Organismus für die wechselnden Anforderungen des Lebens gewappnet ist. Damit sie uns nicht schaden, muss unser Gehirn extreme Gefühlszustände rapide ungeschehen machen. Unser seelischer Apparat besitzt daher eine psychohygienische Schutzvorrichtung, die rasch und zuverlässig alle starken emotionalen Reaktionen herunterschraubt.[21] Die »hedonische Adaption«, die im Ansatz bereits von den antiken Philosophen vorweggenommen wurde, ebnet mit überraschender Geschwindigkeit sowohl die Euphorie des Glücks als auch die quälende Wirkung der Schicksalsschläge wieder ein. Sechs Monate nach dem Ausschlag gebenden Ereignis hatte sich das Lebensgefühl von Lottogewinnern und Querschnittsgelähmten auf mittlerer Ebene angeglichen. Das Leben selbst ist offenbar gleichmacherischer, als die fanatischsten Kommunisten zu träumen wagten.

Die große Gefühlsnivellierung hilft auch eines der ältesten und bekanntesten Zitate über den Orgasmus zu verstehen. »Omne Animal Post Coitum Triste« – »Nach dem Koitus sind alle Tiere traurig.« Alfred C. Kinsey, einer der bedeutendsten Pioniere der modernen Sexualforschung, führte diesen lateinischen Sinnspruch auf den berühmten römischen Arzt und Schriftsteller Galen zurück. Nachforschungen von Philologen ergaben jedoch, dass sich die Spur dieses Zitates irgendwo in der griechischen oder römischen Antike verliert. Auf jeden Fall sollte man diese ominöse Formulierung nicht wörtlich nehmen. Es ist einfach nicht zutreffend, dass alle Lebewesen nach dem Beischlaf in ein depressives Loch versinken – auch wenn manche Leute von einer postkoitalen Missstimmung befallen werden. Das Zitat drückt vermutlich eine nüchterne philosophische Erkenntnis aus. Der Zyklus des Wohlgefühls und seines Abbaues, der bei anderen Freuden des Lebens gemächlich und sanft verläuft, spielt sich am Ende des Geschlechtsverkehrs in einem dramatisch beschleunigten Tempo ab. Gerade noch lockte unendliches Lustversprechen, da sind wir schon wieder von der Banalität des grauen Alltags umfangen. Der Orgasmus ist nicht nur Lust, sondern auch ein schriller Aufschrei gegen die Vergänglichkeit der Lebensfreude.

Die abrupte »Entglückung« nach dem ausgeklungenen Höhepunkt wiegt um so schwerer, als die unangenehmen Gefühle im Leben ohnehin die Oberhand haben. Negative Dinge erzeugen nämlich in unserer

Psyche einen stärkeren Widerhall als positive und rufen eine intensivere körperliche Erregung hervor.[22] Rein theoretisch könnte unser seelischer Apparat so beschaffen sein, dass er um gute Dinge gleich viel oder gar sehr viel mehr Aufhebens macht als um die Widrigkeiten des Lebens. Faktisch werden wir aber von Gefahren, Kritik und Verlusten viel stärker gepackt als von Erfolgen, Chancen und Gewinnen. Unangenehme Gefühle signalisieren ja auch, dass man ganz dringend eingreifen muss, um etwas Gefährliches und Schädliches abzuwenden. Eine lustvolle Empfindung gibt uns dagegen zu verstehen, dass wir uns durchaus zurücklehnen können, weil gerade alles bestens läuft. Dieses Ungleichgewicht lässt sich mit unserer evolutionären Vorgeschichte erklären. Die Kreaturen, die damals Gefahren rasch erkannten und mit Nachdruck auf sie reagierten, hatten einen Überlebensvorteil und konnten so mehr Nachkommen produzieren. Ein einziger übersehener Tiger tangiert die Darwinsche Fitness unendlich mehr als zehn verpasste sexuelle Höhepunkte.

Wir wissen, dass wir kommen können

Bei einfach gestrickten Lebewesen wird der ganze Paarungsakt durch ein hormonell gesteuertes Instinktprogramm »heruntergeleiert«, das keinerlei Abweichung und Flexibilität zulässt. Den Lachs etwa, der den größten Teil seines Lebens im Meer verbringt, zieht es nach einigen Jahren automatenhaft in die Bäche seiner Kindheit zurück. Täglich schwimmen die Tiere 40 Kilometer gegen den Strom, um entlang feinster Duftspuren ihre Laichplätze zu erreichen. Wenn ein Wasserkraftwerk oder ein anderes vom Instinkt nicht vorhergesehenes Hindernis den Weg versperrt, sind die Fische verloren – es sei denn der Mensch springt mit dem Bau einer »Fischtreppe« als Retter ein.

Bei den höheren Tieren und beim Menschen hat die Evolution ein erheblich wirkungsvolleres und intelligenteres »Navigationssystem« gewählt. Die »Schlaumeier« in der Natur rasseln nicht einfach ein festgelegtes Programm herunter. Höhere Lebewesen sind stattdessen mit dem hochflexiblen Antriebsmechanismus der Lust ausgestattet, der nur grobe Anweisungen für das Ausleben des Triebes liefert. Diese Konstruktion eröffnet einen unvorstellbaren Reichtum an unvorhergesehenen Wahlmöglichkeiten und Lösungswegen und gestattet es dem Organismus, seine ganze Intelligenz und Kreativität in die Erlangung der ersehnten Wonne zu investieren. »Die Steuerung durch das Gefühl der Lust gewährt uns ein nie da gewesenes Maß der Kontrolle über unsere Sexualität«, erklären die Psychologen Paul R. Abramson und Steven D. Pinkerton.[23] »Diese Freiheit verleiht uns eine überlegene Fähigkeit, unseren sexuellen Nutzen zu verfolgen und dabei die Kosten möglichst gering zu halten.« Anders als ein Lachs, der beim ersten unerwarteten Hindernis hängen bleibt, kann der Mensch die unerdenklichsten Barrieren auf dem Weg zur sexuellen Erfüllung durch seine Intelligenz überwinden.

Die sexuelle Lust und der Orgasmus haben etwas Wichtiges mit dem Wohlgefühl beim Verzehr einer schmackhaften Speise gemeinsam. Wir haben von der Natur keine spezifischen Instinkte geerbt, die uns darauf »abrichten« würden, ganz spezifische Nahrungsmittel wie Äpfel oder Bananen zu begehren. Wir sind vielmehr schlicht und einfach durch unsere Vorlieben auf gewisse Hauptgeschmacksrichtungen wie »süß« geeicht, meinen Abramson und Pinkerton, so ungefähr nach dem Imperativ: »Wenn es gut schmeckt, dann iss es!« Daher hat unser Gehirn auch keinen vorgegebenen Programmcode nötig, der eine Auflistung aller genießbaren Speisen enthält. Selbst völlig neu geschaffene Speisen aus der Gen-Fabrik kommen unseren archaischen Essgelüsten entgegen.

Der Lust-Imperativ in unseren Köpfen lautet ganz allgemein: »Wenn es sich gut anfühlt, mach weiter!« Dadurch wird die Lust zu einem universellen Zahlungsmittel, das uns erlaubt, in Entscheidungssituationen schnell und mühelos den Wert verschiedener Handlungsalternativen einzuschätzen. Soll ich mir ein erotisches Schäferstündchen gönnen, soll ich eine Mahlzeit zu mir nehmen, oder soll ich ein Nickerchen machen? Unter dem Diktat des Lustprinzips wählen wir intuitiv die Alternative, die uns den größten Genuss verspricht. Es ist gar nicht notwendig, umständlich die aktuelle Nährwertversorgung unseres Körpers, die Höhe unseres Schlafdefizits oder die reproduktive Qualität des jeweiligen Geschlechtspartners gegeneinander abzuwägen: Das Gefühl der Lust zeigt uns, dass die Weisheit unseres Körpers die ganze Rechenarbeit für uns vorab geleistet hat.

Sexuell fahren wir auf die Phantasien und Verheißungen ab, die die größte Wollust und den intensivsten Höhepunkt in Aussicht stellen. Dabei kann es sich sogar um »nonreproduktive« Genüsse wie Fellatio oder gegenseitiges Masturbieren handeln, die keinen unmittelbaren Beitrag zur Vermehrung leisten. Im Vergleich zu unseren Mitgeschöpfen hat das Lockmittel der sexuellen Lust bei uns Menschen sogar noch tausendmal mehr Gewicht. Nicht nur wegen der verdeckten Ovulation, deren Auftreten unsere Spezies in eine Art »Dauergeilheit« versetzte. Auch der rasante Ausbau unseres Gehirnes und unserer geistigen Leistungsfähigkeit steuerte zusätzlichen Sprengstoff bei. Entscheidender Punkt: Der Mensch ist das einzige Tier, das weiß, dass es einen Orgasmus haben kann.

Es ist längst eine Binsenweisheit, dass auch unsere Verwandten im Tierreich intellektuell einiges zu bieten haben. Doch in einer gravierenden Hinsicht sind Tiere geistig gegen uns Menschen die reinsten Waisenknaben, führt der Psychologe William A. Roberts von der University of Western Ontario aus.[24] Nach allem, was die Ergebnisse der Forschung zeigen, geht Tieren das »autobiographische Selbstbewusstsein« ab: Sie können sich nicht per Langzeitgedächtnis in frühere Augenblicke ihres Lebens zurückversetzen, und es mangelt ihnen erst recht an der Fähigkeit, ihre persönliche Zukunft im Geist vorwegzunehmen. Das zeigt bereits ein klassisches Experiment mit Affen, die längere Zeit tagsüber hungerten und denen am Abend mehr Plätzchen serviert wurden, als sie verdrücken konnten. Immer wieder stopften sie die Plätzchen in sich hinein und verschwendeten dann den Rest als Spielzeug. Es ging einfach nicht in ihren Kopf hinein, wie sehr ihnen die zerbröselten Leckerbissen am nächsten Tage fehlen würden.

»Alle Tiere sind in der Gegenwart gefangen«, folgert der Psychologe aus seiner Literaturrecherche. Nur der Mensch kann virtuelle Zeitreisen in die Vergangenheit und die Zukunft unternehmen. Mit seinem Gefühl für die Kontinuität des Ichs steht der Homo sapiens in der Natur allein. Darum können Tiere auch nur der Geschlechtslust frönen, wenn ein unmittelbarer Sex-Reiz ihre Aufmerksamkeit erregt. Der Mensch kann mit seiner Vorstellungskraft in libidinösen Wonnen schwelgen, die er erst in Tagen oder Jahren oder sogar niemals wirklich erlebt.

Der Orgasmus als Vater aller Dinge

Wenn sich der Evolutionsbiologe Geoffrey F. Miller von der University of New Mexico in Albuquerque mit seinen provozierenden Thesen nicht irrt, dann basieren alle herausragenden Errungenschaften des menschlichen Geistes – von der Kunst über die Musik, die Literatur und die Wissenschaft bis hin zur Moral – auf dem Bedürfnis, Frauen »herumzukriegen«.[25] Sex ist das Hauptmotiv allen künstlerischen Schaffens, so der pikante Kerngedanke, unsere entscheidenden geistigen Leistungen stellen lediglich »Abfallprodukte« des Balzens dar.

Die Evolution hat das Verhältnis der Geschlechter so eingerichtet, dass die Darwinsche Fitness des Mannes steigt, wenn er möglichst viele Gelegenheiten zum Sex mit attraktiven Partnerinnen beim Schopf ergreift. Im Tierreich können Männchen nämlich ihren Fortpflanzungserfolg steigern, wenn sie mit unterschiedlichen Weibchen Kinder zeugen. Die Weibchen, die die Hauptlast bei der Fortpflanzung zu tragen haben, wären hingegen schlecht beraten, wenn sie sich auf jedes unverbindliche Abenteuer einließen. Da sich Sex mit wechselnden Partnern bei ihnen nicht in einer größeren Nachkommenschaft auszahlt, üben sie wohlweislich etwas mehr Zurückhaltung und wählen einen möglichst zuverlässigen und genetisch tauglichen Partner aus. Diese Asymmetrie hat zur Folge, dass die Männchen fast überall in der Fauna mit hervorstechenden Merkmalen »protzen« und um die ewig knappe Gunst der Weibchen buhlen.

Das Prinzip nennt sich »sexuelle Auslese«, und seine Konsequenzen liegen auch beim Menschen auf der Hand. Wird eine gut aussehende Frau gesichtet, läuft beim Mann ein Programm ab wie bei einer Waschmaschine – die Brust schwillt, das Ego weitet sich, der Mund erzeugt narzisstischen Redefluss. Bevor ein Paar im Bett landet und sich gemeinsam auf den steilen Weg zum Höhepunkt begibt, so hat Miller errechnet, werden durchschnittlich eine Million Wörter gewechselt – eine sehr effiziente Methode der Partnerprüfung.

Im Tierreich lesen Weibchen die genetischen Qualitäten der Männchen an so genannten »Fitnessindikatoren« ab. Das sind flamboyante Kennzeichen wie der prächtige Schwanz des Pfauenhahns oder auffallend bunte Ornamente, die beim Überleben im Alltag unpraktisch oder sogar hinderlich sind. Die Logik dahinter: Männchen, die sich einen solchen unnötigen Luxus leisten können, müssen einfach hochgradig taugliche Samenspender sein.

Die revolutionäre Idee von Miller besteht nun darin, dass er auch die Hervorbringungen des menschlichen Geistes als Fitnessindikatoren deutet. Phänomene wie Kunst und Musik dienten zumindest in den Anfängen der Menschheit keinem erkennbaren Überlebenszweck. Stattdessen dürften sie als Instrumente der Partnerwerbung entstanden sein, als an sich nutzloses »Aushängeschild« für die genetische Tauglichkeit. Das Primat der Nutzlosigkeit ist eine männliche Domäne. Männer fliegen zu fernen Himmelskörpern, nur um als Erste dort zu sein. Männer setzen ihre ganze Kreativität und Intelligenz dazu ein, Rennautos zu entwerfen, die nur dazu taugen, im Kreis herumzufahren. Durch seine Fähigkeit zum Singen und Dichten hatte der blässliche Jüngling am Lagerfeuer bei den Steinzeitfrauen einen Stein im Brett. Und alle diese Talente und Leistungen sind so prickelnd, weil am Ende der Vorführung eine ekstatische Belohnung im Bett der Herzensdame winkt.

Der praktische Nutzen kam erst durch die Hintertür. Miller vergleicht die sexuelle Auslese mit einem »Risikokapitalgeber«, der eine Innovation im Frühstadium fördert, bevor sie einen Gewinn abwirft. Die »Ornamente« der menschlichen Balz wie Kreativität und Intelligenz brachten am Schluss revolutionäre Neuerungen wie die Landwirtschaft, die Architektur, die Schrift und die Mikrochips hervor. In Museen, Bibliotheken, Galerien, Theatern und Opernhäusern umgeben uns danach die »erweiterten Egos« derjenigen, die gedichtet, gemalt, gebaut und komponiert haben, um das weibliche Publikum zu beeindrucken. »Das Weltkulturerbe besteht zum überwiegenden Teil aus den Hinterlassenschaften der größten Angeber der Weltgeschichte«, stoßen die Wissenschaftsautoren Matthias Uhl und Eckart Voland ins gleiche Horn.[26] Studiert man die UNESCO-Liste der schutzwürdigen Stätten, so wird schnell deutlich, dass es sich bei vielen der Stätten um die teure Selbstdarstellung unserer Vorfahren handelt. »Es ist der angeberische Verbrauch von Ressourcen, der sich nun einmal am nachhaltigsten in Bauwerken manifestiert.«

Unser Gehirn sei ein »Werkzeug der Werbung«, wie das Gefieder des Pfauenhahns – und immer einfallsreicher und damit größer geworden, weil Frauen von jeher gewitzte, kreative Liebhaber bevorzugt hätten, einfühlsam und erfinderisch genug, auf immer neue Weise zu verführen. Die meisten bedeutenden Kunstwerke, so hat Miller in einer Studie ermittelt, wurden von Männern im Alter zwischen 20 und 30 Jahren geschaffen, exakt in jenem Lebensabschnitt, in dem auch der männliche Sextrieb seinen Zenit erreicht. Die These, Kunst sei vor allem Männersache, hat die Feministen empört. In Wirklichkeit, beschwichtigt Miller, schlummere auch in Frauenhirnen ein gewaltiges Potenzial an Schöpferkraft. Es habe sich, immer schon seit Jahrmillionen gedämpft durch geisttötende Mutterpflichten, nur noch nicht frei entfalten können.

Wie sehr die sexuelle Genusssucht den Boden für kulturelle und technische Innovationen bereitet, können uns nach Ansicht des Netzautors Gundolf S. Freyermuth auch die großen schöpferischen Neuentwicklungen der Moderne lehren.[27] »Welche Basiserfindung des 19. oder

20. Jahrhunderts man auch nimmt – so gut wie jede wurde, oft gegen den heftigen Widerstand staatlicher Stellen und selbsternannter Moralapostel, über kurz oder lang für sexuelle Zwecke nutzbar gemacht und erst dadurch zum großen Geschäft.« Die Erfindung des Massendruckes um 1830 verdankt dem reißenden Absatz von sexuellen Aufklärungsschriften ihren Siegeszug. Die neuen Medien Fotografie und Film wurden prompt für pornographische Nacktdarstellungen ausgeschlachtet. Kaum hatte sich das Auto als Transportmittel durchgesetzt, da empörten sich puritanische Zeitgenossen über den unzüchtigen Gebrauch des Rücksitzes und die Verwendung des Gefährts zum Bordellbesuch »und anderen Lustfahrten«. Schon als zartes Pflänzchen verschaffte das Internet der Erotikindustrie einen gigantischen neuen Absatzmarkt.

Da die sexuelle Lust und der Orgasmus ein Raketentriebwerk für den kulturellen und technischen Fortschritt bilden, muss die Unterdrückung des Triebes unweigerlich zurück ins Mittelalter führen. In sexualfeindlichen Kulturen leidet daher nicht nur die Lebensfreude, sondern auch der Intellekt. Da, wo Männer mit allen erdenklichen Mitteln die Präsenz der weiblichen Reize ausschalten, da wird der Motor des gesellschaftlichen Fortschritts nachhaltig blockiert.

Dabei sind die direkten schädlichen Auswirkungen bei einem anhaltenden Mangel an sexueller Befriedigung längst nicht so gravierend wie etwa bei anhaltendem Hunger, erklärt der Anthropologe Marvin Harris.[28] Während der Mangel an Nährstoffen früher oder später zu schweren körperlichen Qualen und schließlich zu einer tödlichen Auszehrung führt, geht ein Lustdefizit höchstens mit Unbehagen oder mit einem bohrenden Anschwellen des Verlangens einher. Am Rande des Hungertodes erlöscht die Libido, doch Menschen ohne ein Ventil für ihre Begierde behalten ihren Nahrungstrieb.

Es hat in der gesamten Geschichte der Menschheit nie an gesellschaftlichen Kräften gefehlt, die dem Geschlechtstrieb ein Joch aufzwingen wollten, konzediert Harris. »Besorgte Eltern, erzürnte Gatten, schnüffelnde Ordnungshüter und kirchliche Gebote mögen die Paarungsneigung des Menschen noch so sehr niederhalten und aus dem Konzept bringen, den Trieb und das Verlangen nach sexueller Befriedigung und Lust völlig zu ersticken, sind sie außerstande.« Um an das Ziel ihrer wollüstigen Begierde zu gelangen, kämpfen, betrügen, töten und notzüchtigen die Menschen, und sie setzen ihr Vermögen und ihre Gesundheit aufs Spiel. Nicht einmal der verunstaltende Tripper, die in den Wahnsinn führende Syphilis oder die mörderische Aidskrankheit schieben der Lustsuche einen Riegel vor.

Lust macht sich Feinde

Auch die Zeitgenossen, die sich bewusst und mit religiöser Inbrunst gegen die Libido entscheiden, sind nicht gegen die Anfechtungen des vermeintlichen Dämons gefeit. Der Entschluss, im Zölibat zu leben, muss jeden Tag aufs Neue getroffen und verteidigt werden. Wenn man die Sexualität ablehnt, wird sie erst recht zum organisierenden Lebensprinzip. Schon der Apostel Paulus bekennt: »Ich sehe aber ein anderes Gesetz in meinen Gliedern, das widerstreitet dem Gesetz in meinem Gemüte und nimmt mich gefangen in der Sünde Gesetz, welches ist in meinen Gliedern.« (Römer 7, 23).

Es wird also auch in Zukunft nicht an traurigen Gestalten fehlen, die dabei erwischt wurden, wie ihr unterdrückter Geschlechtstrieb in besonders schmutzigen Formen Erleichterung suchte. Der katholische Priester, der seine fehlgeleitete Begierde mit kleinen Jungs und Kinderpornographie auslebte. Der amerikanische Reverend Jimmy Swaggart, der von seiner Kanzel gegen die Verrohung der Sitten wetterte und am Ende durch seine Leidenschaft für Prostituierte und harte Pornos sein Imperium verlor. Oder sein Kollege und Landsmann Reverend Jim Bakker, der die sexuellen Übergriffe gegen ein weibliches Mitglied seiner Gemeinde mit Ruf und Stellung bezahlen musste.

Nicht nur im christlichen Kulturkreis, auch im fundamentalistischen Islam wird der Kampf gegen die sexuelle Lust von Heuchlern geführt. Während des jüngsten Afghanistankrieges wurde die südafghanische Stadt Kandahar dem westlichen Publikum als eine Hochburg fanatisch sittenstrenger Muslims präsentiert. Was das Fernsehen dem Publikum jedoch vorenthielt, ist die Tatsache, dass die Stadt wegen ihrer Neigung zu homosexuellen Exzessen seit Alters her als das San Francisco – die schwule Metropole – Südasiens gilt. Ausgerechnet den Pashtunen, der religiös konservativsten Volksgruppe des Landes, wird eine Vorliebe für gut aussehende junge »Lustknaben,« die »Halekon« nachgesagt, deren Anmut zahllose Gedichte preisen. »In Kandahar gibt es die schönsten Halekon«, heißt es da etwa. »Sie haben schwarze Augen und weiße Wangen.« Ein in der Region berühmtes Sprichwort über Kandahar lautet: »Die Vögel über der Stadt fliegen nur mit einem Flügel, mit dem anderen bedecken sie ihr Hinterteil.«

»Auch die Taliban hatten ihre Halekon«, erklärte ein Kommandeur der Nordallianz gegenüber der »Los Angeles Times«.[29] »Aber sie hielten die Lustknaben in ihren Koranschulen versteckt.« Gleichzeitig wurde »echte« Homosexualität mit Steinigung geahndet; Sexualfeindlichkeit führt offenbar zu gespaltener Persönlichkeit. Dabei hätte das dandyhafte Auftreten vieler männlicher Pashtunen den westlichen Korrespondenten zu denken geben können: Sie zeichnen ihren Lidstrich mit Kohl Eyelinern, färben ihre Fingernägel mit Henna und tragen plumpe, hochhackige Sandalen.

»90 Prozent aller Männer würden gerne diese Sünde begehen«, gestand der angesehene Mullah Mohammed Ibrahim der Zeitung, »aber nur 20 bis 50 Prozent setzen diesen Wunsch in die Tat um.« Dr. Mohammed Nasem Zafar vom Medical College Kandahar liegt mit seiner Schätzung nicht weit davon entfernt: »Ungefähr die Hälfte aller Männer haben irgendwann Sex mit einem Mann oder einem Lustknaben.« Der Arzt selbst erwischte einen Mullah in flagranti, wie dieser sich gerade auf einem Operationstisch an einem Knaben verging. »Dieses Verhalten zeugt nicht von Neigungshomosexualität«, erläuterte der amerikanische Psychiater Justin Richardson der »Los Angeles Times«. Es lässt sich nach seiner Meinung nur durch die extreme Unterdrückung heterosexueller Aktivitäten erklären und ähnelt damit der homosexuellen »Knastneurose«.

Triebverzicht lohnt sich nicht

Die Energie, die sich explosionsartig in einem Orgasmus entlädt, lässt sich weder unterdrücken noch »sublimieren«. Unsere Kultur sei überhaupt nur möglich, weil der Mensch »explosive« Triebimpulse durch »Sublimierung« in konstruktive Bahnen leitet, hatte Sigmund Freud, der Vater der Psychoanalyse, behauptet. Menschen sublimieren angeblich unbewusste Anwandlungen, indem sie die aufgestaute Energie in kulturelle und geistige Leistungen überführen. Sublimieren bedeutet praktisch, »Schmutz« mental in Gold zu verwandeln.

Die Idee der Sublimierung ist längst zum Allgemeingut geworden. Völlig zu unrecht, wie eine Forschergruppe um den Psychologen Roy F. Baumeister von der Case Western University, Cleveland, nach einer umfassenden Recherche feststellt.[30] »Wir haben nicht den kleinsten Hinweis gefunden, dass Menschen sich gegen unakzeptable Wünsche und Leidenschaften wehren, indem sie diese in sozial wünschenswerte Leistungen umsetzen und dadurch irgendetwas Höheres erzielen.«

Auch der Blick auf verschiedene kulturgeschichtliche Phänomene zeigt nach Auffassung der Autoren, dass die Vorstellung der Sublimierung nicht der Realität entsprechen kann. So war beispielsweise die Zeit der größten sexuellen Enthaltsamkeit in den USA die des »wilden Westens«. Es kann jedoch absolut nicht behauptet werden, dass diese Ära sich durch irgendwelche herausragenden kulturellen Errungenschaften ausgezeichnet hätte. Zwar brachte die Viktorianische Epoche auf dem europäischen Kontinent tatsächlich eine Reihe von Entdeckungen und kreativen Leistungen hervor. Aber das traf ebenso auf das vorausgegangene Zeitalter der Aufklärung zu, das eher durch ungezügelte Ausschweifungen bestach.

»Wenn sexuelle Energie in intellektuelle Leistungen überführt werden könnte, müssten Personen, die einen sehr hohen Bildungstand erzielen oder geistig anspruchsvolle Tätigkeiten ausüben, weniger Sex haben als andere.« Doch wie die empirischen Daten beweisen, trifft genau das Gegenteil zu: Hoch Gebildete haben häufiger Sex und mit häufiger wechselnden Partnern, sie praktizieren eine größere Zahl von sexuellen Spielarten wie Oralsex, und sie haben mehr außereheliche Affären. Das ist nur schwer mit der These zu vereinbaren, dass intellektuelle Leistungen sich aus der Umwandlung von »niederen« Triebenergien speisen.

Man könnte auch versuchen, die intellektuellen Leistungen katholischer Geistlicher – die im Zölibat leben – mit jenen jüdischer Geistlicher – die heiraten – zu vergleichen. »Es gibt jedoch erhebliche Zweifel, dass dieser Vergleich zu der Einsicht führen würde, dass die sexuelle Enthaltsamkeit Katholiken dazu beflügelt hätte, die größeren intellektuellen und künstlerischen Leistungen beizusteuern.« In einer aufschlussreichen Langzeitstudie wurden 100 im Zölibat lebende Geistliche über einen Zehnjahreszeitraum verfolgt. »Nichts deutete darauf hin, dass der Verzicht auf Sexualität diesen Menschen die Kraft zu bedeutenden Tätigkeiten gegeben hätte.« Ein großer Teil der Betroffenen stellte den Nutzen der Enthaltsamkeit selbst kritisch in Frage, und die Unzufriedenheit mit dem Zölibat war das wichtigste Motiv für die Beendigung der geistlichen Karriere.

Schließlich, überlegen die Wissenschaftler mit einem unüberhörbaren Unterton der Ironie, bestände noch die Möglichkeit, das Sexualleben der berühmtesten Musiker, Schriftsteller und Maler des Jahrhunderts unter die Lupe zu nehmen. »Aber unzählige anekdotische Hinweise lassen bei uns Zweifel aufkommen, dass wir dabei Hinweise finden könnten, die mit dem Konzept der Sublimierung vereinbar sind.«

Wahrscheinlich zeichnet Sigmund Freuds »psychohydraulisches« Modell ein völlig falsches Bild vom Trieb, urteilt Gunter Schmidt von der Abteilung für Sexualforschung der Universität Hamburg.[31] Nach Freuds Vorstellung gleicht die Libido einem »Dampfkessel«, in dem sich ein Überdruck an unangenehmen Spannungen bildet. Aus diesem

Grund ist der Mensch darauf erpicht, den lästigen Spannungszustand »abzubauen«, der mit der Dauer der Enthaltsamkeit immer quälender wird. Der Entwurf ähnelt der altertümlichen »Ausscheidungstheorie«, die den Geschlechtstrieb mit einer Ansammlung sexueller Sekrete erklärte. Mittelalterliche Philosophen nannten die Frau »einen Tempel, der über einer Kloake erbaut ist«. Dabei haben die Ergebnisse der Forschung gezeigt, dass der Sexualtrieb den Menschen gerade zur Suche von Reizen, Erregung und Lust motiviert, keineswegs zur Reizvermeidung. »Die Vorwegnahme von Lust ist eine viel geeignetere Erklärung von sexueller Motivation als die Annahme innerlich sich akkumulierender Energien, die zur Entladung drängen. Wir sind nicht ungewollt geil, weil ein Überdruck an aufgestauten Triebenergien gewaltsam aus uns herauszuplatzen droht; wir geilen uns vielmehr genüsslich auf, weil uns das Anfeuern und Zündeln unserer Libido einen Heidenspaß bereitet.«

2. Jedem Tier sein Pläsier

Sexuelle Lust und Orgasmus bei unseren Mitgeschöpfen

Bei vielen Lebewesen weist der Fortpflanzungsakt eine geradezu roboterhafte Gleichförmigkeit auf, die an das abgespulte Verhalten einer Aufziehpuppe denken lässt. Je einfacher unsere Mitgeschöpfe strukturiert sind, desto schwieriger wird es, an ihren Reaktionen Wollust oder gar einen Orgasmus abzulesen. »Ich beobachte immerzu Holzbienen, die sich gerade paaren«, erklärt der Zoologe John Alcock von der Arizona State University in Tempe, »aber ich kann nicht erkennen, ob sie dabei irgendetwas empfinden, was auch nur im Entferntesten mit unseren Vorstellungen von Vergnügen zusammenhängt.«[1]

Tiere können über ihre Lust nicht sprechen und der Orgasmus ist eine subjektive Erfahrung, die sich nur begrenzt objektivieren lässt. Forschern bleibt daher nichts anderes übrig, als von körperlichen Reaktionen, die den menschlichen ähneln, auf analoge Empfindungen beim Tier zu schließen. Darum sind Muskelkontraktionen, Schwellungen der Genitalien, ein Anstieg der Pulsfrequenz und bestimmte Formen der Lautgebungen und des Blickverhaltens der beste Indikator dafür, dass da gerade jemand einen tierischen Abgang hat. Allerdings sind viele Wissenschaftler vorsichtig und verwenden zurückhaltendere Begriffe wie »Ejakulationsreflex« oder »Östrusverhalten«, wenn sie die tierische Sexualität beschreiben.

Auf jeden Fall zeigen zumindest die meisten Säugetiere ein auffallendes Interesse am Geschlechtsakt und sind bereit, erhebliche Strapazen zu ertragen, damit er ihnen ermöglicht wird, hebt James G. Pfaus vom Center for Studies in Behavioral Neurobiology in Montreal hervor.[2] Das ist das beste Zeichen dafür, dass der Koitus ihnen angenehme Empfindungen bereitet. Nicht nur Ratten, sondern auch Rhesusaffen, Schimpansen und Mitglieder anderer Spezies drücken bis zum Abwinken einen Hebel, wenn man ihnen als Belohnung einen paarungswilligen Partner beigesellt. Männliche Ratten und Meerschweinchen durchqueren ein schwieriges Labyrinth, klettern über massive Hindernisse, kämpfen sich durch einsinkende Sandfelder und nehmen sogar den Spießrutenlauf über ein elektrisch geladenes Gitter in Kauf, um Zugang zu einem brünstigen Weibchen zu erhalten. »Die Ergebnisse unterstreichen, dass die Männchen und Weibchen vieler Arten lernen können, die schwierigsten Hindernisse zu überwinden und Schmerzen auszuhalten, um eines Sexualpartners habhaft zu werden«, schreibt Pfaus.

Auch Interruptus schafft Genuss

Dabei ist nicht einmal der lustvolle Schauer des sexuellen Höhepunktes erforderlich, gibt eine Forschergruppe um den Psychologen Fred D. Sheffield von der Yale University zu bedenken.[3] Rattenmännchen ließen sich auch dann allerlei Erschwernisse gefallen, wenn sie am Ende lediglich kurz in die Weibchen eindringen durften, ohne sich unter lustvollen Zuckungen ihres Spermas zu entledigen. Offenbar besitzt schon der bloße sexuelle Körperkontakt mit der Rättin einen Belohnungswert. Allerdings verschafft der Samenerguss den Rattenmännchen doch einen großen emotionalen Extrabonus: Die Nager, die sich bis zur Ejakulation amüsieren durften, waren auch bereit, größere Vorleistungen zu erbringen.

Die männliche Ratte erweckt mit ihrem ganzen äußeren Erscheinungsbild den Eindruck, dass sie beim Geschlechtsverkehr einen euphorischen Höhepunkt erlebt, der durchaus die Bezeichnung Orgasmus verdient. Dem Samenerguss geht eine ganze Serie sehr kurzer Penetrationen voraus. Das Rattenmännchen besteigt das Weibchen, dringt kurz ein und nimmt auf der Stelle einen Rückzieher vor. Erst nach mehrmaliger Wiederholung dieses Rituals wird das Sperma ausgestoßen. Gleich nach der Ejakulation stößt die Ratte noch einmal kräftig zu, richtet sich langsam mit den Hinterbeinen auf und bekommt einen glasigen Blick, der nach Ansicht von intimen Rattenkennern nur wenig zu deuten übrig lässt.

So nehmen denn auch die meisten Wissenschaftler an, dass wenigstens die männlichen Säugetiere in den Genuss eines unserem Orgasmus analogen Höhepunktes kommen. »Die meisten Säugetiermännchen produzieren mit ihrem Körper und mit dem Gesicht Reaktionen, die wenigstens so anmuten wie Vorläufer des menschlichen Orgasmus«, stellt der Reproduktionsbiologe Benjamin Sachs von der University of Connecticut fest.[4] »Bei den Weibchen wäre ich mir nicht so sicher.« Wenn diese Einschätzung zutrifft, ist die (männliche) Orgasmuserfahrung stammesgeschichtlich 65 Millionen Jahre alt. Zu diesem Zeitpunkt begann der evolutionäre Siegeszug der Säuger, der höchstentwickelten Klasse der Wirbeltiere, die ihre Jungen mit der Urnahrung aus den Milchdrüsen füttern.

Das orgasmusschwache Geschlecht

Dass die Evolution auch den weiblichen Säugetieren die »Fortpflanzungsarbeit« mit der ultimativen Lustprämie des Orgasmus versüßt, erscheint vielen Wissenschaftlern zweifelhaft. »Der weibliche Orgasmus scheint bei den meisten Arten durch Abwesenheit zu glänzen«, konstatiert der amerikanische Psychologe Roy E. Baumeister, »und es gibt weithin viele Anzeichen dafür, dass männliche Tiere dem Sex mehr Lust abgewinnen können als weibliche.«[5] Auch der Anthropologe Donald Symons von der University of California in Santa Barbara schließt sich diesem Urteil an: »Es gibt keine überzeugenden Beweise dafür, dass nichtmenschliche weibliche Säugetiere beim heterosexuellen Geschlechtsverkehr zum Orgasmus gelangen.«[6] Nur die Weibchen der Herrentiere (Primaten), zu denen die Affen und wir Menschen gehören, ragen aus dem Kreis der »Naturfrigiden« heraus und haben daher eine gesonderte Beschreibung verdient.

Die nicht durch den Willen gesteuerten Reaktionen des Körpers sind in dieser Hinsicht besonders aufschlussreich. Bei männlichen Säugetieren schlägt das vegetative Nervensystem regelrecht Purzelbäume, wenn der Samen unter euphorischen Zuckungen aus dem erigierten Penis schießt. So schnellt der Blutdruck männlicher Hunde im Augenblick der Ejakulation steil nach oben, berichten die beiden amerikanischen Biologen Clelland S. Ford und Frank A. Beach von der Yale University.[7] »Bei der Hündin weist der Blutdruck zwar auch einige Schwankungen auf, doch nähert sich keine von ihnen auch nur entfernt dem plötzlichen Ansteigen, das der Blutdruck des Rüden im Augenblick der Ejakulation erfährt.« Ein Kulminationspunkt der Erregung, der auch bei der Menschenfrau den Eintritt des Orgasmus markiert, ließ sich bisher bei anderen Säugetierweibchen nicht dingfest machen. »Wir ziehen daraus den Schluss, dass die physiologische Reaktion der Hündin aus einem mehr oder weniger stetigen Erregungszustand besteht, der nicht durch irgendeine Klimax ausgezeichnet ist und in erster Linie durch die Reizung der Vagina bedingt wird.«

Überall in der Natur stellen die Männchen nach dem vollzogenen Geschlechtsakt demonstrativ ihre Befriedigung zur Schau. Wenn sie könnten, würden sie wahrscheinlich sogar eine Zigarette rauchen. Der Löwe etwa mit seiner ausdrucksstarken Mimik formt nach der erfolgreich abgelaufenen Begattung ein charakteristisches »Zufriedenheitsgesicht«, berichtet das Tierforscher-Ehepaar Wally und Horst Hagen.[8] »Ein Trappenhahn steht nach dem Treten seiner Henne in derselben, auf uns Menschen selbstgefällig wirkenden Haltung wie nach dem erfolgreich abgewehrten Angriff eines Bodenraubtiers.« Dagegen lässt nichts im Verhalten der Weibchen erahnen, dass soeben eine die Erde erschütternde Entladung von Triebenergie stattgefunden hat.

»Das durchschnittliche Vierfüßlerweibchen«, befindet die amerikanische Wissenschaftsautorin Elaine Morgan salopp, »schlendert nach der Kopulation davon, als wenn nichts geschehen wäre.«[9] Die Biologen

Ford und Beach drücken den gleichen Sachverhalt etwas nüchterner aus: »Das abrupte Aufhören der oftmals angestrengten Bewegungen und extremen Spannungen des vorausgegangenen Sexualaktes und die Ruhe des daraus resultierenden Zustandes liefern in ihrem Kontrast den deutlichsten Beweis dafür, dass der Orgasmus stattgefunden hat. Da diese plötzliche Entspannung bei Weibchen der dem Menschen untergeordneten Säugetierarten nicht oft beobachtet werden kann, schließen wir daraus, dass sie keinen Orgasmus haben.« Kühe, die vom Bullen besprungen werden, legen zwar durchaus Zeichen sexueller Erregung an den Tag. Aber diese mündet nicht in einem Höhepunkt, und es schließt sich ihr auch keine plötzliche Entspannung an. Männliche Hunde sind außerdem beim Koitus voll und ganz »auf das Eine« konzentriert; Hündinnen widmen ihre Aufmerksamkeit dagegen auch während des Liebesspiels ungerührt dem Futternapf.

Mit der Klitoris, einem dem Penis entsprechenden, schwellfähigen Geschlechtsglied haben die Säugerweibchen zwar ein Organ gemeinsam, dessen ausschließliche Funktion darin besteht, Lust zu bereiten. Aber ein Organ, das Lust bereitet, muss deshalb noch lange keinen Orgasmus triggern. Bei der im Tierreich verbreiteten Koitusstellung »von hinten« wird das weibliche »Eroszentrum« im günstigsten Fall indirekt gereizt. Dazu kommt, dass sich die meisten Säugetiermännchen beim Liebesakt sputen, als würden sie von einem Wildschwein gejagt. Bei Stieren, Hengsten und Widdern trägt sich die Ejakulation für gewöhnlich kurz nach der Einführung zu. Ein Elefantenbulle bringt für die ganze Sequenz von der Einführung über die Ejakulation bis zur Trennung von der Kuh gerade mal 30 Sekunden auf. Löwen und Hauskater behalten die Einführung nur fünf bis zehn Sekunden bei. Aber selbst beim Dromedar, wo sich die Begattung schon einmal bis zu einer Stunde hinzieht, zeigt die sphinxartige Miene der Kameldame keine Zeichen von Erschütterung an.

Weibliche Lust als Vollzugsprämie

Männchen handeln sich mit dem Orgasmus einen offenkundigen Fortpflanzungsvorteil ein. Das erste männliche Tier, dem diese Art von Ekstase teilhaftig wurde, wollte das Gefühl vermutlich so oft wie möglich wiederholen. Somit vermehrte es sich erfolgreicher als seine Konkurrenten, die dumpf und vom Instinkt gesteuert ihre sexuellen Pflichten erfüllten. Ein weibliches Tier kann seinen Reproduktionserfolg jedoch nicht steigern, indem es sich von möglichst vielen Männchen begatten lässt. Außerdem leistet der Orgasmus beim Männchen naturgemäß einen besonderen Dienst: Er sorgt dafür, dass sich der potenzielle Samenspender nicht mit den sinnlichen Wonnen des Vorspiels begnügt. Er bietet einen aufputschenden Anreiz, den Liebesakt durch die Ejakulation zu krönen, die für eine erfolgreiche Befruchtung unabdingbar ist. Der weibliche Part bei der Begattung dagegen enthält keine obligatorische »Endhandlung«, deren Absolvierung eine Extra-Belohnung nötig macht.

»Die Minimalanforderung an das Weibchen besteht eigentlich nur darin, zum Männchen hingezogen zu werden und eine vaginale Penetration zuzulassen«, bringt der Psychologe Kim Wallen von der Emory University in Atlanta diesen Geschlechtsunterschied auf den Punkt.[10] Manche Säugetierweibchen besitzen tatsächlich körperliche Vorrichtungen, die dafür sorgen, dass der Koitus nur an den fruchtbaren Tagen erfolgen kann. So wird die Vagina bei den Meerschweinchendamen durch eine Membran versiegelt, die nur für kurze Zeit unter dem Einfluss von Östrogenen zurückweicht.

Andere Weibchen verfallen in der Gegenwart von Männchen in eine seltsame »Duldungsstarre« und lassen auf der Stelle alle Avancen über sich ergehen. Eine der extremsten Varianten findet man laut Wallen bei Schweinen. »Wenn man den Speichel eines Ebers auf die Schnauze einer Sau im Östrus gibt, tritt eine derart starke Ruhigstellung ein, dass ein Mensch rittlings auf der Sau sitzen kann, ohne eine Fluchtantwort zu produzieren.« Im Internet kursieren übrigens Rekordlisten, in denen die absurde Behauptung aufgestellt wird, Säue hätten einen über 30 Minuten langen Orgasmus – den längsten weiblichen Orgasmus in der Natur. Das ist nur eine moderne Legende und sie wurde wahrscheinlich von Ebern in die Welt gesetzt …

Nichtsdestotrotz, so räumt der Anthropologe Donald Symons, ein, gibt es reichhaltige Anhaltspunkte dafür, dass sich die sexuelle Rolle der weiblichen Säugetiere im Allgemeinen nicht darauf beschränkt, die Begattung passiv hinzunehmen. »Sie initiieren und drängen auf den Geschlechtsverkehr, und sie haben sehr wahrscheinlich Spaß daran.« Dieser Spaß schlägt sich auch in der Biochemie des Gehirnes nieder. Candace B. Pert, eine amerikanische Expertin für Eiweißverbindungen, injizierte weiblichen und männlichen Hamstern vor der Begattung radioaktive Spürsubstanzen. Damit ließ sich der Verbleib der körpereigenen Opiate (Endorphine) verfolgen, die das Gehirn zur Bekämpfung von Schmerzen und zur Erzeugung von Lust einsetzt. »Wir fanden heraus, dass sich der Endorphinspiegel des Gehirnes im Lauf des Geschlechtsaktes um 200 Prozent erhöhte.«[11]

Die Reizung der Vagina und des Gebärmutterhalses wirkt bei Rättinnen stark schmerzlindernd, und sie ruft offenbar lustvolle Empfindungen hervor. Zu diesem Ergebnis gelangten die beiden amerikanischen Sexualforscher Barry R. Komisaruk and Beverly Whipple, die den Taucher einer kleinen Injektionsspritze in einen tierischen Dildo umfunktionierten.[12] Als sie das »Sexspielzeug« mit dem gleichen Druck einführten, den das Rattenmännchen mit seinem Glied erzeugt, stiegen bei der Rättin Puls und Blutdruck, und ihre Pupillen weiteten sich. Die Schmerzempfindlichkeit der Nagerdamen ging dabei so stark zurück, als hätten sie über 15 Milligramm Morphium pro Kilogramm Körpergewicht gekriegt. Bei den Frauen unserer Spezies kann die Schmerzschwelle während des Orgasmus um 100 Prozent in die Höhe gehen.

Dass sich Sex für Männlein und Weiblein in der Natur ähnlich »gut« anfühlen muss, kann man sich nach Ansicht der Autorin Elaine Morgan am besten durch ein einfaches Gedankenexperiment vergegenwärtigen. Wie kriegt man Tier A und Tier B dazu, sich zum Zweck der Fortpflanzung ein Stelldichein zu geben? Die Antwort scheint einfach: Lass sie Spaß haben, wenn sie zusammenkommen. »Welchem Zweck könnte damit gedient sein, wenn man Tier A begehrlich und auf Vergnügen erpicht machen und mit lustvollen Empfindungen belohnen würde, während Tier B lediglich demütig, unterwürfig und dazu programmiert wäre, sich damit abzufinden?« Die evolutionäre Logik verlangt, dass beide Geschlechter ein Bedürfnis verspüren, dass beide getrieben werden, es zu befriedigen, und dass beide die Kopulation als eine Erfüllung erleben.

Girls just want to have fun

Der Spaß, den Tierweibchen beim Intimverkehr haben, wurde vermutlich lange Zeit durch allzu »sexistische« Versuchsanordnungen unter den Teppich gekehrt, klärt das britische Wissenschaftsmagazin »New Scientist« in einer Übersichtsarbeit auf.[13] Das Defizit hängt teilweise mit dem schlichten Wunsch männlicher Sex-Forscher zusammen, es ihren vierbeinigen Geschlechtsgenossen so angenehm wie möglich zu machen. Wenn sie das Liebesleben von Ratten studieren wollten, quartierten sie das männliche Versuchstier in ein kleines »Liebesnest« ein, das aus einem Aquarium mit einem Teppich aus Holzsplittern bestand. Sobald sich der ungewollte Big-Brother-Kandidat in seiner neuen Umgebung heimisch fühlte, schubste man ein aufnahmefähiges (»rezeptives«) Weibchen zu ihm hinein. RTL würde das bestimmt auch nicht anders machen!

In diesem Ambiente, das mehr der pornographischen Phantasie als den Erfordernissen der Wissenschaft entsprang, packte das Männchen ohne zu Zögern die Gelegenheit beim Schopf: Der durchschnittliche Nager-Casanova legte das Weibchen über zweimal pro Minute für zehn Minuten flach. Das im Östrus befindliche Weibchen nahm passiv und widerspruchslos eine reflexive sexuelle Haltung, die »Steilstellung« (Lordose), ein: Sie wackelte mit den Ohren und krümmte ihre Rückseite genau richtig, damit das Männchen es ihr am besten »besorgen« konnte.

Das Problem ist nur, dass in dieser künstlichen Bordell-Situation ganz wesentliche Aspekte der Nagetiersexualität ausgeklammert werden. Wenn man das Pärchen nämlich aus der »Vergewaltigungskammer« entlässt und der Rättin die Chance gibt, sich abzuseilen, nimmt sie auf der Stelle die Gelegenheit zur »Kokettierflucht« wahr. Allerdings nur, um gleich darauf zurückzukehren. Das Ritual macht bei Nagern anscheinend einen wichtigen Teil des Liebesspiels aus.

Weit davon, eine rein passive Rolle bei der Kopulation zu übernehmen, legen es weibliche Ratten beim Sex auf »Gaudi« an. Sie locken das Männchen, ziehen es auf und provozieren es. »Sie gehen aktiv an ihren Sexualpartner heran, kriechen über ihn, treten ihm ins Gesicht und laufen wieder weg,« erklärt James G. Pfaus vom Center for Studies in Behavioral Neurobiology in Montreal dem »New Scientist«. Dann muss das Männchen sie wieder fangen. »Das Ganze beginnt und endet nicht mit seinem Penis, sondern mit ihrer Begierde.«

Die Wissenschaftler nennen dieses Paarungsspiel »Pacing«, was auf Deutsch etwa »das Tempo bestimmen« heißt. Schon vor zwei Jahrzehnten deckten die beiden Psychologen Martha McClintock und Norman Adier von der Universität von Pennsylvania die Basis des Phänomens auf: Wenn das Weibchen das Männchen dazu bringt, Abstand zu halten, läuft in ihrem Körper ein neurohormoneller Mechanismus ab, der die Wahrscheinlichkeit für eine Befruchtung erhöht. Weibchen, die die Möglichkeit erhalten, »es« auf ihre Tour zu machen, sind davon sehr entzückt. An der Boston University entwarf Mary Erskine einen speziellen Käfig, den eine Plexiglaswand in zwei Hälften teilte. Lediglich Weibchen können sich durch die winzige Öffnung in der Trennwand zwängen, die für Männchen unüberwindbar bleibt. Wie die Forscherin entdeckte, huschten die Rättinnen alle zwei Minuten in die Kammer mit dem wartenden Männchen hinein. Als man ihnen vier Öffnungen bot, tauchten sie sogar noch schneller auf – die einzelne Öffnung wurde zuvor ständig vom übereifrigen Männchen verstopft.

Die Weibchen brauchen offenbar das Gefühl, die Kontrolle zu haben, und diese Gewissheit erhöht ihre sexuelle Lust. Dazu hat Raul Paredes von der Universidad Autonoma nahe Mexiko Stadt erhellende Versuche durchgeführt. Weibchen, die einmal in einem Zweikammerkäfig kopuliert hatten, wo sie das Tempo bestimmen konnten, und einmal in einem Standardkäfig, wo ihnen das »Pacing« verwehrt wurde, kehrten immer wieder zu dem Trennungskäfig für eine »Zugabe« zurück. »Sie tendierten dazu, Kopulationen zu bevorzugen, über die sie selbst bestimmen konnten«, folgert Pfaus.

Suche nach dem weiblichen Orgasmus-Phantom

Allerdings haben auch die Pacing-Forscher bei ihren feministisch angehauchten Rättinnen bis heute keinen weiblichen Orgasmus ausgemacht. »Ich denke nicht, dass irgendjemand eine Ahnung hat, wie man danach suchen sollte«, gibt die Neurobiologin Jill Becker von der University of Michigan in Ann Arbor gegenüber dem »New Scientist« zu bedenken. Obwohl die Zeichen eher ungünstig stehen, sind einige Fachleute nicht bereit, den Glauben an die Existenz eines sexuellen Höhepunktes bei weiblichen Säugetieren aufzugeben. Dass sich die meisten Weibchen nach dem vollzogenen Geschlechtsakt so nonchalant aus der Affäre ziehen, könnte auch darin liegen, dass sie überhaupt um viele ihrer körperlichen Geschäfte weniger Aufhebens machen als der Homo sapiens, meint die Wissenschaftsautorin Elaine Morgan. »Wenn wir uns auch nur übergeben, machen wir eine Menge Geräusche dabei, und dann sitzen wir blass und feucht und keuchend auf dem Badewannenrand, fünf bis zehn Minuten lang, ehe unser Stoffwechsel wieder normal ist, während viele Tiere ebenso still und sauber speien können, wie sie essen, und unverzüglich ›davongehen‹, als ob nichts geschehen wäre. Wir wissen nur, dass etwas geschehen ist, weil es sozusagen ein Endprodukt gibt. Auf die gleiche Weise scheint jeder zu glauben, dass männliche Tiere einen Orgasmus haben, weil es in diesem Fall ebenfalls ein Endprodukt gibt.«

Manche Säugetierweibchen zeigen Reaktionen, in denen man zumindest die Ahnung eines sexuellen Höhepunktes erkennen mag. So ziehen die beiden amerikanischen Biologen Clelland S. Ford und Frank A. Beach die Möglichkeit in Betracht, dass das bizarre postkoitale Verhalten der weiblichen Hauskatze auf eine orgiastische Erfahrung hinweist.[14] Direkt nach dem arttypischen »Quickie« geben Katzen-Damen nämlich einen explosionsartigen Schrei von sich und wenden sich plötzlich voller Zorn gegen ihren »Beglücker«. Die arabischen Naturkundler des frühen Mittelalters schlossen daraus, dass der Deckkater seiner Gespielin ein ätzendes Ejakulat einverleibt. »Sie hat große Schmerzen, weil das Sperma brennt, und sie schreit so lange, bis sie dies ausgestoßen hat.«

Dann windet sich die Katze heftig und wälzt sich halb krampfartig umher. Wiederholt wird die Vulva geleckt, und das Weibchen lässt sich nicht mehr besteigen, bis das seltsame »Nachspiel« beendet ist. »Ob dieses Verhalten tatsächlich eine Erregungsklimax widerspiegelt, die dem männlichen Orgasmus entspricht, lässt sich nicht entscheiden.« Auf jeden Fall setzt die Reaktion eine Reizung des Genitales voraus, denn sie unterbleibt nach einer Durchtrennung der empfindungsleitenden Nerven. Der abrupte Sinneswandel könnte aber auch eine andere Erklärung haben. Der Penis des Katers ist an seiner Spitze mit zahlreichen Dornen bespickt, die in der Scheide vermutlich eine schmerzhafte Reizung hervorrufen. Diese Traktierung löst bei der Katze den so genannten »induzierten« Eisprung aus.

Dem legendären amerikanischen Sexualforscher Alfred C. Kinsey teilte ein französischer Verhaltensbiologe pikante Details über weibliche Kaninchen mit.[15] »Ich habe sehr oft einen ausgesprochenen Reaktionshöhepunkt beobachtet, von dem das Weibchen abrupt in einen ruhigen Status zurückfällt. Die beiden Partner fallen zusammen auf die Seite, das Weibchen schreit, und manchmal schreit auch das Männchen.« Allerdings räumte der Beobachter ein, dass diese Verhaltensweisen nur bei manchen Weibchen zu verzeichnen waren. Er steuerte aber noch eine Vermutung über Frettchen bei. »Ein Film über die Kopulation bei Frettchen würde wahrscheinlich am Gesichtsausdruck des Weibchens zeigen, dass ein Orgasmus aufgetreten ist.«

In einer Newsgroup im Internet gibt ein amerikanischer Pferdezüchter seine Erkenntnisse über Stutensex zum Besten.[16] »Während es keinen Beweis dafür gibt, dass Stuten einen Orgasmus haben, zeigt ein Zittern an der Unterlippe, dass manche Stuten diese Erfahrung doch machen, wenn sie gedeckt werden.« Als der Sex-Detektiv eine vom Hengst sexuell stimulierte Stute vorsichtig von innen befingerte, kamen weitere Einzelheiten an den Tag. »Da waren natürlich die oberflächlichen vaginalen Kontraktionen, aber ich fühlte auch etwas Zusätzliches, das sie tiefer zu berühren schien als die oberflächlichen Zuckungen. Sie zuckte und zitterte hier und dort, während ich jene besonderen Kontraktionen fühlte. Ich untersuchte dieses Phänomen über mehrere Hitzezyklen, und ich fühlte die ausgeprägteren »tieferen« Kontraktionen. Auf Basis dieser Erfahrungen glaube ich, dass Stuten einen Orgasmus erfahren können.«

Orgasmen zu Lande, zu Wasser und in der Luft

Außer den Säugetieren gibt es nur noch eine einzige Klasse von Lebewesen, bei denen zumindest eine entfernte Annäherung an das Phänomen des weiblichen Orgasmus zu beobachten ist: die Fische. Bei den meisten Fischen findet die Befruchtung außerhalb des Körpers statt: Männchen und Weibchen sondern den Samen beziehungsweise die Eier in die Umgebung ab. Diese Sauerei kann zum Beispiel an einem Laichgrund in der Nordsee inspiziert werden, wo sich jeden Winter fünfzig Millionen Schollen einfinden und 8,75 Billionen Eier produzieren, von dem Samensegen ganz zu schweigen. Jedenfalls geben die männlichen und weiblichen Elterntiere ihren Laich unter konvulsischen Zuckungen ab, die in der Literatur bisweilen als »Orgasmen« bezeichnet werden. Man könnte die Eiablage des Weibchens als eine urtümliche Form der »weiblichen Ejakulation« beschreiben, und der weibliche Orgasmus wäre die Belohnung dafür, dass Frau Fisch das Techtelmechtel unter Wasser mit dem fortpflanzungstechnisch kritischen Akt zu Ende bringt.

Es gibt allerdings keinerlei Untersuchungsergebnisse, die belegen könnten, dass diese Tiere mit ihrem vergleichsweise simpel konstruierten Nervensystem während der Zuckungen ein veritabler Lusthöhepunkt durchfährt. Immerhin verrichten männliche Stichlinge allerlei Schwimmkunststücke, um Zugang zu einem begattungswilligen Weibchen zu gewinnen – ein gutes Zeichen, dass sie diese »Prämie« zu schätzen wissen. Forellenweibchen greifen angeblich sogar zu einem der ältesten Tricks im Kampf der Geschlechter: Sie täuschen einen Orgasmus vor. Der schwedische Fischexperte Erik Peterrson beobachtete bei seinen im Aquarium gehaltenen Bachforellen (Salmo trutta), dass die Tiere kurz vor der Befruchtung heftig zittern, bevor Eier und Samen gleichzeitig abgegeben werden.[17] Doch manchmal zittern die Weibchen auch, ohne Eier abzustoßen: So seien 69 von 117 Geschlechtsakten von den Forellendamen lediglich vorgetäuscht worden, führte der Biologe Buch. Er erklärt sich dies damit, dass die Produktion von Spermien für die Männchen wesentlich einfacher ist als die Produktion der Eier für die Weibchen. Die Männchen nutzen daher jede Chance, um Eier zu befruchten – selbst wenn es gar nichts zu befruchten gibt.

Orgasmen zu Lande, zu Wasser und schließlich Orgasmen in der Luft: Auch manche Vögel steigen mitunter zum sexuellen Gipfel auf. Allerdings bleibt diese Orgasmusfähigkeit auf männliche Piepmatze beschränkt. Bei den meisten Vogelarten haben die Männchen kein Glied – die Partner drücken lediglich ihre Hinterteile aneinander und tauschen dabei Körperflüssigkeiten aus, wodurch es zur Befruchtung kommt. Doch das afrikanische Büffel-Webervogelmännchen besitzt das Zepter der Leidenschaft, das ihm bei der Kopulation zu einem lustvollen Höhenflug verhilft. »Es zittert, und seine Augen werden ganz glasig«, beschreibt der Biologe Tim Birkhead von der University of Sheffield die Grenzerfahrung.[18] »Die Vögel sind 10 bis 20 Minuten dabei.« Das Liebespaar hüpfe dabei über viele Runden auf und ab.

Um festzustellen, ob das Glied des Büffelwebers wirklich den Samen überträgt, hat Birkhead bei einem der Vögel den Penis mit einem Stück Pappkarton zugeklebt. Die grobe Verhütungsmaßnahme konnte die Befruchtung selbst nicht verhindern. Der Schein-Penis des Büffelwebers dient demnach nicht der Übertragung von Samen, sondern der sexuellen Stimulation. Es ist, als wenn das Vögelmännchen eine Klitoris besäße.

Auch der afrikanische Strauß weicht von anderen Vögeln nicht nur dadurch ab, dass er ein Laufvogel ist. Der Straußenhahn ist auch stolzer Penisbesitzer und führt seine Zierde bei der Begattung in die Kloake des Weibchens ein. Und beim Vögeln scheint er einen phantastischen Abgang zu erleben, wie H. H. Sambraus vom Lehrgebiet für Tierhaltung und Verhaltenskunde der Technischen Universität München in Weihenstephan bei seiner Observation feststellte.[19] »Wenn der Penis in die Kloake eindringt, werden die Körperbewegungen langsamer. Nach durchschnittlich zehn Sekunden hören Kopf-, Flügel- und Schwanzbewegungen auf. Der Hahn lässt die Flügel jetzt hängen und macht oszillierende Bewegungen mit ihnen.« Während dieses Abschnittes, der zirka 30 Sekunden dauert, tragen sich offenbar Ejakulation und Orgasmus zu. »Dabei äußert der Hahn eine Serie von etwa drei Sekunden dauernden Brummtönen, die von kurzen Pausen unterbrochen werden.«

Das süße Geheimnis der Äffinnen

Wenn wir wirklich solide Informationen über den weiblichen Orgasmus in der Fauna suchen, müssen wir die Aufmerksamkeit unseren haarigen Vettern, den, Affen zuwenden. Der Ordnung der Herrentiere oder Primaten gehören außer uns Menschen ungefähr 170 Arten von Affen und Halbaffen an, die sich nicht nur durch ihr hoch entwickeltes Gehirn, sondern auch durch ein schillerndes und vergleichsweise ausgeprägtes Sexualleben vom Rest der Schöpfung unterscheiden. Bei den Penisträgern in unserer näheren Verwandtschaft sind die nonverbalen Signale des Orgasmus offenkundig. Im Augenblick der Ejakulation hören die schnellen Beckenstöße auf, der Körper versteift sich, Beine und Rumpf werden von Zittern und Zuckungen erfasst, der Mund formt ein »O«, das sich mit dem Rest der Mimik zu einem unmissverständlichen »Orgasmusgesicht« ergänzt.

Wenn man den populärwissenschaftlichen Schriften Glauben schenken darf, nehmen es Äffinnen mit der Orgasmusfähigkeit der Affen auf. Ein großer Teil der für Laien geschriebenen Veröffentlichungen zieht aus den Laborversuchen und aus den Beobachtungen an frei lebenden Primaten den gleichen Schluss: Weibliche Herrentiere erreichen beim Geschlechtsverkehr einen Höhepunkt. Doch wenn man die Quellen genauer unter die Lupe nimmt, entsteht Skepsis: Die Angaben über den Orgasmus der Äffinnen sind sehr stark durch Vereinfachungen, Illusionen und Wunschdenken verbrämt.

Bereits im Jahr 1970 hat die Anthropologin Frances D. Burton von der University of Toronto einen entscheidenden und in dieser Form wahrscheinlich unwiederholbaren Beitrag zum Thema geleistet.[20] Drei Rhesusäffinnen, die sich gerade im Östrus befanden, wurden in ein Geschirr eingespannt und so lange verwöhnt, bis sie Zeichen von Wohlbefinden ausstrahlten. Dann nahm die Wissenschaftlerin eine Serie von Manipulationen an ihren Probandinnen vor, mit denen sich heutige Forscher – besonders Männer – wahrscheinlich eine Klage wegen Sodomie und Missbrauch von Tieren einhandeln würden.

Um optimale Bedingungen für einen sexuellen Höhepunkt zu schaffen, reizte Burton zunächst fünf Minuten lang die Klitoris ihrer Äffinnen mit einer elektrischen Zahnbürste. Dann führte sie den Tieren für weitere fünf Minuten rhythmisch einen künstlichen Penis in die Vagina ein. Nach einer Pause von vier Minuten wurde die vaginale Penetration noch einmal fünf Minuten lang fortgeführt. Die Anthropologin, die auf ihrer Web-Seite als eine freundliche und neugierige ältere Dame erscheint, testete zwei Äffinnen siebenmal, eine »nur« viermal.

Trotz dieser unglaublichen »Vergewohltätigung« fanden sich »keine eindeutigen Beweise« (Originalzitat) für einen sexuellen Höhepunkt. Ein Weibchen riss Arme und Körper spasmodisch hin und her, ein anderes hatte eine Serie von intensiven vaginalen Krämpfen von bis zu fünf Kontraktionen, die bei vier Anlässen auch den After einschlossen. Das Weibchen mit den spasmodischen Zuckungen hatte ebenfalls vaginale Kontraktionen, aber sie waren nicht so intensiv wie bei ihrer Geschlechtsgenossin. Bei den Frauen unserer Spezies werden vaginale und anale Spasmen als Indikator für einen Orgasmus gewertet. Doch Burton selbst hütete sich vor übereilten Rückschlüssen und betonte, dass ihre Befunde bestenfalls Anregungen geben könnten.

Die Autorin machte auch kein Hehl daraus, dass ihre eigenen Ergebnisse aus einem entscheidenden Grund nicht verallgemeinert werden können: Trotz der ausgedehnten Erotik-Massage konnte sie zweien der drei Rhesusäffinnen nur ein paar entfernte Hinweise auf eine sexuelle Gipfelerfahrung entlocken. In freier Wildbahn entledigen sich Rhesusmännchen ihres Samens jedoch buchstäblich in einem Affentempo: Ihre rasanten Quickies dauern im Schnitt nur drei bis vier Sekunden. Quintessenz der Forscherin: »Obwohl die Tiere vermutlich grundsätzlich fähig sind, einen Orgasmus zu erreichen, deutet die Kürze der Kopulationen in der Wildnis darauf hin, dass dieses Phänomen im Naturzustand nicht auftritt.«

Die Biologen Malcolm Potts und Roger Short von der University of California, Berkeley, erwägen die Möglichkeit, dass Tierweibchen im Vergleich mit dem Menschen sogar noch einen anatomischen »Lustvorteil« genießen, weil ihre Klitoris näher an der Scheide angesiedelt ist. Ihr Lustorgan wird daher bei der Penetration stärker gereizt.[21] Die Frauen unserer Spezies sind dagegen sexuell vergleichsweise »minderbemittelt«, weil menschliche Babys ungewöhnlich groß sind und das weibliche Becken sich auf diesen Umstand einstellen musste. Sowohl die Harnröhre als auch die Klitoris sind daher zur Vermeidung von Verletzungsgefahren noch weiter vom Ort der »Action« abgerückt. »Wenn dieser Gedanke zuträfe, müsste der Orgasmus bei nicht menschlichen Primaten sogar noch stärker ausgeprägt sein als beim Menschen – ein Schluss, der wenigstens zur Zeit keine Unterstützung in den Daten findet«, konstatiert die Biologin Marlene Zuk von der University of California in Riverside.[22]

Das Problem der Affenweibchen ist auch, dass den Affenmännchen aufgrund ihrer hastigen Beischlafgewohnheiten nicht gerade der Ruf von sensiblen und einfallsreichen Liebhabern vorausgeht. Bei unseren nächsten Verwandten, den Schimpansen, geht das durchschnittliche Nümmerchen in gerade einmal sieben Sekunden über die Bühne. Ausgerechnet die Bonobos, die für ihre sexuelle Freizügigkeit bekannten Zwergschimpansen, »vernaschen« ihre Weibchen in sagenhaften dreizehn Sekunden. Und auch der Gorilla stellt mit einem Liebesspiel von stolzen 96 Sekunden nicht gerade den Weltrekord in erotischer Raffinesse auf. Die Mannsbilder unserer Spezies, auf deren sexueller Einfallslosigkeit in den Medien so oft herumgehackt wird, wirken dagegen wie ausgefuchste Schwerenöter.

Angesichts dieser grobschlächtigen Rammel-Mentalität ist es fast schon verwunderlich, wie tatkräftig viele befruchtungsfähige Primatenweibchen auf die Kopulation mit ihren »Blitzbesamern« drängen, und welche aktive und vorwärts treibende Rolle sie beim Liebesspiel übernehmen, hebt Alan F. Dixson, Direktor am Zentrum für die Reproduktion bedrohter Spezies am San Diego Zoo, hervor.[23] Während der Begattung drehen sich viele Affenweibchen um und stellen gezielt Blickkontakt mit dem rückseitig tätigen Sexualpartner her. »Dieses Verhalten könnte die Kopulationsaktivität des Mannes erleichtern, seine Erregung steigern und die Chancen verbessern, dass eine Ejakulation auftritt.« Tatsächlich verlangsamen die Männchen zwischendurch oft ihre Beckenstöße und legen just in dem Augenblick an Tempo zu, in dem das Weibchen ihnen in die Augen schaut.

Rhesusweibchen und einige andere Äffinnen praktizieren sogar eine feste Verhaltensfolge, die als »Festhaltereaktion« bezeichnet wird: Sie drehen sich um, schmatzen mit den Lippen und greifen dabei mit der Hand nach hinten, um den angehenden Samenspender am Haar oder am Körper zu grapschen. Gorilla- und Orang-Utan-Weibchen vollführen bei der Kopulation leichte Beckenstöße, die das Männchen mit einer Verstärkung seiner eigenen Aktivität quittiert. Schließlich stoßen zahlreiche Primatenweibchen während der Begattung anfeuernde Laute aus. Durch den Urwald hallt dann ein Bellen, Jaulen, Winseln oder Schnaufen, das manche Artgenossen zu eigenen amourösen Unternehmungen animiert. Es könnte sein, dass die weiblichen »Liebeslaute« dazu dienen, Männchen gegeneinander auszuspielen und Konkurrenten des aktuellen Lovers anzulocken.

Sisters are doing it for themselves

In einem populären Lexikon ist es nachzulesen: Bei den Stummelschwanzmakaken und den japanischen Makaken – mit den Rhesusaffen verwandten Meerkatzen – legen die Weibchen das gleiche Verhalten an den Tag wie Frauen, »die gerade einen sexuellen Höhepunkt erleben«.[24] Schnelle Beckenstöße, Pause, Vorneigen des Rumpfes, Versteifen des Körpers, tranceartiger Gesichtsausdruck, rhythmisch stöhnendes Ausatmen, der Mund formt ein »O«. Bedauerlich, dass das Nachschlagewerk eine wichtige Information unterschlägt: Die Beschreibung trifft fast ausschließlich auf Weibchen zu, die bei Geschlechtsgenossinnen aufreiten und ihre Klitoris am Rücken der Spielgefährtinnen reiben.

In den letzten Jahren haben mehrere Forscherteams Äffinnen bei diesem »lesbischen« Zeitvertreib studiert, den viele Makakenweibchen neben ihrer heterosexuellen Hauptausrichtung verfolgen. Zum Teil nahm man den frei beweglichen Tieren über Funk physiologische Messwerte ab. Hauptergebnis, so Elisabeth A. Lloyd, Professorin für Philosophie an der University of California in Berkeley und führende amerikanische Expertin des weiblichen Orgasmus: Während des mutmaßlichen Höhepunktes waren mächtige Kontraktionen im Uterus und ein plötzlicher Anstieg des Blutdruckes zu verzeichnen.[25] Auch Bonoboweibchen, die grinsend und quietschend ihre Genitalien aneinander rubbeln, drücken damit offenkundig »orgasmusähnliche« Empfindungen aus.

Wenn sich die gleichen Weibchen dagegen mit Männchen amüsierten, trat meistens nur ein schwacher Abglanz der homosexuell ausgelösten Orgasmus-Signale auf, erklärt Lloyd. Am häufigsten legten die Weibchen noch die beschriebene Festhaltereaktion an den Tag. Aber dabei zog sich der Uterus nicht in der verräterischen Weise zusammen, und dieses Verhalten wird ohnehin als Element des »Vorspiels«, und nicht als Kennzeichen eines sexuellen Höhepunktes aufgefasst. Die physiologischen Messungen lassen nach Ansicht der Professorin wenig Zweifel, dass der heterosexuell ausgelöste Orgasmus bei den Weibchen eine Rarität darstellt: Bei sechs von zehn Weibchen fehlten die physiologischen Indikatoren des heterosexuellen »Vulkanausbruches« gänzlich, bei den übrigen waren sie auf 18 von 156 Kopulationen beschränkt.

Auch der Psychologe Glenn Wilson vom Institute of Psychiatry der Universität London folgert aus diesen Daten, dass der Koitus mit Affenmännchen für Affenweibchen keine umwerfende Erfahrung ist.[26] »Sie zeigen selten Missbefinden, wenn der Verkehr beendet wird, weil das Männchen seinen Höhepunkt erreicht, und obwohl sie selbst keinen Orgasmus zu haben scheinen, zeigen sie weder Anzeichen von Frustration noch den brennenden Wunsch, die Kopulation fortzusetzen. Sie können sich sogar vom Schauplatz entfernen, als ob sie eine Wiederholungsvorstellung vermeiden wollten.« Nichtsdestotrotz beharren einige Autoren standhaft darauf, dass Äffinnen beim heterosexuellen Sexualakt einen Höhepunkt haben. Nach Ansicht von Elisabeth Lloyd kann dahinter eigentlich nur ein verbissener Egalitarismus stecken: Das unbeirrbare Wunschdenken, dass der Geschlechtsakt den beiden Hälften des Himmels auf Teufel komm heraus die gleichen himmlischen Wonnen schenken muss.

Dass Männchen und Weibchen dennoch von Lust getrieben werden, kann man indes deutlich an dem Eifer ablesen, mit dem sich beide Geschlechter nicht-reproduktiven und »abweichenden« Formen von Sex hingeben. Wenn Tiere strikt darauf programmiert wären, maximalen Fortpflanzungserfolg zu erzielen, würden sie den Geschlechtsakt mit nüchterner Effizienz in den »reproduktionstechnisch« günstigsten Situationen ausüben: An fruchtbaren Tagen und mit einem Partner, der optimale Vermehrungschancen verspricht. Doch auch in der Fauna wird es munter nach dem Motto »just for fun« getrieben.

Alleine die schiere Anzahl der Kopulationen geht oft weit über die reproduktive Notwendigkeit hinaus, unterstreicht der amerikanische Biologe Bruce Bagemihl.[27] »An die 100 Mal besteigt der Löwe zur Paarungszeit seine Löwin, und bis eine erfolgreiche Schwangerschaft zustande kommt, haben im Durchschnitt 1500 Paarungen stattgefunden; Turmfalken oder Austernfischer tun es 700 Mal für ein Gelege.«

Sex mit sich selbst

Auch die Masturbation, eine vom Vatikan nicht autorisierte »Liebestechnik«, lässt den reproduktiven Endzweck vermissen. Alberto Moravia irrte, als er behauptete: »Die Selbstbefriedigung stellt den einzigen Sexualakt dar, der etwas mit Kultur zu tun hat, weil er ganz aus der Phantasie kommt.« Mark Twain übersah, wie faustdick Tiere es hinter den Ohren haben, als er schrieb: »Der Affe ist das einzige Tier, ausgenommen der Mensch, das diese Wissenschaft praktiziert.« Heute herrscht Gewissheit, dass sich die gesamte Fauna gelegentlich dem eigenen Genital zuwendet. »Neben dem Menschen kennen viele Tiere ein Verhalten, das zur Reizung der eigenen Genitalien führt«, konzedierten die beiden Biologen Clelland S. Ford und Frank A. Beach von der Yale University bereits 1951.[28] »Und mindestens bei einigen Arten ist es ganz deutlich, dass das Onanieren ausdrücklich den Zweck hat, einen Orgasmus auszulösen.«

Sex mit der ersten Person Singular wurde unter anderem schon bei Kängurus, Walen, Giraffen, Tauben, Wellensittichen, Hunden und Katzen beobachtet. Und bei den Elefantenbullen, die sich zärtlich mit dem Rüssel an ihrem besten Stück zu schaffen machen. Oder man nehme die Delfine, die ihre erogenen Zonen voll Wonne an den von ihnen für die US Navy geborgenen Torpedos reiben. Zwar schaffen sich Männchen häufiger »solo« Erleichterung, aber auch Weibchen sind als erotische Selbstversorger nicht auf den Kopf gefallen. 1968 veröffentlichte der damalige Hannoveraner Zoodirektor Lothar Dittrich eine Sammlung von Onanie-Beobachtungen, in der auch ein Schlankaffenweibchen vorkam, das sich immer wieder wie besessen die Klitoris rieb.[29] »Dabei erreichte es offenbar ungezählte Male am Tag einen Orgasmus, der sich durch fast anfallartige, krampfartige Erschütterungen des ganzen Körpers anzeigte.«

Beim Gebrauch von Onanierhilfen legen unsere haarigen Vettern erheblichen Einfallsreichtum an den Tag, meint der Biologe Bagemihl. »Affen und Menschenaffen verwenden eine Vielfalt von Objekten, um damit zu masturbieren und stellen sogar gezielt Geräte zur sexuellen Stimulierung her, indem sie Materialien wie Blätter oder Zweige schneiden oder formen, oft auf hoch kreative Weise.« So beißen sich Schimpansen- und Orang-Utan-Weibchen Lianen und Zweige zurecht, um sie dann genüsslich in die Vagina zu schieben. Ein männlicher Orang-Utan wurde beobachtet, wie er ein Blatt mit dem Finger durchlöcherte und es fröhlich mit dem Penis penetrierte. Die Herstellung von Werkzeugen gilt als eine der größten kulturellen Errungenschaften in der Tierwelt, argumentiert Bagemihl. Doch nie wird darüber berichtet, dass der Werkzeugbau eine wichtige Rolle bei der Luststeigerung spielt. Es besteht sogar die Möglichkeit, dass die kulturelle Entwicklung des Frühmenschen mit der Erzeugung von »Lustinstrumenten« begann.

Homosexualität lässt sich ebenfalls nicht mit dem Imperativ der Fortpflanzungsmaximierung vereinbaren. »Es ist eindeutig belegt«, schreibt der Göttinger Anthropologe Volker Sommer, »dass sämtliche unter den Menschen praktizierten Varianten homosexuellen Verhaltens auch bei Tieren vorkommen.«[30] Würmer und Wildschafe, Möwen und Meerschweinchen legen oft zusätzlich zum heterosexuellen Hauptinteresse schwule Nebenseiten an den Tag und praktizieren ungeniert Dinge, auf die in islamischen Gottesstaaten noch heute die Todesstrafe steht. Beim Sex mit »ihresgleichen« dominieren wieder einmal die Männchen, aber die Weibchen sind aus ähnlichem Holz geschnitzt. Während Bonobomännchen am Penis eines anderen Männchens nuckeln, schieben Delfinweibchen ihre Flosse in den Genitalschlitz der Partnerin, und Seekühe bearbeiten ebenfalls mit ihren Flossen die Männlichkeit ihres Partners. 450 Tierarten haben Wissenschaftler bei der Schwulitätsforschung in flagranti ertappt. Das ist eine stattliche Zahl, schließlich haben die Verhaltensforscher von den weltweit auf mehrere Millionen geschätzten Tierarten bis dato nur rund 2000 Spezies wirklich gründlich studiert.

Echte Perversionen – krankhafte Abweichung von den allgemein als normal angesehenen sexuellen Vorlieben – trifft man bei frei lebenden Tieren gar nicht oder höchst selten an. Allerdings sind die Übergänge zum »normalen« Sexus fließend, und gelegentlich schießt ein Tier im Eifer des Gefechtes mit seinen Genitalien über die Grenzen seiner Art hinaus. Was ist von einem Kudu, einem afrikanischen Antilopenmännchen zu halten, das sich an einer liegenden Giraffe reibt? Zeigt es »sodomitisches« Begehren, oder benutzt es die Giraffe nur als Masturbationsinstrument? Von Hunden beiderlei Geschlechtes ist bekannt, dass sie sich lustvoll am Schienbein ihrer Besitzer reiben. Kaninchenmännchen, denen man regelmäßig brünstige Weibchen zuführt, besteigen auch Ratten, kleine Katzen und sogar unbelebte Gegenstände, wenn man ihnen diese auf die gleiche Art anbietet wie die paarungswilligen Weibchen.

Nach Auffassung des Biologen Bagemihl hat sexuelles Verhalten in der Fauna oft gar nichts mit »zweckvoller« Fortpflanzung in evolutionärem Sinne zu tun, sondern geschieht einfach aus Spielfreude, Übermut und purer Lust. Aus diesem Grund springt der Funke der Lust auch sehr häufig von den sexuellen Akteuren auf die – zufällig anwesenden – Betrachter über. »Fast alle Männchen und manche Weibchen der meisten Säugetierarten«, schrieb der Sexologe Alfred C. Kinsey bereits in den fünfziger Jahren, »werden erotisch erregt, wenn sie andere Tiere beim Sexualakt beobachten.«[31] Ein Schimpanse, der sich die Abbildung einer Vulva ansah, wurde schon alleine dadurch in Erregung versetzt. Und bei Primaten, die ungewollt den Kopulationslauten ihrer Artgenossen lauschen, schürt diese Anregung oft den Nachahmungstrieb.

In manchen Zoos macht man sich diese »Triebinduktion« sogar zunutze und führt ungewandten jungen Menschenaffen Pornofilme vor, um ihnen zu demonstrieren, wie der Sexualakt anatomisch vor sich geht.[32] Schließlich ist das Liebesspiel, auch in der Fauna, kein Kinderspiel. Am Zoo in Dortmund bekam eine Orang-Utan-Dame, die sich vor Affenmännern fürchtete, einen Softporno gezeigt, in dem ein Mann und eine Frau sexuelle Zärtlichkeiten austauschten. »Da hat die Orang-Frau angefangen, selbst solche Zärtlichkeiten weiterzugeben«, erinnert sich Direktor Frank Brandstätter. »Und sie hat dann auch die Männer an sich rangelassen.« Aus didaktischen Gründen greifen die Sex-Animateure meist auf Pornofilme zurück, die den Geschlechtsverkehr artgemäß von hinten porträtieren. Affenpornos wären zwar ideal, räumt Brandstätter ein. »Aber es ist sehr schwer, solche Filme zu kriegen. Pornos mit Menschen dagegen gibt es überall.«

3. Zwölf Sekunden Seligkeit

Wie der Orgasmus Körper und Geist erschüttert

Das Herz rast, der Blutdruck schnellt hoch, der Atem geht keuchend. Das Nervensystem steht unter Strom, das Gesicht ist verzerrt, die Muskeln zucken krampfartig zusammen. Während die vegetativen Körperfunktionen außer Rand und Band sind, verliert die Psyche den Kontakt mit der Umgebung und verschmilzt halluzinatorisch mit dem Augenblick. Das, was ein Sexualwissenschaftler einmal als »kurze Bewölkung des Bewusstsein« beschrieb, lässt die Zeit stillstehen, peitscht die Gefühle auf und dreht die Wahrnehmungen durch die Mangel. Da die alten hebräischen Schriften es verboten, Gottes Gesicht zu erblicken, durften sich die Liebenden auf keinen Fall bei Licht in die Augen schauen: Im Augenblick des sexuellen Höhepunktes hätten sie sonst den Widerschein des Göttlichen erhaschen können. Der heilige Klemens von Alexandria steht für das entgegengesetzte Extrem: Er hielt den Beschlaf für eine schmutzige Wiederholung der Erbsünde und glaubte, dass die Seele beim Orgasmus fluchtartig den Körper verlässt.

Für die einen ist er das »größte Geschenk der Natur«, für andere ein »Sturzbach der Lust«, für manche stellt er nur eine theoretische Größe dar. Der Orgasmus ist eine überwältigende menschliche Grunderfahrung, doch wenn seine Wogen verebben, können sich die wenigsten genau an ihn erinnern oder eine überzeugende sprachliche Beschreibung liefern. Das Wort selbst stammt von dem griechischen *orgaein*, »schwellen«. Irgendwann in grauer Vorzeit muss die Vorstellung aufgekommen sein, dass in der Hitze der sexuellen Erregung irgendetwas bis zum Losplatzen anschwillt. Die Gegenwartssprache trägt wenig zur

Erhellung des höchsten Lustmomentes bei, moniert die amerikanische Wissenschaftsautorin Joann Ellison Rodgers.[1] »Unser Lexikon enthält Hunderte von Wörtern für den Koitus (Verkehr, Ficken, Bumsen usw.), aber nur ein Wort für das, was die meisten Leute mit dem Geschlechtsakt erreichen wollen.«

Auch gegenüber der Wissenschaft hat das große »O« bis heute viele seiner Geheimnisse bewahrt. Ein halbes Jahrhundert, nachdem Alfred C. Kinsey und dann William H. Masters und Virginia E. Johnson mit ihren Pionierarbeiten dem verpönten Studium der menschlichen Sexualität einen halbwegs respektablen Anstrich verliehen, definiert der große Brockhaus den Orgasmus als »Höhepunkt der sexuellen Lust mit sich anschließendem Gefühl einer besonders angenehmen Entspannung«. Eine Erläuterung, die auch der Arzt Hippokrates im antiken Griechenland formuliert haben könnte.

Wie phantastisch sich der Orgasmus auch anfühlen mag – der Weg dorthin verlangt von den Beteiligten erhebliches Engagement, dazu Hingabe und Erfindungsreichtum. Das »Aufwärmen« der Seele und des Körpers für den Paarungsakt bereitet einen eigenständigen und unvergleichlichen Hochgenuss. Manche Zeitgenossen stellen den Aufbau der sexuellen Erregung sogar noch über die Lust bei der finalen Triebabfuhr, betont der Psychologe Kim Wallen von der Emory University in Atlanta.[2] »Den besten Beweis für die Lust spendenden Eigenschaften der sexuellen Erregung liefert die Existenz einer enormen Industrie, die Männern erhebliche Geldbeträge abluchst, nur damit sie nackte Frauen in einem Kontext betrachten dürfen, in dem ein Orgasmus sehr unwahrscheinlich ist.«

Erregen bringt Kindersegen

Unsere Keimzellen sind nur auf ein Ziel fixiert: Aus unserem Körper zu fliehen und sich in Nachfahren zu verewigen. Bis sie die Erdoberfläche wie Schimmel überziehen, um ein poetisches Bild von Arthur Schopenhauer zu verwenden. Rein theoretisch hätte die Evolution den Fortpflanzungsapparat der Tiere auch so konstruieren können, dass er dieser Bestimmung wie ein angespannter Flitzebogen jederzeit in Stand-by-Bereitschaft entgegenharrt: ständig bis zum Anschlag »aufgegeilt«, mit permanent erigiertem Penis und einer unablässig feuchten Vagina. Eben genau so, wie die Pornofilme Männlein und Weiblein porträtieren. Aber die Natur hat unser reproduktives System viel zurückhaltender eingerichtet. Es ist je nach Geschlecht und Naturell ein ganzes Potpourri von Ideen, Reizen und Vorspieltechniken erforderlich, um unsere sexuelle Einsatzfähigkeit bei Bedarf auf Vordermann zu bringen.

Dass dem so ist, liegt einmal daran, dass die Natur sehr praktisch denkt, argumentiert die Autorin Joann Ellison Rodgers: »Das Bedürfnis nach Einstimmung, nach Erregung erleichtert Körper und Geist den Geschlechtsverkehr und bietet den Sexualpartnern die Gelegenheit, in letzter Minute abzuspringen, falls Verletzungen, Krankheiten oder andere Gründe dem Akt im Wege stehen.« Bei Frauen erschwert die Abwesenheit der Erregung die Penetration und macht sie schmerzhafter, so dass einer der Nutzen des Vorspiels darin bestehen könnte, die Schwellen für eine Vergewaltigung anzuheben. Wahrscheinlich fiel es schon dem Urmann viel schwerer, die Urfrau mit Gewalt zu nehmen, wenn deren ganzer Körper sich gegen das Eindringen seines Penis wehrte.

Das große Potenzial zur Erregungssteigerung könnte aber auch entstanden sein, damit wir besser die Schmerzen ertragen, die die Verbreitung unserer Gene manchmal mit sich bringt. Bereits Alfred C. Kinsey legte Gewicht darauf, dass körperliche Pein beim Liebesspiel geringer wird, und dass das Vorspiel die Schmerzempfindlichkeit so stark vermindern kann, dass selbst schwere Verletzungen ausgeblendet werden. Ein anderer Pionier der Sexualforschung, der Niederländer Theodor Hendrik van de Velde, konstatierte schon vor Jahrzehnten, dass sexuelle Erregung Schmerzen genauso betäubt wie der Orgasmus selbst.

Das systematische Aufschaukeln der Libido beim Vorspiel hat aber auch etwas mit dem Training von Spitzensportlern gemeinsam: Es gibt

Körper und Geist die Gelegenheit, Energien zu sammeln und auf das große Finale zu konzentrieren. Bevor ein erigierter Penis in eine feuchte Scheide eindringen kann, versetzt uns ein Feuerwerk von physiologischen und psychologischen Ereignissen in Seligkeit. Wir werden aufgetankt mit Hormonen und Botenstoffen, prickelnde Ströme zucken durch die Hirnwindungen, Blutgefäße und Nerven stellen sich auf den bevorstehenden Gefühlssturm ein.

William H. Masters und Virginia E. Johnson[3], das legendäre amerikanische Sexologen-Duo, hat der Nachwelt ein Dogma hinterlassen, das von vielen Autoren mit sklavischer Unterwürfigkeit übernommen wird. Danach legen die Liebespartner auf der Reise zum Höhepunkt der Lust eine Folge von eigenständigen Etappen zurück, die sich bei den beiden Geschlechtern verblüffend gleichen. 694 freiwilligen Probanden (312 Männern und 382 Frauen) schaute das Forscherteam unter die Bettdecke, wie diese sich beim klassischen Liebesakt, im Handbetrieb oder mit Unterstützung durch einen künstlichen Penis ergötzten. Rund 2500 männliche und 7500 weibliche »Lustepisoden« wurden mit den verschiedensten Messmethoden in Augenschein genommen.

Herausgekommen ist eine Stufenfolge, deren Beschreibung teilweise mehr an einen Bericht über Kinderarbeit im England des 19. Jahrhunderts erinnert als an den aufregendsten Freizeitspaß der Welt. Den Auftakt macht die »Erregungsphase«, in der eine erotische Reizung Herzschlag, Blutdruck und Atemfrequenz steigen lässt. Die Blutfülle im Bereich der Geschlechtsorgane nimmt zu, der Penis wird steif, die Scheide feucht. Die Erregungsphase geht nach einer Weile in die »Plateauphase« über, eine Periode gleichmäßig starker Erregung, in der vor allem die sexuelle und muskuläre Spannung sowie Puls- und Atmungsfrequenz weiter zunehmen und schließlich eine Intensität erreichen, bei der unweigerlich die »Orgasmusphase« eintritt. Dieser Kulminationspunkt wird wie ein unwillkürlicher Reflex ausgelöst, wenn die Erregung eine kritische Schwelle übersteigt. In der auf den Orgasmus folgenden vierten Phase, der »Rückbildungsphase«, klingt die sexuelle Erregung weitgehend ab.

Zum Glück ist die menschliche Sexualität aufregender und vielseitiger als dieser doktrinäre Ablaufplan. »Es gibt in Wirklichkeit nicht ein Phänomen, das streng phasenspezifisch ist und nur in der zugeordneten Periode auftritt«, geht der amerikanische Historiker Paul Robinson mit Masters und Johnson ins Gericht.[4] Der Weg zum Orgasmus ist »keine Stufenfolge, sondern ein kontinuierliches Voranschreiten, oder, um es mit einer musikalischen Metapher auszudrücken, ein fließendes Crescendo«. Werner Habermehl, Soziologieprofessor und Leiter des Institutes GEWIS in Hamburg stößt in dasselbe Horn.[5] »Die sexuelle Reaktion läuft nicht in Phasen ab. Sie ist am ehesten mit Brandungswellen vergleichbar. Die Erregung baut sich langsam in einer breiten Woge auf. Kleinere Wellen überlagern die Gesamtbewegung, beeinflussen sie aber nicht weiter. Dieses Auf und Ab kann sich mehrmals wiederholen. Der Wellenkamm schießt immer höher und kippt schließlich schäumend in den Orgasmus über.«

Wahrscheinlich hat sich das starre Orgasmus-Schema von Masters und Johnson in den Köpfen der Experten festgesetzt, weil es durch den Nimbus der Wissenschaftlichkeit besticht und die menschliche Sexualität in saubere Einheiten aufteilt, die Studenten für ihre Prüfungen gut büffeln können. (Den gleichen Erfolg hatte übrigens die Psychiaterin Elisabeth Kübler-Ross mit ihren berühmten fünf Phasen des Sterbens, die einen ähnlich niedrigen Realitätsgehalt besitzen.) Besonders die Trennung zwischen Erregungs- und Plateauphase ist extrem künstlich und wird durch keine Trennungslinie gerechtfertigt. Feministinnen dagegen nahmen Anstoß an der »phallozentrischen« Perspektive der Masters-und-Johnson-Phasenlehre.[6] Aus der therapeutischen Praxis kamen nämlich immer wieder Berichte über Frauen, die nicht das geringste Begehren nach Sex empfanden. Daher müsse zusätzlich eine vorgelagerte »Begierdephase« existieren, die Frauen überhaupt erst dazu animiert, die Erregungsphase erfahren zu wollen.

Sex beginnt im Kopf, und nicht in den Genitalien. Darum nimmt der ganze Zyklus erst seinen Lauf, wenn uns eine erregende Erinnerung, eine aufputschende sexuelle Phantasie oder der Anblick eines attraktiven Gegenübers aus der Gleichgültigkeit reißt. Dieser antörnende Impuls bringt die Energie in das Spiel, die Power, das Feuerchen, er schürt das Verlangen, Lust zu erfahren und zu geben, und er versetzt unseren Unterleib in Bereitschaftsstellung. Aber während sich viele Männer vor begehrlichen Gedanken gar nicht retten können, fällt die mentale »Initialzündung« bei vielen Frauen flach: Rund ein Drittel beklagt chronisches sexuelles Desinteresse. Es entsteht gar kein Verlangen, sich mit einem Partner in den Taumel der Leidenschaft zu stürzen.

Ein geiler Geist in einem geilen Körper

Egal ob nach dem Schema EPOR (Erregung, Plateau, Orgasmus und Rückbildung) oder BEPOR (Begierde, Erregung, Plateau, Orgasmus und Rückbildung), es gibt keinen Zweifel, dass der Trip in den siebten Himmel von einer Fülle körperlicher Veränderungen begleitet wird. Lippen, Ohrläppchen, Brust und die Schleimhaut in den Nasenöffnungen – alles Stellen, in denen sich kleine Bereiche erektionsfähigen Gewebes befinden – dehnen sich unter der verstärkten Durchblutung aus. Da sich die Blutgefässe an der Oberfläche der Haut erweitern, nehmen Brust, Gesicht und Hals eine charakteristische Rötung, den »sex flush« an. Der Penisschaft und die Schamlippen werden zuweilen von einer Gänsehaut überzogen. Die Hoden schwellen beträchtlich an, bei der Frau erigiert die Klitoris, die großen Schamlippen öffnen sich, und das äußere Drittel der Vagina schwillt zur so genannten »orgastischen Manschette« an.

Wenn nichts dazwischenkommt, führt der Mann die geschwollene Spitze der Eichel zwischen die Schamlippen seiner Partnerin und dringt mit der vollen Länge des Penis in die Scheide ein. Dann beginnt das, was die Sexratgeber phantasielos-handwerklich als »Stoßen« bezeichnen: Der Mann bewegt sein Becken vor und zurück, so dass die Eichel immer wieder durch die ganze Länge der Scheide wandert und an ihren feuchten Wänden entlanggleitet. Die Reibung zwischen der Außenseite des

Mannes und der Innenseite der Frau erzeugt ein Trommelfeuer erotischer Signale, das sich von den Genitalien über das Rückenmark bis in die Furchen und Windungen des Gehirnes ergießt.

An einem gewissen kritischen Punkt bringt die fortwährende Stimulierung schließlich das Fass der erotischen Energie zum Überlaufen. Damit unterscheidet sich der Orgasmus deutlich von einer einfachen körperlichen Standardreaktion wie etwa dem legendären Kniesehnenreflex, hebt der Neurobiologe Paul McLean vom National Institute of Mental Health in Bethesda, Maryland hervor.[7] Man braucht bekanntlich nur einmal mit einem Hammer auf die Sehne unterhalb der Kniescheibe zu schlagen, und schon schießt das Bein nach vorn. »Beim Orgasmus muss man den Reiz dagegen ständig nachfüttern«, meint McLean. »Das ist eher wie bei einem Stausee, in den man immer wieder Wasser füllen muss, bis es über den Damm tritt.«

Wenige Augenblicke, bevor alle Dämme reißen, nimmt der Mann seinen Orgasmus als endgültig unaufhaltsam wahr. Nun können weder das Klingeln des Handys noch das Weinen des Kindes, noch andere äußere Anlässe den angeleierten Raketenstart verhindern. Dieses Gefühl, das normalerweise zwei bis drei Sekunden anhält, wird als »ejakulatorische Unvermeidbarkeit« bezeichnet. Die Galgenfrist vor dem großen Lust-Durchbruch spielt übrigens eine wichtige Rolle bei dem Versuch, Menschen »umzupolen«, deren sexuelle Orientierung von der Gesellschaft abgelehnt wird, zum Beispiel Pädophile, aber mitunter sogar Homosexuelle.

Die Betreffenden werden angehalten, just bis zum »Point of no return« auf ihre mehr oder weniger »abartigen« Phantasien zu masturbieren. In diesem kritischen Augenblick sollen sie sich dann schlagartig auf sozial anerkannte Vorstellungsbilder umbesinnen. Die Assoziation zwischen der plötzlichen Entfesselung der Lust und den konventionellen Sexphantasien soll sich angeblich tief in die Psyche eingraben und das anstößige Triebschicksal »normalisieren«. Wenn die geistige Querverbindung zwischen Lust und Normalität erst einmal sitzt, kann der Patient anfangen, seine sozial unbedenklichen Phantasien immer früher einzuführen – das heißt, bevor der Orgasmus unvermeidlich ist. Das hört sich interessant an, aber das Verfahren ist ungefähr so wirkungsvoll wie die meisten anderen therapeutischen Psychotechniken – das heißt, so wirkungsvoll wie Handauflegen und Gesundbeterei.

Wenn sich die Periode der Unvermeidbarkeit dem Ende neigt, entlädt sich die ekstatische Erregung in einer derartigen Flutwelle, dass das bewusste Erleben mit den körperlichen Reaktionen zu einer Einheit verschmilzt. Der Gefühlssturm des Orgasmus hat in der Natur nichts seinesgleichen, befindet der amerikanische Mediziner Sherwin B. Nuland.[8] »Auf dem Höhepunkt der Muskelkontraktionen gelangen Signale höchster Lust zum Gehirn und erzeugen dort etwas, was man am besten als Ausbruch einer die Sinne auf allen Wahrnehmungsebenen überwältigenden Ekstase bezeichnet.«

Zuckungen aus reiner Verzückung

Wenn sich die Lustströme im Körper überschlagen, rufen die Nerven, die Hoden, Samenstrang, Nebenhoden, Prostata und Samenblasen anregen, beim Mann eine Serie von rhythmischen Muskelkontraktionen hervor, die einander in einem Abstand von genau 0,8 Sekunden folgen. Das Erlebnis dieser Zuckungen stellt den intensivsten körperlichen Genuss dar, dessen ein Mensch fähig ist. Hier spielen vor allem die Muskeln des Beckenbodens die Musik – sie sind hinter dem Hodensack und vor dem Anus gelegen. Es ist die »Brücke der Seufzer«, wie es in einem Sex-Handbuch heißt. In der Sprache der Anatomen wird dieser erotische Bizeps, der bei Männern und Frauen vorkommt und die Gestalt einer Hängematte besitzt, als PC-Muskel (»Pubococygeus-Muskel«) bezeichnet. Es ist seltsamerweise der gleiche Muskel, den Tiere benutzen, um mit ihrem Schwanz zu wackeln. Seine größte Dehnung und Streckung macht der PC-Muskel des Mannes allerdings beim Orgasmus durch. Die Kontraktionen steigern das Lustempfinden, verhindern, dass ungewollt Urin oder Fäkalien entweichen und bieten Schutz vor einer

»retrograden Ejakulation«, bei der das Sperma in die Blase zurückfließt, anstatt seiner natürlichen Bestimmung zu folgen.

Die liegt aber eben darin, im Augenblick des sexuellen Höhepunktes mit einer Geschwindigkeit von etwa 17 Stundenkilometern und in Intervallen von 0,8 Sekunden aus dem Penis zu spritzen. Die Zeiteinheit von 0,8 Sekunden besitzt aber auch beim weiblichen Orgasmus eine fast magische Bedeutung: Während ihres Höhepunktes treten bei der Frau Kontraktionen der Gebärmutter, der Scheide und des gesamten sie umgebenden Pubococygeus-Muskelkomplexes auf. Die ersten Kontraktionen sind die intensivsten und weisen einen Abstand von sage und schreibe 0,8 Sekunden auf. Bei einem längeren Orgasmus werden die Kontraktionen weniger intensiv und ereignen sich mit eher zufälliger Frequenz. Ein milder Orgasmus kann etwa drei bis fünf Kontraktionen haben, ein intensiver zehn bis fünfzehn. Der PC-Muskel ist (leider) bei den meisten Frauen sehr schwach ausgebildet bzw. wird durch Geburten und den Alterungsprozess schwächer. Das haben schon die Männer im Altertum erkannt und ihre Frauen aufgefordert, diesen Muskel zu trainieren. Die in ihren Ursprüngen 2000 Jahre zurückliegende indische Liebeslehre Kamasutra nennt unter ihren Künsten die Scheidengymnastik und bezeichnet die Frau, deren Scheide so kräftig ist, dass sie damit einen Penis festhalten kann, hochachtungsvoll »Nussknackerin«.

Bei beiden Geschlechtern kommen Zuckungen der Afterschließmuskulatur vor. Auf diese hatte bereits der große Denker Aristoteles hingewiesen. Alfred Kinsey nahm an, dass Männer und Frauen, die Analverkehr praktizieren, sich dieser Kontraktionen besonders bewusst sind und vielleicht daraus sogar einen höheren Lustgewinn erzielen. Masters und Johnson konnten dann beweisen, dass die »Analbeben« bei den meisten Orgasmen zu verzeichnen sind und im gleichen 0,8-Sekunden-Rhythmus auftreten wie die übrigen Kontraktionen.

Während des Orgasmus geht die Kontrolle über die Körperbewegungen verloren. Die Atemfrequenz kann bis auf 40 Züge pro Minute steigen, der Puls schnellt auf bis zu 180 Schläge pro Minute hoch. Diese physiologischen Änderungen stimmen bei beiden Geschlechtern überein, erläutert Ernst Pöppel, Professor für Neurophysiologie an der Ludwig Maximilians-Universität München, »und das ist ein wesentlicher Grund dafür, dass Masters und Johnson von der physiologischen Entsprechung des weiblichen und männlichen Sexual-Erlebens sprechen«.[9] Obwohl zwischen Männern und Frauen Welten liegen, machen die beiden Hälften des Himmels die gleiche subjektive Orgasmus-Erfahrung, schließt der Psychologe Kenneth Mah von der McGill University in Montreal aus einer großangelegten Literaturübersicht.[10] In mehreren Studien hatten männliche und weibliche Versuchspersonen schriftliche Beschreibungen ihres Höhepunktes abgeliefert. Weder Laien noch Ärzte noch Psychologen konnten den anonymen Texten ablesen, ob sie aus männlicher oder weiblicher Feder stammten.

Warum Männer schneller kommen

Die zeitliche Synchronisierung der Geschlechter lässt beim Orgasmus allerdings zu wünschen übrig, räumt der Mediziner Sherwin B. Nuland ein: Männlein und Weiblein »kommen« sehr viel seltener unisono, als die meisten Kinofilme und Unterhaltungsromane uns glauben machen. Die Hoffung, dass der Höhepunkt eine geteilte Erfahrung sein möge, wird in der Realität eher enttäuscht als erfüllt. Das liegt einmal daran, dass die sexuelle Erregung der Frau langsamer wächst als die des Mannes. Die schlechte Koordination hat ihre Ursache darin, dass der Ausgangspunkt für den weiblichen Orgasmus nicht in der Scheide liegt, sondern in der Klitoris, jenem länglichen kleinen Gebilde, das alleine dazu dient, Lust zu erzeugen. Da die Klitoris beim Menschen relativ weit von der Scheidenöffnung entfernt ist, wird sie durch die Bewegung des Penis kaum direkt stimuliert. Das rhythmische Ziehen an den Schamlippen ruft bestenfalls ein gewisses indirektes Maß an Stimulation hervor. Zuverlässig lässt sich die Klitoris nur direkt anregen, zum Beispiel mit der Hand oder dem Mund. Aber auch auf diese Weise lässt sich kaum gewährleisten, dass sich die Erregungskurven der beiden Geschlechter an einem gemeinsamen Endpunkt kreuzen.

Dass die Herren der Schöpfung beim Liebesspiel meist früher in die Zielgerade einbiegen als die Töchter Evas, hat letztlich aber auch mit evolutionären Zwängen zu tun. Der Orgasmus ist eben im Wesentlichen eine Erfolgsprämie der Natur, um die Übertragung von Spermien in den weiblichen Fortpflanzungstrakt attraktiv zu machen. Da beim Mann diese Belohnung mit der Ejakulation gekoppelt ist, wird der biologische Zweck des Aktes, die Samentransmission, erfüllt, auch wenn die Männer stets vor den Frauen kommen. In einer Welt, in der Frauen die Nase vorne hätten, wäre dieses Ergebnis jedoch gefährdet: Vielleicht würden sich dann viele Liebesgespielinnen befriedigt umdrehen, bevor der Mann seinen reproduktiven Obolus entrichten kann. Die Gefühle zweier Menschen auf den Punkt genau zu synchronisieren, würde vermutlich selbst den genialsten Ingenieur überfordern. Wahrscheinlich ging die Evolution daher auf Nummer sicher und räumte den Männern einen kleinen zeitlichen Vorsprung ein. Wenn die Frauen der Urzeit kollektiv gegen dieses Arrangement gemeutert – und auf einem gleichzeitigen Orgasmus bestanden – hätten, meint Nuland, »wäre die Welt heute voll von schnell kommenden Frauen, deren Klitoris in der Scheide liegt.«

Männern bereitet schon die »Ouvertüre« zum Samenerguss so viel körperliche Wonne, dass sie immer versucht sind, die Ejakulation so lange wie möglich hinauszuschieben. Diese »Vorlust« ist so intensiv, dass sie alleine wahrscheinlich ausreichen würde, um den Geschlechtsakt zum beliebtesten Hobby der Welt zu machen. Rein theoretisch könnten die potenziellen Samenspender immer wieder bis kurz vor dem Abgang vorpreschen und dann im letzten Moment einen Rückzieher machen. Dann wäre die Wollust quasi endlos, aber der Fortpflanzungsauftrag bliebe unerfüllt. Daher hat der große Baumeister Evolution das die Ejakulation begleitende Gefühl absolut unwiderstehlich gemacht und einen »Point of no Return« geschaffen, der jeder weiteren Verzögerungstaktik einen Riegel vorschiebt.

Kluft zwischen Erguss und Genuss

Der männliche Orgasmus ist zwar in der Regel strikt mit dem »Abspritzen« gekoppelt. Trotzdem sind der Gefühlshöhepunkt und die Ejakulation separate Prozesse, die von unterschiedlichen Schaltzentren verwaltet werden. Das kann man schon alleine daran sehen, dass jeder der beiden Vorgänge ausfallen kann, ohne dass sein Gegenstück Schaden leidet. So berichten die beiden Harvard-Psychiater Jerrold F. Rosenbaum und Mark H. Pollack über zwei Patienten, denen nach der Einnahme des antriebssteigernden Antidepressivums Desipramin jegliche Lust beim Samenerguss verging.[11] Sie konnten zwar noch problemlos ejakulieren, aber es bereitete ihnen keine angenehme Empfindung mehr; die gesamte Erfahrung war plötzlich »anhedonisch«. Einer der beiden berichtete, dass ihm der Samen zuweilen ohne Vorwarnung und ohne die geringste Empfindung abging. Auch während des Heroin- und Morphiumentzuges macht der Samenerguss sich häufig selbständig und büßt die begleitende euphorische Gefühlsqualität ein, schildert der Biologe Frank A. Beach von der Yale University.[12] »Die Ejakulation lässt sich dann so mühelos auslösen, dass oft schon die Berührung des Penis mit einem Möbelstück ausreicht.«

Bei manchen Formen der Querschnittslähmung bleibt die Rückkoppelungsschleife zwischen dem Penis und dem »Ejakulationsgenerator« im Rückenmark intakt: Die Stimulation des Gliedes führt weiterhin zuverlässig zur Samenentleerung. Doch weil die Verbindungen zu den Lustzentren des Gehirnes gekappt sind, bleibt der Orgasmus aus, erläutert der Sexologe John Money von der John Hopkins University in Baltimore.[13] »In solchen Fällen kann die Ejakulation durch Anwenden eines Vibrators am Penis oder über das Rektum an der Prostata herbeigeführt werden. Auf diese Weise ist es möglich, Spermien zu sammeln, wenn die Partnerin befruchtet werden soll.«

Aber auch das entgegengesetzte Phänomen, der »trockene« Orgasmus ohne jede Form von Samenentleerung kommt vor. Bei Knaben vor der Pubertät sind, wenn überhaupt, nur ejakulatfreie Höhepunkte zu verzeichnen, stellte bereits der Pionier der Sexualforschung Alfred C. Kinsey fest.[14] »Es gibt aber auch erwachsene Männer, bei denen die Ejakulation erst einige Sekunden nach ihrem Orgasmus auftritt und bei denen es daher möglich ist, Orgasmus und Ejakulation als getrennte Vorgänge zu unterscheiden.« Manche Männer haben beim Geschlechtsverkehr mehrere Orgasmen, obwohl ihnen am Ende der »Saft« ausgeht. Laut Kinsey gibt es eine kleine Zahl von Männern, die anatomisch zur Ejakulation unfähig sind und trotzdem zu einem veritablen Höhepunkt gelangen. Schließlich geht auch die Therapie mit Blutdruck senkenden Medikamenten zuweilen mit trockenen Orgasmen einher.

Doch zum Glück sind die Bande zwischen Gefühlsgipfel und Samenausstoßung im Normalfall perfekt. Nach einer an der Universität Köln durchgeführten Studie dauert es bei Männern im Schnitt drei Minuten und eine Sekunde, bis die begonnene Penetration im »High« der Ejakulation ihren Zenit erreicht.[15] Der Urologe Frank Sommer hatte 45 Paare mit der Stoppuhr ins Bett geschickt. Urologen, also gewissermaßen Sexprofis, dehnten den Spaß auf immerhin fünf Minuten und 58 Sekunden aus. Subjektiv schien die Wonne den Betroffenen allerdings doppelt so lange zu währen.

Die Grenzen der Messbarkeit

Auch was die Länge der weiblichen und männlichen Ekstase angeht, haben die Wissenschaftler in den vergangenen Jahren minuziös Buch geführt. »Sein« Orgasmus hält für gewöhnlich zwischen zehn und dreizehn Sekunden an, zieht ein Forscherteam um die US-Sexologin Beverly Whipple Bilanz.[16] Mit 12,2 Sekunden lässt sich der durchschnittliche männliche Lustgipfel bis hinter das Komma genau quantifizieren. Auf der Basis solcher Zahlen hat der kalifornische Psychiater Michael McGuire einmal ausgerechnet, dass jeder heterosexuelle Mann im Mittel 9,3 Stunden seines Lebens im koital ausgelösten Wonnerausch verbringt. Bei homosexuellen Männern dürfte die Orgasmus-Ausbeute wegen der höheren Zahl der Sexkontakte erheblich größer sein. Und wenn man die Masturbation mitrechnet, steigen die Zahlen vermutlich Schwindel erregend an.

Beim schönen Geschlecht fallen die Daten indes etwas schwammiger aus. Nach dem subjektiven Empfinden der Frauen weist ihr durchschnittlicher Orgasmus eine Länge zwischen 7 und 107 Sekunden auf. Das Verblüffende daran ist, dass die subjektive Orgasmuslänge und die Länge der objektiv gemessenen Muskelkontraktionen nur selten zusammenfallen: Die muskulären Zuckungen hielten in den gleichen Studien zwischen 13 und 51 Sekunden an. Das weibliche Geschlecht kann allerdings unter besonders günstigen Bedingungen auch schon einmal eine Art »Dauerorgasmus« einheimsen, der im Fachjargon den Namen »Status Orgasmus« trägt. Dieser Glückstreffer, der eher bei der Masturbation als beim Koitus abfällt, wird von zwei bis vier Sekunden langen Kontraktionen eingeläutet und kann Minuten lang Wollust spenden. Die kürzeste Zeitspanne, die Frauen benötigten, um im Labor zum Höhepunkt zu gelangen, betrug 15 Sekunden. Doch typischerweise arbeitet der weibliche Lustmechanismus sehr viel langsamer und braucht ungefähr 20 Minuten bis zum Knalleffekt.

Mit ihren epochalen Laborstudien haben Masters und Johnson demonstriert, dass der Orgasmus von charakteristischen und eindeutigen physiologischen Veränderungen begleitet wird. Es bedurfte eines weiteren, aber weitaus weniger bekannten Forscherteams, um die Grenzen dieser geistig-körperlichen Beziehung aufzuzeigen. Joseph Bohlen, Psychiater an der University of Illinois und der Physiologe Gorm Wagner vom Panum Institut in Kopenhagen zogen über viele Jahre hinweg eine ganze Batterie der modernsten Messgeräte zu Rate, um bei ihren kopulierenden Probanden 13 physiologische Variablen zu messen, darunter Puls, Blutdruck, Sauerstoffverbrauch und Hautleitfähigkeit.[17] Das, was Masters und Johnson nur oberflächlich angetippt hatten, nahmen Bohlen und Wagner mit akribischen Analysen ins Visier. Per Knopfdruck machten die Versuchspersonen den Beginn und das Ende ihres Orgasmus kenntlich.

Die Forscher waren naiv davon ausgegangen, dass die Intensität (und die Dauer) der körperlichen Reaktionen über die Intensität (und die Dauer) des sexuellen Höhepunktes Auskunft gibt. Doch das zentrale Ergebnis fiel ganz anders aus: Zwischen den Reflexen auf dem Monitor und dem subjektiv erlebten Orgasmus bestand nur ein schwacher Zusammenhang – die Lust entzog sich weitgehend der Messbarkeit. »Man kann einfach nicht sagen, der Orgasmus entspricht den Kontraktionen, wenn die Kontraktionen vor dem wahrgenommenen Orgasmus anfangen und enden, bevor der Höhepunkt vorüber ist«, rekapitulieren die Autoren. Ungefähr ein Drittel der Frauen hatten sogar überhaupt keine orgastischen Kontraktionen. »Es gibt Kollegen, die sagen, keine Kontraktionen, kein Orgasmus«, meint Bohlen. »Aber ich habe ethische Probleme, einer Frau zu sagen, sie hatte keinen Orgasmus, wenn sie auf diesem Erlebnis besteht.«

85 Prozent der weiblichen Orgasmen dauerten nur halb so lange wie die objektiv gemessenen Kurvenausschläge. Es gab auch keinen Zusammenhang zwischen der Länge und der Intensität des Höhepunktes. Die Durchblutung der Vagina hatte ebenfalls keinen Einfluss auf den Lustquotienten. Auch bei den Männern erlauben die physiologischen Werte wenig Rückschluss auf die Orgasmusstärke. So ist zum Beispiel die Menge des Ejakulates weitgehend unerheblich, schreibt der Soziologieprofessor Werner Habermehl.[18] Obwohl sich die Samenausbeute bei mehreren hintereinander erfolgenden Höhepunkten zusehends verringert, sind bei der Wollust kaum Abstriche auszumachen. »Und das, obwohl der Rückgang vom ersten zum zweiten Orgasmus über 60 Prozent und vom zweiten zum dritten Orgasmus noch einmal 50 Prozent beträgt. Die erste Ejakulation füllt durchschnittlich ein halbes Schnapsglas: 9 ml. Bei der zweiten sind es nur noch 3 ml. Bei der dritten unter 1,5 ml.«

Nur wenige der bisher eingefangenen Messwerte sind überhaupt in irgendeiner Form mit dem Spaß am Sex verquickt, betont der Sexualwissenschaftler Roy J. Levine von der britischen University of Sheffield.[19] So zahlt es sich aus, beim Liebesspiel sexuelle Erregung zeitlich auszudehnen: »Im Allgemeinen ist die Entladung um so lustvoller, je länger die erotische Stimulierung auf hohem Niveau anhält.«

Triebabfuhr in Trance

Oral-genitales oder anales Vorspiel wirken luststeigernd, ebenso der Sex mit neuartigen Praktiken oder mit neuen Sexpartnern. Eine besonders gefährliche Form, der Wollust auf die Sprünge zu helfen, ist der Sauerstoffentzug (Hypoxyphilie): Mit einer Schlinge um den Hals, mit Plastiktüten, Masken oder mit Chemikalien drosseln manche tollkühnen Zeitgenossen beim Sex systematisch ihre Luftzufuhr, entweder solo oder mit einem Bettgefährten. Die Steigerung der Ekstase müssen jedes Jahr zwei Menschen pro einer Million Einwohnern mit ihrem Leben bezahlen.

Durch die Strangulierung entsteht ein seltsam benommener, veränderter Bewusstseinszustand, der das sexuelle Wohlgefühl erheblich anfacht. Tatsache ist allerdings, dass die sexuelle Erregung und der Orgasmus ohnehin bewirken, dass unser Bewusstsein sich von den Fesseln der alltäglichen Realität loslöst. Die entrückte Geistesverfassung während der sexuellen Gipfelmomente hat viel mit veränderten Bewusstseinszuständen gemeinsam, wie sie in Hypnose, Traum, Rausch oder Meditation auftreten, berichtet die amerikanische Wissenschaftsautorin Riane Eisler.[20] Zwischen den Polen Wachen und Schlafen gibt es eine ganze Reihe anderer wach erlebter, jedoch veränderter Zustände. Die meisten Menschen kennen leichte alltägliche Trancezustände: das Erlebnis etwa, von Musik davongetragen zu werden, während die Welt um einen herum versinkt; oder stundenlange Tagträume, wenn man verliebt ist und sich in herbeigesehnte Szenen hineinphantasiert.

Der Orgasmus hat alles, was eine solche abgehobene Erfahrung ausmacht: eine Veränderung in der Wahrnehmung von Raum, Zeit und Selbst, extreme Gefühle sowie eine verwandelte Motorik. Das Bewusstsein für die Welt drum herum nimmt bereits beim Beginn der sexuellen Stimulierung ab und schwindet bei hoher sexueller Erregung dramatisch, heißt es bei Alfred C. Kinsey.[21] »Beim Orgasmus können einige Individuen für Sekunden oder gar Minuten das Bewusstsein verlieren.« Dass die Franzosen den Orgasmus als »La petite mort« (den kleinen Tod) bezeichnen, beweist, dass dieser Bewusstseinsverlust kein Geheimnis ist. Gelegentlich nutzen Prostituierte diesen Dämmerzustand aus, um bei ihren Kunden »Beischlafdiebstahl« zu begehen.

Der Körper wird im Sex-Rausch zunehmend unempfindlich gegen Schmerzen und gar gegen schwere Verletzungen. Stellungen, die unter normalen Umständen unerträglich wehtun würden, bringen auf einmal die reinste Wonne hervor. Selbst die Genitalien büßen mit dem Fortschreiten des Geschlechtsaktes einen Teil ihrer Schmerzempfindlichkeit ein. Die Sinnesleistungen bleiben von dieser Erfahrung nicht unberührt. »Einige Personen werden auf der Höhe geschlechtlicher Erregung so blind, dass sie weder Lichter, die unmittelbar vor ihnen bewegt werden, noch andere visuelle Stimuli wahrnehmen können.« Bei anderen schaltet der Gehörsinn, der Geruchs- und Tastsinn oder das Temperaturgefühl auf Durchzug. Es sieht so aus, als ob der Orgasmus die gesamte Geistestätigkeit einzig und allein auf die Produktion von Lust fixiert.

Der entrückte Bewusstseinszustand beim Sex beraubt uns allerdings der Fähigkeit, die Wonnen des Geschlechtsverkehr im Nachhinein angemessen ins Gedächtnis zu rufen und in Worte zu fassen, geben die beiden amerikanischen Psychologen Paul R. Abramson und Steven D. Pinkerton zu bedenken.[22] De facto sei unser Erinnerungsvermögen bezüglich der Empfindungen beim Sexakt »beklagenswert minderbemittelt«. Das zeigt sich schon daran, dass allein das Gedächtnis für die Zahl der vollzogenen Kopulationen nach kurzer Zeit ins Schleudern kommt. In einer Studie baten die beiden Psychologen 100 männliche und weibliche Probanden, zwei Wochen lang akribisch über ihre sexuelle Aktivitäten Buch zu führen. Weitere zwei Wochen, nachdem die Teilnehmer ihre Tagebücher abgegeben hatten, horchten die Forscher sie in Interviews erneut nach ihren Erlebnissen aus.

Schon nach diesem geringen zeitlichen Abstand hatte sich die Gedächtnisspur verwischt. Die Häufigkeit des Koitus, die in den Tagebüchern noch durchschnittlich 2,5 betragen hatte, war nun auf einen Mittelwert von 3,3 emporgeschnellt. Anders ausgedrückt: Die Probanden hatten Sexerfahrungen dazuerfunden. Was die weniger konventionellen Sexpraktiken angeht, arbeitet unser Erinnerungsvermögen noch mangelhafter. Dem Gedächtnis für Oralsex kann man zum Beispiel überhaupt nicht trauen: Zwischen den Angaben in den Tagebüchern und jenen bei der späteren Befragung lagen Welten. Am Schluss erinnerten sich zum Beispiel 50 Prozent der befragten Frauen, sie hätten ihre Liebespartner oral befriedigt. Aber gerade einmal 25 Prozent der Männer schauten zurück auf den Empfang von Fellatio.

Unsere Erinnerungen an konkrete Sexakte mögen uns narren; doch was unser Gedächtnis bezüglich des Gefühls der Lust an sich betrifft, sieht es laut Abramson und Pinkerton noch viel schlimmer aus: »Provozierend ausgedrückt: Wir haben überhaupt kein Gedächtnis für sexuelle Lust – und eigentlich für jede andere Art von Lust.« Die Empfindung der Lust wird einfach nicht adäquat im menschlichen Gehirn repräsentiert. »Denken Sie daran zurück, wie Sie das letzte Mal eine sehr angenehme Erfahrung gemacht haben, und versuchen Sie, diese wachzurufen – nicht mit Worten, sondern durch Wiederauflebenlassen des Gefühls. Wie Sie merken werden, kann man auf die Schönheit eines Sonnenuntergangs ziemlich leicht zurückblicken, aber nicht auf die Freuden einer erotischen Berührung.«

Es bereitet uns zwar kaum Schwierigkeiten, die äußeren Rahmenbedingungen einer sexuellen Erfahrung vor dem inneren Auge Revue passieren zu lassen – zum Beispiel wann, wo und mit wem. Doch das subjektive Erlebnis der Lust entzieht sich der Rückblende fast völlig. Es ist, als wollte man das Geschmackserlebnis »Banane« rekapitulieren: Das Aussehen, die Farbe und die Textur der Frucht kommen uns leicht in den Sinn. Doch wenn es um den Rückblick auf das subjektive »Bananenerlebnis« geht, versagen unsere mentalen Kräfte kläglich. Diese Schwäche hindert uns allerdings nicht, einen Orgasmus (oder Bananengeschmack) wieder zu erkennen, wenn wir ihn aufs Neue erfahren. Er mag leichter, intensiver oder stärker auf die Genitalien konzentriert sein als seine Vorgänger, aber das »Orgastische« am Orgasmus ist uns auf der Stelle vertraut. Die Unzulänglichkeit unserer Sex-Erinnerungen sollte uns einmal mehr lehren, nicht mehr so leichtfertig den Umfrageergebnissen über das menschliche Sexualverhalten zu trauen.

Auf Schleichwegen zum Höhepunkt

Die leicht angetörnte Geistesverfassung beim Sex und die Diskrepanz zwischen dem Orgasmus und seinen körperlichen Begleiterscheinungen weisen alle in ein und dieselbe Richtung: Die Geschlechtslust ist unabhängiger von der Stimulation der Genitalien als weithin angenommen. Daher gibt es auch diverse »Nebenrouten« auf dem Weg zum sexuellen Höhepunkt, die die Geschlechtsorgane und zum Teil sogar den Körper gänzlich umgehen. Erogene Zonen und andere sensible Körperstellen etwa können so lange und intensiv stimuliert werden, bis sich der »Orgasmusreflex« quasi durch die Hintertür freie Bahn schafft. So gelangen viele Männer und Frauen zum Höhepunkt, wenn ihr Liebespartner an ihren Brustwarzen saugt. Manche stillenden Mütter steigen angeblich schon einmal bei der Brustfütterung in den siebten Himmel auf. Nicht nur homosexuelle Männer können durch eine intensive Reizung der Analregion in Ekstase versetzt werden. Der amerikanische Sexologe J.M. Davidson berichtet von einem Patienten, den jedes Mal bei einer Schultermassage die Wonnen des Fleisches überkamen.[23] Und von Alfred C. Kinsey ist der Fall einer Frau überliefert, bei der es für eine Spitzenerfahrung lediglich einer Massage der Zähne bedurfte.

Solche »nongenitalen« Orgasmen sind durchaus keine Seltenheit, wie der Sexualwissenschaftler Herbert A. Otto aus Anaheim in den USA bei einer Umfrage erfuhr.[24] 30 Prozent der befragten Frauen gaben an, schon einmal einen Brustorgasmus erlebt zu haben, 20 Prozent einen Mundorgasmus. Von den Männern waren 26 Prozent schon einmal durch anale Reizung zum Höhepunkt gelangt, sieben Prozent durch Stimulation der Brustwarzen. 25 Prozent der Frauen und 21 Prozent der Männer hatten sogar Erfahrungen mit »mentalen Orgasmen«, die ganz ohne Körperkontakt zustande kommen. Ähnliches muss wohl auch Theresia von Avila, der spanischen Mystikerin des Mittelalters, beim intensiven Beten widerfahren sein. Sie wurde von einem Engel mit einem brennenden Pfeil beschossen und empfand plötzlich einen seelischen Schmerz »von solcher unglaublichen Süße«, dass sie sich wünschte, er würde nie zu Ende gehen.

Der französische Schriftsteller Jean Cocteau entwickelte die Kunst des mentalen Höhepunktes offenbar zur Vollkommenheit: Er soll seine Partygäste unterhalten haben, indem er sich nackt vor der versammelten Menge auf einem Bett niederließ und sich dann durch pure Willenskraft in eine Erektion und schließlich in einen Orgasmus hineinsteigerte. Sigmund Freud dichtete bereits dem Säugling an der Mutterbrust eine orgastische Erfahrung an. »Das Wonnesaugen ist mit voller Aufzehrung der Aufmerksamkeit verbunden, führt entweder zum Einschlafen oder selbst zu einer motorischen Reaktion in einer Art von Orgasmus.«[25] Der »alimentäre Orgasmus«, wie ein Nachfolger Freuds formulierte, kommt allerdings nur in den Tagträumen der Psychoanalytiker vor.

Eine real existierende Form des von selbst eintretenden Orgasmus ist die nächtliche Ejakulation, der »Pollutionstraum«. Er kommt sogar bei querschnittsgelähmten Männern vor, deren Rückenmarkstrang vollständig durchtrennt wurde. Eine Reizung der Genitalien, zum Beispiel durch das Bettzeug, kann daher als Ursache ausgeschlossen werden. Der Traumorgasmus der Querschnittsgelähmten ist eigentlich ein »Phantomorgasmus«, ähnlich wie der Phantomschmerz nach einer Amputation: Obwohl sie keine Empfindungsfähigkeit mehr besitzen, scheinen die Genitalien die Quelle der Lust zu bilden. Bei 83 Prozent aller Männer treten nach der Pubertät wenigstens einmal feuchte Träume auf. Den Frauen fügt der Schlaf diese Wohltat viel seltener zu. Nur morphiumsüchtige Frauen, die zwangsweise entzogen werden, gelangen in Morpheus' Armen seltsamerweise oft zum sexuellen Höhepunkt.

Selbst Ereignisse, die überhaupt keine erotische oder auch nur angenehme Seite besitzen, haben das Potenzial, die Schleusen der Lust zu öffnen. Der Gynäkologieprofessor Kermit Krantz vom University of Kansas Medical Center – ironischerweise ein Experte für Genitalnerven – brach sich beim Sturz vom Dach eines Hauses den Rücken und machte direkt nach dem Aufprall eine für ihn diagnostisch wichtige Erfahrung: Er ejakulierte ungewollt und stellte fest, dass durch seine Nerven ein brennendes Gefühl pulsierte.[26] Viele Todeskandidaten, die gerade erhängt werden, bekommen den Übergang ins Jenseits durch einen Orgasmus versüßt – ein Ansporn für gewisse tollkühne Zeitgenossen, sich zu Lustzwecken einer Beinah-Erhängung zu unterziehen.

Es gibt wohl kaum Zweifel, dass die grausamste und unappetitlichste Querverbindung zwischen Tod und Orgasmus in der Gestalt des Lustmörders zum Vorschein kommt. Lustmörder sind Sadisten, die sexuelle Befriedigung aus dem Quälen, Verstümmeln und Töten beziehen und häufig in dem Augenblick kommen, in dem ihr Opfer sein Leben aushaucht. Ein Musterbeispiel ist der durchs Kino berühmt gewordene »Totmacher« Fritz Haarmann, der in den zwanziger Jahren des 20. Jahrhunderts 26 jungen Männern die Kehle durchbiss und sie später verzehrte. Immer dann, wenn die Augen seiner Opfer glasig wurden, kam der Kannibale in den Genuss eines phänomenalen Höhepunkts. Der Serienmörder Peter Kürten, der »Vampir von Düsseldorf«, trank zu Beginn des 20. Jahrhunderts das Blut seiner Opfer und steckte wahllos Gebäude in Brand. Dem Psychiater Karl Berg gestand er: »Bei großen Bränden kam es dann immer zum Samenerguss.« Während seiner Jahre im Gefängnis gelangte er alleine durch die Gedanken an seine Verbrechen zum Höhepunkt.

1976 lockte der als »Duisburger Waschraumwärter« bekannt gewordene Joachim Kroll ein vierjähriges Mädchen aus der Nachbarschaft in seine Wohnung, indem er ihr eine Tafel Schokolade versprach. Die Ejakulation, die ihm beim Erwürgen des Kindes abging, reichte ihm nicht, so dass er sich noch mehrmals an der Leiche verging. In der Forensik der Stadt Uchtspringe sitzt ein perverser Pyromane ein, der 19 Brände legte und dabei jedes Mal zum Orgasmus kam. Bei sexuell motivierten Tierquälern ist die Praktik des »coitus in anum« mit Hühnern und Gänsen verbreitet, die ihren Höhepunkt findet, wenn dem Tier der Hals umgedreht oder abgeschnitten wird, um bei den Todeszuckungen zum Orgasmus zu kommen.

Dass viele Serienmörder während ihrer Gräueltaten sexuelle Ekstase verspüren, zeigt uns, was passieren kann, wenn die phänomenale Antriebskraft des Orgasmus mit etwas anderem als dem Liebesakt gekoppelt ist. Sexuell »normale« Menschen werden durch die Aussicht auf erotische Wonne motiviert, all ihre Intelligenz und ihren ganzen Einfallsreichtum zusammenzukratzen, damit sie den angestrebten Liebespartner für sich gewinnen können. Bei Serienmördern, die den Strafverfolgungsbehörden immer wieder durch ihre unglaubliche Gewitztheit imponieren, dient die Aussicht auf einen Orgasmus dagegen als Antrieb, extrem raffinierte und abgefeimte Verbrechen auszuhecken und in die Tat umzusetzen. »Dein Leben für meinen Orgasmus« lautet ihr Imperativ, den sie mit gnadenloser Akribie verfolgen. Auch das veränderte Bewusstsein, das sich beim Geschlechtsakt einstellt, hat in den Taten der Serienmörder seine Entsprechung: Vor der Ausführung verfallen die Täter in eine tranceartige Geistesverfassung. Ähnlich wie bei der Aura vor einem epileptischen Anfall ist die Wahrnehmung explosionsartig gesteigert, das Zeitgefühl friert ein.

Wenn die Lust vergeht

Auch der schönste Orgasmus hat einmal ein Ende. Besonders betrüblich ist diese Tatsache für Männer, weil ihnen nach dem Vollzug die Lust besonders gründlich und dauerhaft vergeht. Es gehört zu den Grundtatsachen des Lebens, dass das Erklimmen des sexuellen Höhepunktes vor allem der männlichen Libido einen Dämpfer aufsetzt. In der von Masters und Johnson entdeckten »Rückbildungsphase« nach dem Orgasmus stellt sich eine so genannte »Refraktärzeit« ein, die den Herren der Schöpfung gründlich den Appetit auf »mehr« verdirbt. Diese »Auszeit«, die der sexuellen Stimulation und der Ejakulation einen Riegel vorschiebt, beträgt bei jungen Männer manchmal nur Minuten, während sie mit zunehmendem Alter Stunden und Tage währen kann. Bezeichnenderweise halten sich übrigens auch die meisten Serienmörder nach jeder Bluttat für eine Weile von weiteren Grausamkeiten zurück. Diese Unterbrechung, die wenige Stunden bis einige Jahren anhalten kann, wird vom FBI ebenfalls als Refraktärzeit bezeichnet.

Nach neuesten Ergebnissen teilt sich diese Sex-Blockade in zwei Unterphasen auf, erläutert der Sexualwissenschaftler Roy J. Levine von der britischen University of Sheffield.[27] In der anfänglichen »absoluten Refraktärphase« schaffen es nicht einmal die aufregendsten weiblichen Reize, beim Mann irgendetwas in Bewegung zu setzen. Doch dann schließt sich eine »relative Refraktärphase« an, die ein gewisses Maß an Stimulierbarkeit wiederbringt. Extrem neue oder intensive erotische Verlockungen können die schlappe Männlichkeit nun wieder aus der Reserve locken. Erst kürzlich stellte sich heraus, dass »Sildenafil«, der Wirkstoff der epochalen Potenzpille Viagra, bei gesunden 30-jährigen Männern die Refraktärzeit von durchschnittlich 10,8 auf mittlere 2,8 Minuten herunterschraubt. Das ist überraschend, denn für diesen Zweck war der »blaue Diamant« gar nicht geschaffen worden; er sollte eigentlich nur krankheitsbedingte Probleme der »Penis-Hydraulik« beheben. Möglicherweise, so Levine, endet Viagra noch als universeller sexueller Muntermacher.

Während bei den meisten Männern der Sinnesrausch in ernüchterte Bettschwere übergeht, bleibt das schöne Geschlecht ganz oder zumindest weitgehend von dieser Erlahmung der Libido verschont. Frauen besitzen zumindest theoretisch das Potenzial, in kürzester Zeit und sogar während eines Geschlechtsverkehrs mehrere, also »multiple« Orgasmen zu erleben. Da sich die sexuelle Manneskraft zu diesem Zeitpunkt jedoch in der Regel bereits im unfreiwilligen Dornröschenschlaf befinden dürfte, wird die weibliche Orgasmusfähigkeit bestenfalls durch Selbstbefriedigung ausgeschöpft. Wenn man sich einmal unvoreingenommen das Design der menschlichen Geschlechtsorgane betrachtet, fällt es schwer, an einen gütigen Schöpfer zu glauben, dem das Wohlergehen und die Sinnesfreude der von ihm geschaffenen Kreaturen am Herzen liegt: Da ist zunächst der alles andere als ideale Standort der Klitoris. Und dann ist die Synchronisation der Erregung zwischen den beiden Geschlechtern so schlampig, als wäre die Unzufriedenheit aller Beteiligten Programm. De facto besitzt die weibliche Erregungskurve das optimale Timing für ein Universum, in dem sich jede Frau mit mehreren Liebhabern vergnügt.

Die Frage ist, was die Natur wohl mit der männlichen Refraktärphase bezweckt. Nach Ansicht von Levine schafft die sexuelle »Ladehemmung« wahrscheinlich die Voraussetzung, um ausgezehrte Spermienvorräte wieder aufzufüllen. Pro Stunde stellt der männliche Körper ungefähr 12 Millionen neue Spermien her. Da der durchschnittliche Samenerguss zwischen 200 und 400 Millionen Keimzellen enthält, würden multiple Ejakulationen binnen kurzer Zeit die gesamten Lagerbestände vernichten. Schon in grauer Vorzeit kursierte die Vorstellung, dass der Samen mit einer vitalen Essenz befrachtet ist, die durch das Rückenmark vom Gehirn hinabsteigt und bei der Ejakulation »verschleudert« wird, so dass die Lebensenergie absackt und der Spender von einem Schwächeanfall überwältigt wird. Tatsächlich weisen die Flüssigkeiten aus Gehirn und Rückenmark ja auch beträchtliche Ähnlichkeiten mit dem Produkt der männlichen Keimdrüsen auf. So entstand im alten China der taoistische Irrglaube, dass Männer ihre Spermien um jeden Preis hüten müssen. »Wenn ein Mann seinen Samen vergeudet, wird er krank, und wenn er seinen Samen unachtsam erschöpft, wird er sterben«, schrieb Sun S'su-Mo, der bedeutendste Mediziner der Tang Dynastie ungefähr 700 Jahre vor Christus.

Bei der Frau erübrigt sich demnach die sexuelle Auszeit, weil der weibliche Fortpflanzungsapparat kein erschöpfbares Ejakulat erzeugt. Zwar können auch Evas Töchter nach einer umstrittenen Theorie beim sexuellen Höhepunkt in einer gewissen Form »ejakulieren«, aber selbst wenn, dann ist ihr Output nicht mit den nur auf aufwendige Weise erneuerbaren Samenzellen befrachtet. Laut Levine ist es allerdings keineswegs auszuschließen, dass auch bei Frauen ein so genannter »terminativer« Orgasmus vorkommt, der für unbestimmte Zeit allen weiteren Höhepunkten den Boden entzieht. Wer ein echter Macho ist, könnte sich also in seinem größenwahnsinnigen Glauben bestärkt fühlen, dass es nur darauf ankommt, es seiner Bettgefährtin »richtig zu besorgen«.

Nach einer Theorie stellen die Kontraktionen der Gebärmutter und der die Scheide umgebenden Muskeln das Gegenstück zum männlichen Samenerguss dar: Wenn sich diese Muskeln bei der Frau zusammenzögen, sei der Orgasmus terminativ und gehe mit einer Refraktärphase und einer anhaltenden sexuellen Sättigung einher. Die Hypothese hat nur einen Haken: Diese Zuckungen treten auch zu Beginn einer Serie von weiblichen Orgasmen auf. Daraufhin haben die Kontraktions-Theoretiker ihre Argumentation umgestellt. Angeblich geht die weibliche Libido nur nach besonders intensiven Muskelzuckungen auf Tauchstation. Das Rätsel der weiblichen Refraktärphase bleibt also bis auf weiteres ungelöst und harrt intelligenter Forschungsarbeiten, die noch kommen müssen.

Auch die biochemischen Prozesse, die der postorgastischen Blockade zugrunde liegen, waren lange Zeit geheimnisvoll. Doch zumindest in diesem Punkt hat unlängst eine Forschergruppe um Manfred Schedlowski von der Universitätsklinik in Essen durch eine Serie von Experimenten für Fortschritte gesorgt.[28] Die Versuchsreihe begann mit je zehn Frauen und zehn Männern, die bis zum Orgasmus masturbierten, während sie sich einen Pornofilm anschauten. Den Probanden wurde kontinuierlich Blut abgenommen; dazu maßen die Forscher verschiedene Kreislauf-Parameter und hielten den Grad der Erregung fest. Um das zu ermöglichen, trugen die Männer eine Penisschlaufe und Frauen das Äquivalent, einen »Vaginalphotoplethysmographen«.

Während sich bei der Kontrollgruppe, die einen Film über die Kultur in Nepal schaute, nichts tat, kam bei den masturbierenden Versuchspersonen die Hormonproduktion in Schwung. »Erstmals konnten wir zeigen, dass Frauen und Männer während der Erregung die gleichen hormonellen Reaktionen zeigen«, betont das Forscherteam. Die Adrenalin- und Noradrenalinkonzentrationen stiegen zum Beispiel stark an, Beta-Endorphine, das Stresshormon Cortisol und Östrogen dagegen nicht.

Das wirklich Überraschende war jedoch, dass sofort nach dem Orgasmus der Spiegel des Milchbildungshormons »Prolaktin« in die Höhe schoss. Prolaktin ist ein Hormon des Hypophysenvorderlappens, das bei Frauen die Milchsekretion auslöst und im Tierreich mit Brutpflegeverhalten in Verbindung gebracht wird. »Die Prolaktinspiegel kletterten bei beiden Geschlechtern um 100 Prozent und blieben bis zu einer Stunde auf diesem Pegel«, rekapitulieren die Wissenschaftler. Sie vermuten, dass Prolaktin ab einer bestimmten Konzentration zur »chemischen Keule« wird: Es erzeugt ein Gefühl der sexuellen Sättigung und setzt einen Abschaltmechanismus für die Erregung in Gang, der bei Männern die Refraktärzeit einläutet.

Um den Verdacht zu erhärten, haben die Forscher eine weitere, ähnlich aufgebaute Studie mit zehn heterosexuellen Paaren durchgeführt, die sich beim Geschlechtsverkehr zum sexuellen Höhepunkt brachten. Auch unter diesen Bedingungen ließ der Orgasmus bei Männlein und Weiblein den Prolaktinspiegel emporschnellen. »Wir können den Prolaktinanstieg nach dem Höhepunkt mit den Veränderungen vergleichen, die nach einer Mahlzeit auftreten«, meinen die Forscher. »Ähnlich, wie Hormone dem Gehirn mitteilen, dass wir satt sind, signalisiert der hohe Prolaktinspiegel dem Gehirn, dass ›einmal genug‹ ist.«

Prolaktin erzeugt die Sex-Hemmung zum einen in der Peripherie des Körpers, das heißt in den Sexualorganen. Das Hormon verhindert dort, dass die Gefäßmuskulatur am Eingang der Schwellkörper erschlafft. Dadurch wird verhindert, dass Blut in den Schwellkörper gelangt und die Erektion bewirkt. Aber auch in der Schaltzentrale Gehirn treibt das Hormon den Menschen die Begierde aus. Im Hypothalamus, dem vegetativen Steuerungszentrum, und im »Lustzentrum« Nucleus

Accumbens geht sexuelle Erregung mit einem Anstieg der Glücksdroge »Dopamin« einher. In der Gegenwart einer paarungswilligen Rättin etwa klettert der Dopaminspiegel des Männchens um 90 Prozent; bei der anschließenden Kopulation werden noch einmal 10 Prozent zugelegt.

Prolaktin dagegen wirkt als Gegenspieler, der die Zufuhr des körpereigenen Aphrodisiakums Dopamin abstellt. Dafür gab es schon seit längerer Zeit Anhaltspunkte. Männer, die zum Beispiel infolge eines Tumors extreme Konzentrationen von Prolaktin aufweisen, haben mit Erektionsstörungen und einem Erlöschen des sexuellen Appetites zu kämpfen. Auch nach der Verabreichung von Antidepressiva treten häufig Libidoprobleme auf; sie treiben den Output des Botenstoffes Serotonin in die Höhe, der den Prolaktinspiegel anhebt. Medikamente gegen Schizophrenie (Neuroleptika) rufen ebenfalls neben einer Prolaktinschwemme häufig Sexualstörungen hervor. Und Frauen mit überhohem Prolaktinspiegel sind oft leicht depressiv und haben Schwierigkeiten, zum Orgasmus zu gelangen.

Zumindest theoretisch wäre daher die Entwicklung einer Droge interessant, die den Prolaktinspiegel senkt, die Refraktärphase aufhebt und so die Orgasmusfähigkeit erhöht. Der erste Schritt in diese Richtung ist den Forschern bereits gelungen.[29] Wieder masturbierten die mit Messgeräten und einer Kanüle für Blutproben ausgestatteten Versuchspersonen. Nur bekam diesmal eine Gruppe vor dem Test die Substanz Cabergolin, ein Mittel, das die Prolaktinausschüttung hemmt. Den Wirkstoff verschreiben Ärzte sonst zum Abstillen oder zur Parkinson-Therapie.

Die Ergebnisse ließen kaum zu wünschen übrig: »Mit Cabergolin war die Libido gesteigert, die Zeit bis zur ersten Ejakulation verkürzt, der zweite Orgasmus kurz darauf häufiger, und insgesamt berichteten alle Versuchspersonen von einem qualitativ besseren Orgasmus«, zieht Studienleiter Schedlowski Bilanz. In weiteren Testgruppen, bei denen der Cabergolin-Effekt entweder chemisch neutralisiert oder die Prolaktinspiegel gar zusätzlich erhöht wurden, traten bei den Männern dagegen gehäuft Orgasmusstörungen auf. »Vielleicht sind wir einem neuen Medikament zur Behandlung erektiler Dysfunktion auf der Spur«, spekuliert Schedlowski, »zumal keinerlei Nebenwirkungen auftraten.« Jetzt warten die Wissenschaftler darauf, ob sich ein Pharmakonzern bei ihnen meldet.

Der Brite Levine ist allerdings noch nicht hundertprozentig von der abtörnenden Wirkung des Prolaktins überzeugt. Zum einen findet er es rätselhaft, warum der Effekt bei Männern so viel durchschlagender sein soll als bei Frauen. Zum andern weist er darauf hin, dass Männlein und Weiblein es oft genießen, sich beim Vorspiel gegenseitig an den Brustwarzen zu saugen. Dieser Akt gilt als sexuell aufreizend, obwohl er nachhaltig die Ausschüttung von Prolaktin ankurbelt. Das lässt sich schwer mit der Wirkung einer chemischen Keule vereinbaren.

Der Superorgasmus oder Lust in Serie

Doch das Schedlowski-Team hat noch eine weitere Trumpfkarte in der Hinterhand. Den Wissenschaftlern ging nämlich ein 25-jähriger Mann ins Netz, der sich durch eine außerordentlich hohe sexuelle Potenz auszeichnete. Der »multiorgastische« Proband war fast wie ein Sechser im Lotto. Innerhalb von zwei Minuten kam das »Stehaufmännchen« im Untersuchungsraum der Essener Uniklinik zweimal. Ein dritter Orgasmus folgte kurz darauf. »Unser Versuchsteilnehmer erwies sich als hormoneller Sonderling«, rekapituliert das Team.[30] »Sein Prolaktinspiegel zeigte sich völlig unbeeindruckt von der sexuellen Betätigung und blieb während der gesamten Messung auf Ausgangsniveau.«

Seine Refraktärphase hatte sich der Teilnehmer nach eigenen Angaben durch Üben quasi »abgewöhnt«, und zwar bereits im Alter von 18 Jahren. Damals habe ihn ein früher Orgasmus beim Geschlechtsverkehr gestört, woraufhin er die eigentliche Phase sexueller Sättigung ignoriert und »einfach weitergemacht« habe. So hielt er es auch fürderhin.

Nach einer gewissen Weile sei es ihm möglich gewesen, sein Erregungsniveau nach einem Orgasmus aufrechtzuerhalten und mehrere Höhepunkte hintereinander zu erleben.

Wenn das zutrifft, heißt das, dass der Mensch seine eigene Hormonausschüttung durch sein Verhalten umstrukturieren kann. Doch auch in diesem Punkt gibt der britische Sex-Experte Levine sich skeptisch. Unsere Kenntnisse über angeblich multiorgastische Männer seien viel zu dürftig, um daraus irgendwelche tragfähigen Schlüsse abzuleiten. Wenn gewisse Zeitgenossen einfach von sich behaupten, sie seien »Mehrfachtäter«, steckt dahinter vielleicht auch nur das übliche Macho-Gehabe, das aus Prinzip zuviel Wind um das eigene sexuelle Leistungsvermögen macht. Aber nicht einmal die gemessenen Blutdruckspitzen in einer einzelnen Laborstudie könnten beweisen, dass tatsächlich der eine oder andere Orgasmus stattgefunden hat. »Gesteigerte Blutdruckwerte während sexueller Erregung können auch ohne begleitenden Orgasmus auftreten und sind oft nur ein Zeichen dafür, dass die Erregung gerade einen besonders hohen Wert erreicht.«

Auch die einschlägigen Ratgeber, die liebeshungrigen Mannsbildern einen fast ewig anhaltenden oder nach Belieben wiederholbaren Orgasmus versprechen, müssen mit größter Zurückhaltung genossen werden. In den Buchhandlungen wimmelt es von Titeln wie »Der Super-Orgasmus«, »Der intensive, verlängerte Orgasmus« oder »Öfter, länger, besser«, die eine wundersame Verstärkung der Wollust in Aussicht stellen. In Wirklichkeit stehen multiple Orgasmen selbst beim weiblichen Geschlecht eher selten auf der Tagesordnung: Bei einer amerikanischen Erhebung erklärten gerade einmal 13 Prozent aller verheirateten Frauen, dass sie Erfahrungen mit Serien-Höhepunkten hatten. Kim Cattrall, berühmt durch ihre Rolle als die unbekümmerte Sexbombe Samantha Jones in der Kultserie »Sex and the City«, outete sich kürzlich mit dem Bekenntnis, dass erst die Männerdroge Viagra ihr zu diesem Vergnügen verholfen habe.

Die Gebrauchsanweisungen zum (männlichen) Super-Orgasmus berufen sich meist auf die Lehren des Tantrismus oder Taoismus und drillen den Leser häufig darauf, seinen Samenerguss »abzuwürgen«. Der Kandidat wird angehalten, mit Willenskraft die Muskeln um seine Prostata zusammenzuziehen, was der Ejakulation einen Riegel vorschiebt. Doch die Verkrampfung schmälert oft die Leidenschaft, und es fragt sich, ob dem Anwender nicht vor lauter Selbstkontrolle die Erektion vergeht. Dazu kommt ein gehöriges Maß an Etikettenschwindel: In der taoistischen Lehre zielten diese Techniken auf nichts weniger als auf mehr Lustempfindung. »Die alten Asiaten gaben wenigstens ehrlich zu, dass diese Techniken Männer davon abhalten sollten, die Ejakulation und die begleitende Lust zu erleben«, moniert eine Internetseite zum multiplen Orgasmus.[31] »Die Methoden wurden als ein notwendiges Opfer des Vergnügens erachtet, um die generative oder Lebensenergie des Mannes zu erhalten. Erst seit kurzem bestehen Autoren, die mit diesen Techniken Profit machen wollen, auf einer Steigerung des Genusses.«

Bereits Alfred C. Kinsey hatte darauf hingewiesen, dass die natürliche »Orgasmusbremse« bei einer bestimmten Gruppe von Männern zu fehlen scheint: Bei den männlichen Prostituierten. Die meisten »Callboys« verdienen sich ihren Lebensunterhalt bei homosexuellen Kunden. Bei dieser Form von käuflicher Liebe wird jedoch die Fähigkeit zur Erektion und zum Samenerguss verlangt. »Manche männlichen Prostituierten ejakulieren täglich fünf-, sechsmal oder mehr durch lange Jahre hindurch«, schrieb Kinsey.[32] »Während die Samenmenge pro Ejakulation dabei abnimmt, findet doch selbst bei so häufigen Orgasmen gewöhnlich eine Samenausstoßung statt.«

Doch die männlichen Stricher sind nicht einfach nur »Superhengste«. Ihrer Potenz kommt auch ein Phänomen zu Hilfe, das in der Natur weite Kreise zieht. Gemeint ist der »Coolidge-Effekt« (siehe S. 211 f.), ursprünglich der Widerwillen des Bullen, mehrmals die gleiche Kuh zu besteigen. Bei allen Tierarten, die daraufhin untersucht wurden, dämmt der wiederholte Geschlechtsverkehr mit dem gleichen Weibchen den sexuellen Appetit des Männchens ein. Doch die Präsentation einer »frischen« Sexualpartnerin bringt schlagartig die eingeschlafene Libido wieder auf Trab.

Das Glühen nach dem Beben

Sobald der euphorische Schauer des Orgasmus verklingt, gehen die erhöhten physiologischen Werte wie Puls und Atmung unverzüglich auf ihr normales Niveau zurück. Die vorübergehend herabgesetzten Sinnesleistungen gewinnen schlagartig ihre alte Schärfe wieder, und das zeitweise getrübte Bewusstsein macht sachte dem ursprünglichen Realitätssinn Platz. Dass alle Tiere nach dem Koitus traurig seien, hält indes auch Kinsey für ein Ammenmärchen.[33] »Man findet bei den meisten Menschen nach dem Orgasmus weder Reue, noch Konflikte, noch die geringste Spur von Traurigkeit. Es besteht im Gegenteil eine Ruhe, eine Stille, ein Friede, eine Zufriedenheit mit der Welt, welche, nach Ansicht vieler, der bemerkenswerteste Aspekt jeder Art der Sexualbetätigung ist.« Für diese meditative postkoitale Beschaulichkeit hat sich der Begriff des »Nachglühens« eingebürgert. Der »Afterglow« wird bekanntlich oft mit einer glühenden Zigarette zelebriert.

Frauen scheinen allerdings bessere Nachglüher zu sein als Männer. Die Herren der Schöpfung werden nach dem vollzogenen Geschlechtsakt sehr häufig von unwiderstehlicher Schläfrigkeit übermannt. Ihre Partnerinnen mögen dies als unverzeihliche Taktlosigkeit deuten, aber manche Männer nutzen diesen Ermüdungseffekt gezielt, um sich in Morpheus Arme zu begeben. Mit ihrer postkoitalen Schläfrigkeit stehen die Männer der Gattung sapiens in der Natur keineswegs alleine: Auch das Hirnstromwellenbild (EEG) der männlichen Ratte ist gleich nach der Ejakulation mit Erkennungszeichen des Schlafes durchsetzt. Auf Frauen wirkt sich der Orgasmus indes viel unvorhersehbarer aus. Oft fühlen sie sich nach dem sexuellen Höhepunkt eher aufgemuntert als abgeschlafft.

Der Verhaltensforscher Edward M. Miller von der University of New Orleans vermutet, dass der große Baumeisters Evolution mit dem ejakulationsbedingten Ruhebedürfnis der Männer eine feste Strategie verfolgt.[34] Nach seiner These sorgt die Natur mit einem speziellen Mechanismus dafür, dass Männer am Ort ihres Samenergusses in den

Schlaf versinken. Er nimmt an, dass es zu einer erfolgreichen Empfängnis mehr bedarf als der schlichten Samenübertragung. Die Chance einer Empfängnis werde vielmehr deutlich verbessert, wenn die Frau unterschwellige Signale erhält, dass der Samenspender ein zuverlässiger Versorger ist, der nicht bei der ersten Gelegenheit Fersengeld gibt. Ein dauerhaft anwesender (sprich: an Ort und Stelle eingeschlafener) männlicher Partner vermittelt demnach durch seine körperliche Ausstrahlung den Eindruck der Zuverlässigkeit und erhöht die weibliche Empfänglichkeit. »Wenn sich ein Mann gleich nach dem Koitus erhebt, bekommt er weniger Kinder als derjenige, der sich mit der Dame seines Herzens zusammenkuschelt und mit ihr gemeinsam an der Matratze lauscht.«

In einigen seltenen Fällen schließt sich der körperlichen Liebe jedoch ein unerfreuliches Nachspiel an. Die beiden niederländischen Psychiater Marcel D. Waldinger und Dave H. Schweitzer berichteten kürzlich über zwei Männer im mittleren Lebensalter, die nach jedem sexuellen Höhepunkt in ein eigentümliches Tief abglitten.[35] Unmittelbar nach dem Samenerguss wurden sie immer wieder von grippeartigen Beschwerden heimgesucht – darunter Hitzegefühle, Schwitzen, Kopfschmerz, Jucken, Erschöpfung und Konzentrationsstörungen –, die stets drei bis vier Tage anhielten. Die Forscher glauben, ein neuartiges Krankheitsbild entdeckt zu haben: Das »Postorgastische Unwohlsein-Syndrom«.

Der Orgasmus kann den Menschen auch das Gedächtnis verschlagen. Die »totale Amnesie nach dem Geschlechtsverkehr« – auf dieses unbekannte Phänomen stießen amerikanische und englische Mediziner zufällig 1998. Männliche Patienten hatten ihrem Arzt berichtet, dass sie nach dem Sex manchmal stundenlang unter einem »Blackout« litten, der alle Erinnerungen an die erlebte Fleischeslust ausradierte. Chi Van Dang und Lawrence B. Gardner, Internisten am amerikanischen Johns Hopkins University Medical Center, vermuten die Ursache in außergewöhnlichen Sexpraktiken, die einen großen Druck in den Blutgefäßen hervorrufen. Es kam offenbar zu einer vorübergehenden mangelhaften Hirndurchblutung. Zwei Patienten hatten zur Orgasmusverzögerung Druckpraktiken am Penis durchgeführt.

Ein kleiner, aber nicht unerheblicher Prozentsatz aller Männer wiederum treibt es im nächtlichen Traumschlaf real mit seiner Bettgefährtin – ohne dass in ihrem Gedächtnis am anderen Morgen etwas von dem Spuk haften bleibt. Der »Sleepsex« entspricht dem Verhalten von Schlafwandlern, die in ihren unbeleuchteten Häuser umherstreifen und surreale Konversationen führen, meint der amerikanische Neurologe David Saul Rosenfeld.[36] »Ich hatte eine Anzahl von Patienten, die merkten, dass viele ihrer Liebesakte im Schlaf stattfanden. Die Freundin eines Patienten schöpfte erst Verdacht, als sie sein Schnarchen hörte.« Rosenfeld schätzt die Zahl der Betroffenen auf ein Prozent der Bevölkerung, und er hat bis jetzt noch keine Frau mit dem Syndrom gesehen. Normalerweise sind den Träumern im REM-Schlaf durch eine eigentümliche Lähmung – die »Atonie« – Hände und Füße gefesselt. Die »Traumstarre«, die verhindert, dass unsinnige Traumgedanken in die Tat umgesetzt werden, scheint bei den Sleepsex-Patienten ihren Dienst zu versagen.

Einige männliche »Sexwandler« hatten ihre Frauen jahrelang im Schlaf zum Koitus gezwungen.[37] Ihre drängenden Männer erschienen den Sleepsex-Opfern »unerreichbar« und »weit entfernt«; der »gläsern wirkende Blick« der Partner flößte den Widerstrebenden noch zusätzliche Ängste ein. Nur eine der verfolgten Frauen konnte den Übergriffen auch etwas Tröstliches abgewinnen: Der Wachsex mit ihrem Mann – einem streng religiös erzogenen Kirchenmitglied – bot ihr schon seit langer Zeit keine Höhepunkte. Beim Schlafsex mit dem Wüterich kam sie dagegen selbst in Fahrt – auch wenn ihr vom Liebesleben mit dem ungestümen Träumer häufig Blutergüsse und Würgemale zurückblieben.

4. Nichts als Sex im Kopf

Was beim Orgasmus im Gehirn passiert

In seiner unschlagbaren Filmkomödie »Was Sie schon immer über Sex wissen wollten« (1972) gewährt Woody Allen einen Einblick in das Oberstübchen der Figur Sydney, die sich gerade bemüht, eine attraktive junge Frau ins Bett zu kriegen. Das Gehirn wird in bester Raumschiff-Enterprise-Manier als eine riesige Kommandozentrale dargestellt, in der es von hektischen Service-Mitarbeitern wimmelt: Die Organtechniker stimulieren das Lustempfinden, die Magenbrigade treibt die Aufräumarbeiten nach dem gemeinsamen Abendessen voran. Doch dann bricht in der Führungsetage eine Krise aus, als die Seilwinde, mit der der Penis in die Höhe gewuchtet werden soll, aus unerfindlichen Gründen ihren Dienst versagt. Schließlich machen Kontrolleure die Ursache der Panne dingfest: Ein Priester hatte die Erektion sabotiert, indem er in der Großhirnrinde einen Schuldkomplex installierte.

Mit untrüglichem Gespür für das Wesentliche hat Woody Allen in diesem Bild eine bedeutende Einsicht über die sexuelle Lust festgehalten: Auch wenn sich wohliger Schauer so anfühlt, als ob er in den Genitalien und in den rhythmischen Kontraktionen des Fortpflanzungstraktes logiert, so hat doch stets der »Biocomputer« Gehirn die Oberhand. In der Schaltzentrale unter der Schädeldecke laufen alle Fäden zusammen, in ihren Windungen und Furchen werden die Signale aus den erogenen Zonen in die bewusste Empfindung der Ekstase übersetzt. Der Sex, die unbändige Naturgewalt, zieht die kleinen grauen Zellen unerbittlich in seinen Bann, urteilt auch die amerikanische Wissenschaftsautorin Joann Ellison Rodgers.[1] »Das, was den sexuellen Radar piepsen lässt und dafür sorgt, dass das elektrochemische sexuelle System von Hormonen, Drüsen, Nerven und Organen kräftig summt – vom ersten Flirt bis zur Übertragung der Gameten – findet nicht in den Genitalien statt. Den Schmerz der Ablehnung und die Ekstase des Orgasmus nehmen wir hoch über den Eingeweiden und der Taille in der Tiefe des Gehirnes wahr.« Und dabei entspringt die geschlechtliche Begierde einem neuronalen »Eros-Center«, das gerade einmal die Größe eines Stecknadelkopfes besitzt.

Dass unser Gehirn quasi unser wichtigstes Geschlechtsorgan ist, kann man bereits an bestimmten »neurodegenerativen« Krankheiten ablesen: Bei der multiplen Sklerose, bei der Parkinson-Krankheit und bei der Chorea Huntington (im Volksmund Veitstanz) werden Teile des »Denkapparates« von Abbauerscheinungen hinweggerafft. Nicht selten geht das große Nervensterben mit einem Totalabbau der Lust einher: Zwar können die betroffenen Männer weiterhin ejakulieren, doch der Augenblick des Samenausstoßes bereitet ihnen kein Vergnügen mehr. Die Ejakulation bleibt unangetastet, weil sie von einem Kommandozentrum im intakten Rückenmark, dem primitiven Anhängsel des Gehirnes, gesteuert wird.

Die Schmutzige-Ideen-Schmiede

Wie bereits Masters und Johnson konstatierten, wird der »Reaktionszyklus« stets durch sexuelle Erregung und das Gefühl der Begierde eröffnet. Der Schlüsselreiz, der den Anstoß zu einer erotischen Empfindung gibt, kann aus der Außenwelt oder aus dem Inneren der Seele stammen: sei es der sinnliche Blick einer Passantin, die Erinnerung an eine euphorische Liebesnacht oder die Vorfreude auf ein verbotenes Schäferstündchen. In jedem Fall nimmt der aufkeimende Orgasmuswunsch seinen Anlauf in der Großhirnrinde. Dieser gefurchte und in Falten geworfene »Neokortex« bildet die Kappe unseres in etwa pilzförmigen Zentralcomputers. Die Großhirnrinde ist die höchste Instanz des Nervensystems; sie dient als Eingangsstelle für Sinnesreize und hat zugleich den Vorsitz über das Denkvermögen, das Pläneschmieden, die Phantasie und den Gedächtnisspeicher.

Wenn der erotische Stimulus genügend Sexappeal besitzt, leitet der Neokortex ihn hinab zum »Hypothalamus« im Tiefgeschoss. In dieser Schaltstation des primitiven Zwischenhirnes rufen die pikanten Vorstellungsbilder einen Vulkanausbruch hervor. Der Hypothalamus, das kirschgroße »Innenministerium« des Gehirnes, waltet über sämtliche Triebe und vegetative Funktionen und steht zudem der Hirnanhangdrüse (Hypophyse), der wichtigsten Hormonfabrik des Körpers, vor.

Aufputschende Sexreize stacheln eine mikroskopisch kleine »Rotlichtzone« des Hypothalamus, das »mediale präoptische Areal« (MPOA), zu einem fulminanten Trommelfeuer an, erklärt der Neurobiologe Simon LeVay vom Salk-Institut in den USA.[2] »Wenn ein Affenmännchen ein paarungswilliges Weibchen erblickt, findet eine starke Entladung in diesen Zellen statt, die ungefähr 50 Impulse pro Sekunde beträgt.« Dieser Sexknotenpunkt steht mit allen strategischen Einheiten des Fortpflanzungstriebes in Kontakt. Von dort gehen Signale zum Rückenmark aus, die die mechanischen Aspekte der Begattung steuern. Andere Nervenimpulse wandern zum »Limbischen System«, das die vegetativen und emotionalen Wallungen reguliert. Der Hypothalamus und sein Anhängsel Hypophyse geben im Auftrag der MPOA-Region einen Cocktail von Hormonen in die Blutbahn ab. Darunter das Adrenalin, das einen Erregungsstoß erzeugt, das Kuschel- und Zärtlichkeitshormon Oxytocin sowie das luteotrope Hormon, das den Keimdrüsen einen Schwall Geschlechtshormone entlockt.

Doch die Rotlichtzone des Hypothalamus ist ihrerseits das wichtigste Empfangsorgan für die im Blut zirkulierenden Geschlechtshormone. Das Prinzip »mehr bringt mehr« schlägt allerdings bei diesen Botenstoffen fehl. Mit »ihren« Sexualhormonen (Androgenen) haben zumindest Männer ein ähnliches Problem, wie sie es oft mit den Frauen haben: Man kann nicht ohne sie leben, aber mit ihnen wird man seines Lebens auch nicht recht froh. Unterhalb einer gewissen minimalen

»Grundversorgung« läuft gar nichts, und schon wenige Spritzer mehr bringen keinen erkennbaren Vorteil mehr. Als Aphrodisiakum scheint das vermeintliche Macho-Molekül Testosteron zudem gerade beim weiblichen Geschlecht seinen größten Effekt zu erzielen.

Testosteron, das stärkste Androgen, wird bei Männern hauptsächlich in den Hoden produziert und ist für Bildung und Wartung der Geschlechtsmerkmale unerlässlich. Aber auch Frauen werden von den Eierstöcken ihrerseits mit einem erklecklichen Schuss der Substanz eingedeckt. Da Testosteron sich an Bindestellen (Rezeptoren) im Hypothalamus einklinkt, ist auch der Sextrieb den Ergießungen von unterhalb der Gürtellinie ausgesetzt, erläutert der Psychologe Walter Hubert von der Universität Münster.[3]

Studien, bei denen Männer mit unterschiedlich hohem Testosteron-Spiegel nach ihrer geschlechtlichen Aktivität befragt wurden, werfen allerdings Zweifel am libidinösen Potenzial des Wirkstoffes auf. Manchmal gab es keinen Zusammenhang zwischen Sex und Sexualhormon, manchmal berichteten ausgerechnet die Minderdurchfluteten über eine höhere Koitusfrequenz. Bei einem Drüsendefekt, der den Testosteron-Nachschub völlig abschnitt, war es allerdings radikal um die geschlechtliche Lust geschehen. Und zumindest im pubertären Alter schwankte die Libido noch synchron mit dem Hormonausstoß. Außerdem wurden die Querverbindungen gleich enger, als man ganz direkt den Testosteronspiegel bei Erektionen ins Visier nahm: Probanden, denen ein Erotikfilm besonders viel »phallometrische« Regungen entlockte, hatten auch deutlich mehr Testosteron im Blut.

»Hypogonadale« Männer, deren Keimdrüsen den Dienst versagten, verwandelten sich nach der externen Testosteron-Zufuhr in »tüchtige Kerle« zurück. Allerdings variierte die benötigte Dosis von Mann zu Mann beträchtlich, und jeder Schuss über die »kritische Schwelle« erwies sich als verlorene Liebesmüh. Nach der »chemischen Kastration« mit einem Antagonisten, der den Testosteron-Rezeptor im Gehirn blockiert, verging sexuellen Straftätern prompt der sexuelle Appetit.

Estradiol, das stärkste weibliche Sexualhormon (Östrogen), hat wiederum überraschend wenig Einfluss auf die Sexualität der Frau. Dafür waren ausgerechnet weibliche Probanden sexuell aktiver, erregbarer und befriedigter, wenn in ihrem Blutstrom möglichst viel Testosteron zirkulierte. Zusätzlich verabreichtes Testosteron belebt auch das libidinöse Begehren, wenn dies nach einer Entfernung der Eierstöcke zum Erliegen kommt.

Auf jeden Fall führen aus den von Testosteron durchfluteten Niederungen des Gehirnareals MPOA auch aufsteigende Bahnen in den Hochsitz Neokortex zurück. Sie ermöglichen, dass sich ab jetzt alle Gefühle, Phantasien und Gedanken nur noch um »das eine« drehen. Dass die Libido mit dem »Etablissement« im Zwischenhirn steht und fällt, beweisen unzählige Tierversuche, erklären die US-Mediziner Dean Dluzen und Victor Ramirez: Männchen mit lädierter MPOA-Region – egal ob Fische, Frösche, Eidechsen, Ratten, Hamster, Katzen, Hunde oder Ratten – behandeln auch die paarungswilligste Artgenossin »wie Luft«.[4] In den 60er Jahren hat man in Deutschland bei Pädophilen und anderen Sexualstraftätern das »mediale präoptische Areal« mit der heute verpönten Methode der »Psychochirurgie« ausgelöscht. »Tatsächlich erlebten viele einen gravierenden Rückgang oder gar Verlust der sexuellen Gefühle, Wünsche und Vorstellungen«, rekapituliert LeVay.

Sehr viel weniger ist über die Neurobiologie der weiblichen Sexualität bekannt. Die meisten Tierversuche werden bei Männchen durchgeführt, weil deren Sexualverhalten nicht von Zyklen abhängt und obendrein viel leichter zu manipulieren ist – man braucht den notorischen Schwerenötern lediglich ein paarungswilliges Weibchen vorzusetzen. Zwar setzt Sex auch bei Weibchen die präoptische Region in Erregung. Aber bei Rättinnen und Affenweibchen hat ein anderer, nur wenige Millimeter weiter hinten gelegener Kern die Oberhand, betont LeVay. Es ist der »ventromediale Nucleus«, dessen elektrische Stimulation »typisch weibliche« Verführungsgesten provoziert, etwa die »Steilstellung« (Lordose) bei der Rättin oder die Neigung der Äffin, sich dem anderen Geschlecht darzubieten.

Wenn die sexuellen Lustströme am heftigsten knistern – in der Vorphase vor dem Geschlechtsverkehr – erreicht die Aktivität im präoptischen Areal ihren Höhepunkt, konstatieren Dluzen und Ramirez. Während der Kopulation nimmt das Getöse ab, um kurz nach der Ejakulation gänzlich zu verstummen. Wenn ein Tiermännchen in ein Tierweibchen eindringt, erlebt dagegen eine benachbarte Schlüsselstelle, der »dorsomediale« Hypothalamus, einen kurzen Höhenflug.

Ein Röntgenbild der Leidenschaft

Beim Menschen werden sexuelle Impulse nicht zuletzt durch Gedanken, Phantasien und visuelle Vorstellungen ausgelöst. Es ist also zu vermuten, dass dabei auch der Neokortex, das intellektuelle Oberhaupt des Gehirnes, in Wallung gerät. Das elektrische Treiben im Gehirn einer Ratte kann man ziemlich leicht ableiten, indem man ihr Elektroden durch die Schädeldecke einpflanzt. Diese Art von Brachialgewalt ist aus verständlichen Gründen beim Menschen nicht zugelassen. Neue bildgebende Verfahren haben jedoch in den letzten Jahren die Möglichkeit eröffnet, dem menschlichen Gehirn sanft und gefahrlos bei der Arbeit – und beim Feiern – zuzuschauen.

»Die menschliche Sexualität besitzt einzigartige Merkmale, die sie von den vergleichbaren tierischen Reaktionen unterscheidet«, hebt der Gehirnforscher und Psychiater Serge Stoléru vom Bicetre-Krankenhaus in Paris hervor.[5] Um diese Besonderheiten auszuloten, hat Stoléru als erster Wissenschaftler einen Blick hinter die Kulissen des sexuell erregten Menschengehirns geworfen. Acht junge, heterosexuelle Männer legten sich für den Versuch in eine enge Röhre, umgeben von einem Vorhang, der eine private Atmosphäre in dem Untersuchungsraum gewährleisten sollte. Dann durften sie sich im Abstand von genau 95 Zentimetern auf einem Monitor entweder einen Sexfilm oder eine neutrale Dokumentation ansehen – allerdings ohne Ton. Bewegungen waren nicht erlaubt. Währenddessen dokumentierte der röhrenförmige Positronen-Emissions-Tomograph (PET) diejenigen Hirnareale, die bei Erregung und Erektion aktiv waren.

»Bei einigen Arealen hatten wir eine Aktivierung vermutet«, berichtet Stoléru, »doch einige waren eine totale Überraschung.« Die Mehrheit der Areale, die in der PET-Darstellung aufleuchteten, befanden sich in der rechten Großhirnhälfte. In denjenigen Anteilen des Gehirns, die nach Tierbefunden eigentlich mit Sex zu tun haben müssten, nämlich im Hypothalamus und in weiten Teilen des limbischen Systems, dem Gefühlszentrum des Gehirnes, blieben wider Erwarten die Lichter aus.

Der vordere Abschnitt des so genannten zingulären Kortex war die einzige Region des limbischen Gefühlszentrums, die bei Stolérus Versuchspersonen im PET-Bild aufleuchtete. Er steuert auf der einen Seite hormonelle Reaktionen im Körper – der Testosteronspiegel stieg bei den erregten Männern an – und viele gefühlsnahe Funktionen des Nervensystems. Auf der anderen Seite kommt dem zingulären Kortex eine wichtige Rolle beim zielgerichteten und selbstgesteuerten Verhalten zu.

Auch der rechte, vordere (präfrontale) Part des Stirnlappens steigerte unter dem Einfluss der Libido seine Tätigkeit. Laut Lehrbuch ist der vordere Stirnlappen die höchste Instanz des Gehirnes, die das planende und vorausschauende Denken beherbergt. Im Prinzip haben die erregten Männer also mehr gedacht als emotional agiert. Sie haben intensive »Selbstgespräche« im Kopf geführt und wahrscheinlich dabei gegrübelt – aber offenbar nur über das eine.

Im Prinzip riefen die erotischen Impulse im Gehirn ein ähnliches Aktivitätsmuster wie die obsessiven Gedanken eines Zwangskranken hervor, erklärt der Forscher. Denn auch Zwangskranke, die mit ihrer schlimmsten Zwangsvorstellung konfrontiert werden – zum Beispiel mit schmutzigen Händen, die sie nicht waschen können – weisen eine erhöhte Aktivität im zingulären Kortex und im rechten präfrontalen Stirnlappen auf. »Die Gemeinsamkeit besteht wohl in beiden Fällen darin, dass die Personen einen sehr starken Impuls verspüren, ihn aber nicht umsetzen können.«

Die Betrachtung des Sexfilms aktivierte auch die Region im Stirnlappen, die bei Affen und Menschen so genannte »Spiegelneuronen« enthält. Das sind Nervenzellen, die nicht nur feuern, wenn man eine Bewegung ausführt, sondern auch dann, wenn man die gleiche Bewegung bei jemand anderem sieht. Spiegelneuronen sind außerordentlich hoch entwickelte und sehr soziale Bausteine des Gehirns, die eine Resonanz zwischen unserem eigenen Nervensystem und dem unserer Mitmenschen herstellen. Außer bei uns Menschen kommen sie, wenn überhaupt, nur noch bei den höheren Menschenaffen vor. »Die Funktion dieser Zellen besteht vermutlich darin, dass sie die Ausführung einer Handlung vorbereiten, die man gerade bei jemand anderem beobachtet hat.« Was das bei einem Pornofilm bedeutet, kann sich jeder Mann an seinen elf Fingern abzählen.

Da Sex in aller Regel eine lustvolle Angelegenheit ist, sollte man annehmen, dass die sexuelle Betätigung das viel zitierte »Lustzentrum« des Gehirnes aktiviert. Die Entdeckung des Lustzentrums – genauer gesagt des »Belohnungssystems« – unter der Schädeldecke gehört zu den Ergebnissen der Forschung, die so einleuchtend und überzeugend sind, dass man sie erfinden müsste, wenn sie nicht längst existieren würden. Es gehört mittlerweile zur Allgemeinbildung, dass im Gehirn bestimmte Schlüsselregionen existieren, in die Tiere und Menschen sich mit Begeisterung elektrische Ströme jagen. Bei genauem Licht betrachtet muss man jedoch das Lustvolle an dieser »Selbststimulation« in Zweifel ziehen.

Die unstillbare Lust auf Lust

Das Jahr 1954 stellt einen Meilenstein der Gehirnforschung dar. Es war das Jahr, in dem die amerikanischen Neurowissenschaftler James Olds und Peter Milner ins Gehirn von Ratten kleine Elektroden verpflanzten, über die sie die Tiere elektrisch reizen konnten. Den Ratten gefiel die Stimulation so gut, dass sie ständig an den Orten herumlungerten, an denen sie die Stimulation erhalten hatten. Ähnlich den Junkies, die wie angewurzelt am Drogentreff hängen bleiben. Darüber hinaus lernten die Nager bereitwillig, einen Hebel zu drücken, um sich solche Reizungen selbst zu verabreichen. Dies konnte dazu führen, dass sich die Tiere ohne Unterlass tausendmal pro Stunde selbst stimulierten und dabei sogar ihre natürlichen Bedürfnisse vernachlässigten – ein Verhalten, dass stark an rauschgiftsüchtige und in gewisser Hinsicht auch an schwer verliebte Menschen erinnert.

Die Vermutung lag nahe, dass die elektrische Reizung ein Lustzentrum aktivierte. Um sicherzugehen, dass die Kreaturen die für das Überleben und die Fortpflanzung notwendigen Handlungen wie Essen, Trinken oder Koitieren vollführen, wurden diese von der Evolution mit einer Lustprämie versehen. Nach den Befunden der letzten Jahre besteht das vermeintliche »Vergnügungsviertel« aus einem Nervenstrang, der sich von der Ventral-Tegmentalen-Area (VTA), einem wichtigen Ballungszentrum im primitiven Mittelhirn, über den Hypothalamus im Zwischenhirn und den »Nucleus Accumbens« im limbischen System bis zum präfrontalen Großhirn erstreckt.

Wenn ein Tier – oder ein Mensch – eine angenehme Erfahrung macht, werden offenbar die Neuronen im Lustzentrum durch den Botenstoff »Dopamin« aktiviert. Suchterzeugende Drogen wirken dagegen wie ein Dietrich in den Schlössern, die normalerweise auf den Botenstoff ansprechen: Sie schließen die betreffenden Schaltkreise kurz. Bei den früheren Versuchen gingen die Forscher wie selbstverständlich davon aus, dass die elektrische Stimulation euphorische Zustände auslöste, gibt nun der Psychologe Kent Berridge von der University of Michigan zu bedenken: Da die Tiere mit aller Macht nach der Reizung strebten, schien es nur plausibel, dass sie ihnen ekstatische Gefühle – bis hin zu einem Orgasmus – bereitet.[6]

Bemerkenswerterweise animiert die Stimulation die Versuchstiere aber häufig dazu, zu essen, zu trinken oder zu kopulieren, also zu Verhaltensweisen, deren Ausführung normalerweise ihrerseits von angenehmen Gefühlen begleitet wird. Die nahe liegende Erklärung lautete:

Die Tiere essen plötzlich (mehr), weil ihnen diese Bedürfnisbefriedigung (mehr) Lust beschert. Das Problem ist nur, dass diese Erklärung partout nicht mit den Tatsachen zu vereinbaren ist, meint Berridge. Normalerweise zeigen Ratten ein starkes Verlangen nach Süßigkeiten und legen bei deren Verzehr sichtbare Zeichen des Genusses an den Tag. Ihr Gesicht nimmt zum Beispiel den unverkennbaren Ausdruck des Wohlbehagens an. Als Berridge das vermeintliche Lustzentrum der Nager reizte, stopften sie tatsächlich große Mengen Süßes in sich hinein. Doch die Tiere sandten dabei mit ihrem Gesicht und mit ihrer Körperhaltung überhaupt keine Zeichen der Wonne aus. »Wenn überhaupt, nahmen die Anzeichen einer unangenehmen Geschmacksempfindung zu.« Die Stimulation ließ die Tiere Nahrungsmittel ›wollen‹, die sie gar nicht ›mochten‹, bringt es der Psychologe auf den Punkt.

Die Anreizqualität (»Wollen«) und die tatsächliche Lust (»Mögen«), die beim Erreichen des Triebzieles erfahren wird, klaffen anscheinend auseinander und kommen auch im Gehirn durch separate Mechanismen zustande, wie Berridge mit weiteren Versuchen bewies. Als der Forscher die mit Dopamin arbeitenden Neuronen im Belohnungssystem der Ratten zerstörte, verloren Süßigkeiten plötzlich jeden Anreizwert. Dennoch strahlte die Miene der Tiere weiterhin Entzücken aus, als man ihnen Süßes in den Mund zwängte. Offenbar hatte der Eingriff das »Wollen« des Süßen ausgelöscht, während der Genuss an der »konsumatorischen Endhandlung« des Schleckens erhalten blieb.

Bei der Drogensucht passiert offenbar genau das Gegenteil. Die Impulse aus dem »Giersystem« des Gehirnes nehmen überhand, während die Aktivität im »Genusssystem« stagniert oder gar zum Erliegen kommt. Alles Wollen und Trachten des Süchtigen ist fast wahnhaft auf die Suche nach der Droge ausgerichtet. Im Extremfall verliert alles, was nicht mit der Droge in Zusammenhang steht, an Bedeutung. Gleichzeitig nimmt aber die Intensität des Hochgefühls beim Konsum des begehrten Stoffes ab. Die Junkies jagen sich wie besessen immer höhere Dosen der Droge ins Blut, aber ihre Körpersprache drückt zunehmend blasierte Gefühle aus.

Durch die elektrische Stimulation des Gehirns wird vermutlich in den meisten Fällen nur das Anreizsystem, also die »Lust auf« bestimmte Triebziele gereizt, nicht die eigentliche »Lust an« der Triebbefriedigung. Das Einpflanzen von Elektroden in das Gehirn ist beim Menschen nur im Rahmen medizinisch notwendiger Eingriffe möglich, so dass hierzu nur wenige Untersuchungen vorliegen. Ähnlich wie die Versuchstiere haben sich manche dieser Patienten in einer Tour elektrische Ströme verpasst. »Doch diese Reizung war typischerweise nie von euphorischen Lustgefühlen oder gar von einem Orgasmus begleitet«, sagt Berridge. Die größte Annäherung bestand darin, dass die Testpersonen plötzlich einen immensen Impuls verspürten, sich selbst zu befriedigen, den sie manchmal nicht mehr bändigen konnten. Häufig verspürten die Betreffenden während des Stromflusses aber auch nur intensive Durstgefühle. Patienten, deren seitlicher Hypothalamus elektrisch gereizt wurde, schilderten »schwierig zu beschreibende Gefühle, als ob gleich etwas Interessantes und Aufregendes passieren würde«.

Wahrscheinlich wiederholen Tiere und Menschen die Reizung, weil bereits das Anstacheln der Begierde etwas Angenehmes hat. »Man muss sich vorstellen, dass die Dinge und Menschen plötzlich attraktiver, wünschenswerter und aufrüttelnder werden, dass die Welt plötzlich ein aufregenderer Ort ist«, meint der Psychologe. Diesen Trick, »Lust auf Lust« zu haben, wendet die Natur offenbar an, um uns Menschen eine machtvolle Antriebskraft zu geben. »Dieses Belohnungssystem entwickelte sich ursprünglich bei Säugetieren, um sie an allem zu interessieren, was für ihr Überleben wichtig ist«, meint die amerikanische Neuropsychologin Annarose Childress.[7] »Wir haben ein unstillbares Bedürfnis nach Stimulation«, pflichtet der Kieler Psychologieprofessor Hans-Peter Janssen bei.[8] Offenbar ist unser Gehirn nicht mit einem zentralen Lustzentrum ausgestattet, sondern mit einem dualen Lustsystem. Der eine Zweig treibt uns mit Wünschen und Leidenschaften voran, der andere vermittelt das Wohlgefühl, das sich erst dann einstellt, wenn unsere Wünsche und Leidenschaften in Erfüllung gehen.

Die Regionen im Gehirn, die die Begierde und die Lust auf Triebbefriedigung (das Wollen) ankurbeln, sind offenbar weit über das Gehirn verstreut und nehmen den Hirnbotenstoff Dopamin in Anspruch. Es bestehen daher große Chancen, bei Versuchstieren das Wollen anzuzetteln, wenn man aufs Geratewohl ihr Gehirn elektrisiert. Vermutlich existiert aber doch ein kleiner und eng umschriebener Ort im Gehirn, der tatsächlich die befriedigende Erfahrung der Lust (das Mögen) vermittelt. Der Nukleus Accumbens im limbischen System, der auch bisher dem Lustzentrum zugerechnet wurde, teilt sich in eine äußere Schale und einen inneren Kern auf. Der innere Kern arbeitet mit Dopamin, in der Schale werden die Nervenimpulse dagegen durch körpereigene Opiate weitergeleitet. Wenn man bei Versuchstieren Morphium in diese Gegend träufelt, erhellt sich ihre Körpersprache und sie legen tatsächlich Zeichen der Wonne an den Tag. Wie es aussieht, sind die körpereigenen Opiate die eigentlichen »Glücksdrogen« des Gehirns. Das Dopamin, das ebenfalls als Glücksdroge gilt, schaukelt dagegen nur die Begierde auf.

Die wichtigste Frage lautet also jetzt: Geht beim Sex das Licht in den Lustschaltkreisen des Nukleus Accumbens an? Ein klares Ergebnis liefert wieder einmal der Tierversuch. Die beiden US-Mediziner Dean Dluzen und Victor Ramirez haben die mit Dopamin arbeitenden Nervenzellen von Ratten während der Kopulation belauscht. Quintessenz: In der Gegenwart einer paarungswilligen Rättin kletterte der Dopaminspiegel der Männchen um 90 Prozent; bei der anschließenden Kopulation wurden noch einmal 10 Prozent zugelegt. »Der mit Abstand größte Anstieg des Dopamins ist also im Vorfeld der Kopulation zu beobachten«, geben die beiden Forscher zu bedenken. Das ist aber auch kein Wunder, weil Dopamin eben im Wesentlichen die Lust auf den Akt, und nicht die Lust am Akt vermittelt. Vorfreude ist offenbar die beste Freude, zumindest gemessen am Dopamingehalt.

Der Psychologe Dennis F. Fiorino von der kanadischen Universität Vancouver Fiorino erhob den Dopaminspiegel im Nukleus Accumbens männlicher Ratten, die sich mit einer Rättin »austoben« durften.[9] Nachdem ihr sexueller Elan via Gewöhnungseffekt zum Erliegen kam, wurde ihnen eine neue Partnerin mit unverbrauchtem Sex-Appeal beigesellt. Durch diese erotische Abwechslung kehrte schlagartig die erlahmte Manneskraft zurück, und die Tiere warfen sich für mehrere neue Runden Sex ins Zeug. Aufschlussreich war indes der Blick auf den Dopaminausstoß: Bei der Gegenüberstellung mit der ersten Partnerin ging der Spiegel der Begierdedroge steil in die Höhe, um während der Kopulation einen weiteren, leichten Kick zu erfahren. Doch mit der abnehmenden Begeisterung flaute auch die Konzentration des Moleküls mächtig ab und fiel nach und nach auf den Ausgangswert zurück. Als dann das neue Weibchen auf der Bildfläche erschien, machte das Dopamin wieder einen steilen Höhenflug. Und dann spulte sich der gleiche Zyklus mit mechanischer Präzision wieder und wieder ab.

Auch bei den Versuchspersonen von Serge Stoléru, die sich gerade mit einem Sexfilm antörnten, trat ein Energieanstieg im Nukleus Accumbens auf. Wegen seines zu geringen Auflösungsvermögens gibt das PET-Verfahren, das Hinweise auf die bei Erregung aktiven Hirnareale gibt, allerdings keine Auskunft, ob in dem mit Dopamin arbeitenden Kern oder in der mit Opiaten operierenden Schale gerade die Post abgeht. Abgesehen davon fing der Franzose mit seiner Untersuchung in erster Linie das Gefühl der »Geilheit« ein. Das subjektive Erlebnis eines Orgasmus steht dagegen auf einem völlig anderen Blatt und tangiert die Gehirnaktivität vermutlich viel radikaler.

Wenn wir von Lust sprechen, meinen wir normalerweise das animalische und sinnliche Wohlbehagen, das unseren Organismus im Augenblick einer erfolgreichen Triebbefriedigung durchfährt. Den Orgasmus oder die Gaumenfreude beim Verzehr einer köstlichen Sahnetorte. Die Forschungsarbeiten über das »Wollen« und »Mögen« haben unser Verständnis dafür geschärft, dass das Gehirn sehr viel mehr Kapazität aufbringt, um unsere Wünsche und Begierden zu entfachen. Die Lust auf die Lust kann derart überhand nehmen, dass wir durchs Leben taumeln wie ein Getriebener, der doch nie das Ziel seiner Sehnsüchte erreicht.

Lust löscht im Hirn das Licht

Was beim Höchsten der Gefühle genau im menschlichen Zentralorgan abläuft, lässt sich aufgrund spärlicher Daten nur schemenhaft rekonstruieren. In den 70er und 80er Jahren haben Wissenschaftler der »Lustexplosion« des Orgasmus mit dem Hirnstromwellenbild (EEG) auf den Zahn gefühlt. Während die Probanden – meist Männer – manuell den Gipfel der Lust erklimmten, koppelte sich plötzlich die rechte Hemisphäre von der völlig unbeteiligten Gegenseite ab, blickt der Psychologe Ernst Pöppel vom Forschungszentrum Jülich zurück.[10] »Statt der sonst vorherrschenden Alpha-Wellen traten dort auf einmal Theta-Wellen auf, die man von Zuständen der Entrückung kennt.«

Allerdings fängt das EEG von den neuronalen Entladungen in der Großhirnrinde nur noch ein entferntes Rauschen ab, vergleichbar dem Lärm über einem Fußballstadion. Doch in den vergangenen Jahren haben zwei internationale Forscherteams mit neuen bildgebenden Verfahren Schnappschüsse des von Wollust elektrisierten Gehirnes aufgenommen. Der Psychiater Jan Tiihonen von der Universität Kuopio in Finnland blickte acht jungen Männern beim Masturbieren mit dem hoch auflösenden SPECT-Detektor – einem dem PET ähnlichen Verfahren – unter die Schädeldecke.[11] Gert Holstege, Anatomieprofessor an der niederländischen Universität Groningen, durchleuchtete mit der PET-Methode das Gehirn 13 junger Männer, deren Partnerinnen ihnen gerade manuell zum Samenerguss verhalfen.[12] Inzwischen hat Holstege den Versuch mit weiblichen Probanden wiederholt und herausgefunden, dass deren Aktivierungsmuster sich weitgehend mit dem männlichen deckt.

Wichtigstes Ergebnis beider Studien: Just in dem Augenblick, als sich die Teilnehmer unter den ekstatischen Zuckungen des Orgasmus wanden, schraubten weite Teile der Großhirnrinde ihre elektrische Aktivität zurück. Das italienische Sprichwort »Wenn der Penis steigt, fällt das Gehirn«, trifft offenbar einen entscheidenden Punkt. Dahinter steckt offenbar auch ein allgemeines Grundprinzip. Wie es aussieht, verfällt der Neokortex bei allen angenehmen Gefühlszuständen in eine Art »Energiesparmodus«. Bester Beweis: Alle euphorisierenden Rauschgifte, egal ob Aufputschmittel wie Kokain und Speed oder Dämpfer wie Alkohol, Valium oder Heroin, drosseln die Aktivität im Neokortex, rekapituliert die Neurobiologin Edythe London vom National Institute on Drug Abuse in Baltimore.[13]

Aber auch die ganz normalen Freuden des Alltags lullen die Betriebsamkeit der Großhirnrinde ein. Das konnte der US-Psychiater Mark S. George dokumentieren, als er mit dem PET-Scanner im Gehirn von Probanden schnüffelte, die sich in sehr traurige oder sehr glückliche Momente der Vergangenheit zurückversetzten.[14] Während die negative Stimmung bestimmten Regionen im Oberstübchen einen Schub versetzte, verursachte das Wohlgefühl einen deutlichen und weiträumigen Rückgang der bioelektrischen Aktivität.

Die Verknüpfung zwischen steigender Laune und fallender Hirnaktivität ist vermutlich auch der Hauptgrund, warum manche verwegenen Zeitgenossen sich beim Liebesspiel selbst die Luft abwürgen: Die erotische Strangulation setzt die Durchblutung in der Großhirnrinde herab und intensiviert dadurch das Lustempfinden. Den gleichen Zweck erfüllen wahrscheinlich die so genannten »Poppers«, die häufig als sexuelle Stimulanzien dienen. Poppers sind kleine Glasampullen mit Amylnitrit, einem Wirkstoff, der bei Anfällen von Angina pectoris die Herzkranzgefäße weiter stellt.

Was einige mit Drogen und todesmutigen Liebestechniken erreichen, das kriegt Otto Normalverbraucher instinktiv mit unspektakulären Methoden geschafft. Beim Koitus wird leidenschaftlich geächzt, geseufzt und gestöhnt. Dabei holen die Liebenden rasch und intensiv Luft, so dass der Atem sich bis zur »Hyperventilation« überschlägt. Diese übersteigerte und hechelnde Atmung stutzt jedoch indirekt die Sauerstoffzufuhr im Gehirn zurecht. In vielen Kulturen wird Hyperventilation von Schamanen und Mystikern zur Herbeiführung von Trance und veränderten Bewusstseinszuständen eingesetzt. Wahrscheinlich erfüllt diese Technik auf dem Weg zum sexuellen Höhepunkt den gleichen

Zweck, vermutet ein Forscherteam um Torsten Passie von der Medizinischen Hochschule Hannover.[15] »Der beschleunigte Atemrhythmus während des Geschlechtsverkehrs dient womöglich dazu, die Erfahrung der sexuellen Erregung, der sexuellen Trance und des Orgasmus zu intensivieren.«

Es gibt noch eine Querverbindung zwischen dem Augenblick der höchsten sexuellen Ekstase und dem abgeschalteten Neokortex: Wenn die Großhirnrinde durch einen Unfall oder eine andere Schädigung stark verletzt ist, zeigen Menschen ähnliche Symptome, wie in dem Moment unmittelbar vor dem sexuellen Höhepunkt: In der so genannten »decerebralen Starre« ist der Körper aufs Äußerste gestreckt, die Gesäßbacken pressen sich fest zusammen.

Der Höhepunkt ist rechts

Allerdings war der Neokortex in den bildgebenden Studien beim Orgasmus nicht völlig abgeschaltet: Der vordere rechte Stirnlappen reagierte sogar mit einem merklichen Energie-Umsatzplus. Diese Region ist nicht nur die höchste Instanz des Gehirnes, die das Ichgefühl sowie das planende und vorausschauende Denken beherbergt. Der präfrontale Neokortex ist auch mit der Wahrnehmung von Gefühlen betraut. Früher ordnete man der linken Seite die Logik zu, während der rechte Part generell als Sitz der Gefühle galt. Doch inzwischen hat sich eine differenziertere Teilung eingebürgert, betont der römische Neurologe Guido Gainotti.[16] Danach sind im rechten vorderen Stirnlappen die primitiven, auf Überleben und Fortpflanzung bezogenen Regungen angesiedelt. Die linke Hälfte »brütet« dagegen höhere und zivilisierte Emotionen aus.

Darauf, dass die rechte Hälfte des Gehirnes eine besonders intime Beziehung zum Orgasmus unterhält, kamen der Neurologe Jozsef Janszky und seine Kollegen vom Nationalen Institut für Psychiatrie und Neurologie in Budapest durch den merkwürdigen Fall einer Epilepsie-Patientin.[17] Die 31-jährige Frau hatte ihren Ärzten von orgasmusähnlichen Gefühlen berichtet, die stets kurz vor ihren Anfällen auftraten. Durch eine intensive Recherche konnten die Mediziner weitere 22 Berichte über die so genannte orgastische Aura versammeln. Bei all diesen Patienten wurden die Krampfanfälle durch einen Krankheitsherd in der rechten Hemisphäre ausgelöst. Epilepsie und Orgasmus haben offenkundig krampfartige Muskelbewegungen gemeinsam. Bereits in der griechischen Antike dozierte der Philosoph Demokrit: »Der Orgasmus ist ein kurzer Krampfanfall«.

Holstege machte bei seinen ejakulierenden Probanden auch noch einen Aktivitätsherd sichtbar, mit dem niemand gerechnet hätte: das Kleinhirn (Cerebellum) an der Rückseite des Gehirnes. Lange Zeit hatte man angenommen, dass die Hauptaufgabe des Cerebellums darin besteht, Ungenauigkeiten in unseren Bewegungen »auszubügeln«. Dann erkannte man, dass das Motorikzentrum auch eine wichtige Rolle bei geistigen und emotionalen Prozessen spielt. Nur der Sex-Aspekt kommt jetzt völlig unerwartet.

Nichtsdestotrotz gibt es dazu ein historisches Vorgeplänkel. Die so genannten »Phrenologen« um den Wiener Franz Gall glaubten im frühen 19. Jahrhundert, an Unebenheiten des Schädels Merkmale wie Fortpflanzungstrieb, Mutterliebe oder Kampfeslust ablesen zu können. Und dem Kleinhirn wurde tatsächlich der Sextrieb zugeordnet. Die größere Libido der Männer führten die Phrenologen auf deren vermeintlich überdimensioniertes Cerebellum zurück. Allerdings brachten die Phrenologen auch die weibliche Nymphomanie mit einem vergrößerten Kleinhirn in Zusammenhang. Doch dieser Irrglaube wurde jäh durch die Autopsie an einem angeblich nymphomanischen Mädchen erschüttert, bei der sich herausstellte, dass es ein Cerebellum gar nicht hatte.

Schließlich ging dem Anatomen Holstege noch ein Energieanstieg in der Ventral-Tegmentalen-Area (VTA) des Mittelhirns, einer Komponente des Belohnungssystems, ins Netz. Im Nucleus Accumbens war dagegen während des Orgasmus keine gesteigerte Tätigkeit auszumachen. Das kann aber nach Ansicht des Psychologen Kent Berridge von der University of Michigan nur an den Schwächen der PET-Methode liegen, die nicht genügend Auflösungsvermögen für ein derartig kleines Areal besitzt.[18] Auch im Hypothalamus konnte Holsteges Hirn-Scanner keine vermehrte Aktivität dingfest machen. Der Niederländer vermutet, dass diese neuronale Rotlichtzone lediglich die sexuelle Erregung auslöst, während der Höhepunkt ohne ihre Mitarbeit vonstatten geht.

Was sonst noch so los ist

Der Orgasmus hat noch einen weiteren bemerkenswerten Effekt auf den »Hirnkasten«, der bisher aber nur bei der männlichen Ratte gesichert ist: Just in dem Moment, in dem sich der Penis des Samens entledigt, fällt die Temperatur im Oberstübchen ab. Lust lässt das Hirn offensichtlich kalt! Das konnten die beiden Psychologen Mark S. Blumberg und Howard Moltz von der University of Chicago bei ihren einschlägigen Studien an Nagern demonstrieren.[19] Als die Ejakulation einsetzte, dehnten sich plötzlich die Adern in der Nasenschleimhaut der Tiere aus. Wenn sich die Blutgefässe an dieser strategischen Stelle erweitern, nimmt die Fähigkeit des Hirnes zur Abgabe überschüssiger Wärme zu. Und dieser Mechanismus blieb bei den Versuchstieren nicht folgenlos: Mit einem Schlag ging die Temperatur des Rattenhirnes – besonders im Hypothalamus – zurück.

Es müsste schon mit dem Teufel zugehen, wenn dieses Phänomen beim Menschen fehlen würde. Denn es hat sich in zahlreichen Experimenten erwiesen, dass unser Organismus eine Zunahme der Hirntemperatur als unangenehm erlebt, während er eine leichte Abkühlung mit positiven Empfindungen quittiert. Versuchstiere zeigen durch ihr ganzes Verhalten, dass sie die experimentelle Kühlung des Kopfinneren lieben, während ihnen eine Aufwärmung Unbehagen bereitet. Laut Blumberg und Moltz gibt es zumindest ein Indiz dafür, dass der Orgasmus auch dem Menschen einen buchstäblich kühlen Kopf verschafft: Es gibt eine Form des Schnupfens, die »vasomotorische Rhinitis«, die durch eine Erweiterung der Blutgefäße der Nasenschleimhaut zustande kommt. Und ausgerechnet beim sexuellen Höhepunkt nehmen die Symptome dieser Störung zu.

Wenn man Zeitschriftenartikeln und anderen populären Schriften Glauben schenken darf, dann nimmt das Kuschel- und Treuehormon »Oxytocin« eine Schlüsselstellung für die sexuelle Befriedigung beim Geschlechtsverkehr ein. In der Tiefe seines Gehirnes produziert der kriegerische Homo sapiens danach ein Elixier, das mit allem Hader aufräumt und die Lust auf seliges Zusammensein entfacht. Auf Befehl des Hypothalamus sondert die Hirnanhangdrüse dieses Wunderhormon in den Blutstrom ab. Es leitet Geburtswehen ein, lässt die Milchproduktion beginnen, erhöht die Durchblutung des Brustgewebes. Es vermittelt – Baby wie Mutter – Sicherheit und Seelenruhe, stimmt warm und geborgen.

Während der Erektion soll der Oxytocin-Spiegel in Sekundenschnelle auf das Dreifache seines Normalwertes hochschnellen. Und auch beim Orgasmus der Frau erreicht er angeblich Spitzenwerte. Männer, bei denen Wissenschaftler die Rezeptoren für Oxytocin blockierten, hatten zwar noch einen Orgasmus, es durchrieselte sie jedoch kein wohliger Schauer mehr. Der Seelenbalsam soll auch das Gefühl trauter Geborgenheit vermitteln, das nach dem Koitus von uns Besitz ergreift. Oxytocin gilt sogar als eine perfekte Droge gegen Mangel an sexueller Empfindungsfähigkeit.

Nur zu schade, dass alle diese Behauptungen auf methodisch fragwürdigen Studien basieren. Man hatte sich nicht einmal die Mühe gemacht, den Oxytocin-Spiegel nach dem vollzogenen Akt mit einer sexuell passiven Kontrollgruppe zu vergleichen. Das Forscherteam um Manfred Schedlowski von der Universitätsklinik in Essen hat alle diese Schwächen in der methodisch bislang ausgereiftesten Untersuchung überwunden.[20] Bei Männern und Frauen, die sich selbst zum Orgasmus brachten, wurde sorgfältig ein ganzes Potpourri von Hormonen abgecheckt. Quintessenz: Von der angeblich »flächendeckend« gesteigerten

Oxytocin-Ausschüttung war nichts zu sehen. In einigen Fällen stieg der Pegel mehr oder weniger, in anderen blieb jeglicher erwarteter Anstieg aus.

Auch der erhoffte therapeutische Segen der Liebesdroge wird anscheinend den Vorschusslorbeeren bei weitem nicht gerecht, gibt Louis Gooren, Hormonspezialist an der Freien Universität Amsterdam, zu bedenken.[21] Der vermeintliche erotische Muntermacher wurde als Nasenspray in mehreren gewissenhaft arrangierten Studien bei Männern und Frauen mit sexuellen Funktionsstörungen eingesetzt. Ernüchterndes Fazit: Das Oxytocin möbelte die verklemmte Libido nicht eine Spur erfolgreicher auf als ein Placebo, eine wirkstofflose Zuckerpille.

Viel aussichtsreicher ist jedoch eine andere, rein zufällige Entdeckung zur Neurobiologie des Orgasmus. Das Rückenmark gilt zwar nur als eine primitive Verlängerung des Gehirnes; aber wenn man eine Orgasmusblockade medizinisch überwinden will, ist es vermutlich der beste Angriffsort. Bei einer Rückenmarksoperation kam der Schmerzspezialist Stuart Meloy aus Winston-Salem im US-Bundesstaat North Carolina durch Zufall den erstaunlichen Nebeneffekten eines elektronischen Impulsgebers auf die Spur.[22] Um eine Patientin von ihren Rückenschmerzen zu befreien, implantierte der Arzt ihr Elektroden ins Rückenmark. Die Drähte sollen mit elektronischen Impulsen Schmerzsignale unterdrücken und somit die Pein des Patienten vermindern. Doch mit einer Elektrode löste Meloy versehentlich einen Orgasmus aus. Er hatte wohl ungewollt Nervenbahnen stimuliert, die das Signal zur Auslösung des Orgasmus von den Genitalien »nach oben« leiten.

Bei diesem Eingriff sind die Patienten bei Bewusstsein, um dem Chirurgen die beste Position der Elektroden anzeigen zu können. Plötzlich habe die Frau aufgeschrieen. »Als ich sie fragte, was los sei, antwortete sie: Genau das müssen Sie meinem Mann beibringen«, berichtet Meloy. Nun will der Schmerztherapeut den Impulsgeber darauf testen, ob er generell zur Behandlung von Orgasmusschwierigkeiten geeignet ist. Dabei arbeitet er mit einer Firma zusammen, die auf Herzschrittmacher spezialisiert ist.

Auch bei Männern will man das Gerät testen, sagte Meloy. Möglicherweise könne das Gerät ins Gesäß der Patienten implantiert und mit einer Fernbedienung ausgestattet werden. Freilich solle das System so programmiert werden, dass seiner Nutzung Grenzen gesetzt sind. Eine entsprechende Operation komme nur »für extreme Fälle« in Frage. Die Implantation des Gerätes bedeute einen ebenso großen Eingriff wie die Implantation eines Herzschrittmachers. Der Hirnforscher James G. Pfaus aus Montreal sagt trotzdem eine größere Nachfrage für das Gerät voraus.[23] »Wenn sich 15-jährige Mädchen einer schmerzhaften Operation unterziehen, nur um ihre Brüste zu vergrößern, dann nehmen sie auch diesen Aufwand in Kauf.«

Doch nun, da die US-Gesundheitsbehörde FDA grünes Licht gab, den »Lustverstärker« an Freiwilligen zu testen, scheint er sich als Ladenhüter zu entpuppen. »Ich dachte, die Leute würden mir die Tür einrennen, um an den Versuchen teilnehmen zu können«, räumt der verdutzte Wissenschaftler ein. Weit gefehlt: Nur eine Frau hat die erste Versuchsphase bereits absolviert und lediglich eine weitere hat sich angemeldet. Dem Mediziner fehlen mindestens acht weitere Probandinnen zur ersten Prüfungsphase. Dabei würden nach aktuellen Daten 32 Prozent aller Frauen die Konditionen erfüllen: Lebenslange »Anorgasmie« oder der Verlust der früheren Orgasmusfähigkeit. Meloy ist nicht der erste, der erfahren muss, dass die weibliche Sexualität das Begriffsvermögen des männlichen Gehirnes übersteigt. Ein Gerät, das einen Höhepunkt auf Knopfdruck liefert, geht offenbar voll an der femininen Vorstellung eines erfüllten Liebesaktes vorbei. Vielleicht sollte man das Orgasmatron mit einem Timer versehen, der es nach Zufall an- und ausschaltet, wie die Einbruchssicherungen, die auf Geratewohl den Lichtschalter betätigen. Dies würde zumindest das Moment der Überraschung erhalten, das Sex in der realen Welt so anarchisch macht. Das Konzept des beliebig steuerbaren Höhepunktes kommt wohl viel eher dem männlichen Denken entgegen. Sein Wunsch, es der Frau einmal richtig zu »besorgen«, verbindet sich in dem Gerät vorzüglich mit seiner Leidenschaft für Heimwerkerei. Wenn Baumärkte das Orgasmatron führen würden, würden Männer es millionenfach ihren Frauen schenken. Am besten mit Universalfernbedienung, mit der sich auch das Garagentor bedienen lässt.

5. Sex mit sieben Siegeln

Licht in das Dunkel des weiblichen Orgasmus

Marilyn Monroe, die Sex-Ikone des 20. Jahrhunderts, machte ihrem Psychiater Dr. Ralph Greenson kurz vor ihrem Selbstmord auf einem Tonband eine frappierende Offenbarung: »Lieber Doktor! Was ich Ihnen erzählte, als ich erstmals zu Ihnen kam, ist die Wahrheit. Ich hatte nie einen Orgasmus.« Ausgerechnet der Superfrau, deren hypnotische Sinnlichkeit ganzen Heerscharen von männlichen (und weiblichen) Bewunderern feuchte Träume bescherte, blieb die höchste Ekstase des Geschlechtsaktes vorenthalten. Obwohl sie drei Ehemänner und eine ganze Latte von Liebhabern verschliss, kam sie bis zu ihrem Lebensende nicht über ihre »Anorgasmie« hinweg.

Die notorische Launenhaftigkeit des weiblichen Orgasmus sucht in der Männerwelt ihresgleichen, konzediert die amerikanische Wissenschaftsautorin Natalie Angier in ihrem soft-feministischen Bestseller »Frau – Eine intime Geographie des weiblichen Körpers«.[1] »Würden wir selbst Immanuel Kant, von dem die Sage geht, er sei jungfräulich gestorben, eine analoge sexuelle Ahnungslosigkeit zutrauen?« Auch die amerikanische Schriftstellerin Susanna Moore stößt ins gleiche Horn: Der Tumult im weiblichen Unterleib sei die »unzuverlässigste Sache der Welt«.[2]

Wie ihre englische Kollegin Jane Austin in einem anderen Zusammenhang bemerkte, ist es in der modernen Welt »eine universell anerkannte« Tatsache, dass Frauen im Bett »kommen« können. »Offenbar muss etwas wirklich sehr Sonderbares an diesem physiologischen Vorgang sein, sonst wäre es gewiss nicht notwendig, mit einer solchen Erklärung zu beginnen«, betont die Wissenschaftsautorin Elaine Morgan.[3] Niemand formuliert Sätze wie »Jeder Biologe, der etwas auf sich hält, gibt heute zu, dass Frauen gähnen«, oder »Es lässt sich nicht länger leugnen, dass Frauen – genau wie Männer – fähig sind zu frösteln«.

Die Sexualität der Frau gilt landläufig als dunkler Kontinent, aber der Orgasmus ist mit Sicherheit seine undurchsichtigste Gemarkung. Er hat im Laufe der Kulturgeschichte bei Philosophen, Theologen, Medizinern und Seelenforschern endlose Spekulationen und Diskussionen ausgelöst. »Im Gegensatz zum Einhorn, das genau deshalb interessant ist, weil es nicht existiert, oder der außersinnlichen Wahrnehmung, die vermutlich nicht existiert, aber wegen der Möglichkeit interessant ist, dass sie existieren könnte, oder dem männlichen Orgasmus, der mit eintöniger Regelmäßigkeit existiert und zum größten Teil nur diejenigen interessiert die gerade einen haben, existiert der weibliche Orgasmus zwar definitiv, aber erweckt doch Interesse, Debatten, Polemiken, Ideologie, technische Handbücher und populäre Schriften, weil er so oft abwesend ist«, bringt es der Anthropologe Donald Symons von der University of California in Santa Barbara auf den Punkt.[4]

Seitdem Masters und Johnson ihre Probanden mit diversen technischen Hilfsmitteln beim Koitieren bespitzelten, hat sich der Nebel nur geringfügig gelichtet. Es steht heute fest, dass ein erheblicher Prozentsatz aller Frauen beim »normalen« Geschlechtsverkehr ohne krönenden Abschluss auskommen muss. Der Anteil der Frauen, die wie die Monroe niemals in den Genuss des höchsten Vergnügens kommen, wird von Sexologen auf mindestens 10 bis 30 Prozent geschätzt. Doch außerhalb dieses kleinen, nun aufgeklärten Gebietes ist alles Chaos, bekräftigt die Autorin Elaine Morgan. »Wir wissen, der Orgasmus findet statt, doch bei welchem Prozentsatz von Frauen er stattfindet, wie lange im Verlauf der Evolution er schon stattfindet, wo er stattfindet, wie viel es ausmacht, wenn er nicht stattfindet, was es hervorruft, dass er stattfindet, und weshalb er so häufig nicht stattfindet – all diese Faktoren sind noch leidenschaftlich umstritten.«

Bereits in der Götterwelt des griechischen Olymps entzündete sich ein erbitterter Streit um die Frage, bei welchem der beiden Geschlechter die sexuelle Lust die höheren Wellen schlägt. Teiresias, die einzige zweigeschlechtliche Gestalt in der griechischen Mythologie, wurde herbeigerufen, um in diesem Punkt zwischen Zeus und seiner Frau Hera zu vermitteln. Zeus war der Meinung, dass Frauen beim Sex mehr Spaß empfinden. Hera erlaubte sich, auf das »starke« Geschlecht zu setzen. Der auf den Olymp zitierte Teiresias orakelte, dass der Lustgewinn von Frauen neun- bis zehnmal größer sei als der von Männern. Diese Antwort machte Hera so wütend, dass sie Teiresias auf der Stelle mit Blindheit strafte; der zufriedene Zeus aber schenkte Teiresias ein langes Leben und noch dazu die Gabe der Prophetie und sicherte ihm damit den Status als Thebanischer Seher. Dieser Streit zeigt uns, dass selbst die Götter von der potenziellen Intensität der weiblichen Sexuallust irritiert waren. Die heidnische Furcht vor der Lustwucht der Frauen wurde später vom Christentum weiter kultiviert.

Auch die großen Denker der Antike lieferten sich in Sachen weibliche Wollust bereits heftige Wortgefechte. So rief der legendäre Arzt Hippokrates eine einflussreiche Schule ins Leben, die an die Unentbehrlichkeit des weiblichen Orgasmus für den Erfolg der Befruchtung glaubte. Das ist eine Theorie, die abgewandelt in gewissen Kreisen der modernen Evolutionsbiologie fröhliche Urstände feiert. In der damaligen Zeit wurden Orgasmus und Samenausstoß noch gleichgesetzt. Daher postulierte Hippokrates, der Vater der modernen Medizin, dass auch der weibliche Körper am Höhepunkt der Lust eine (wenn auch schwächere) Form von Samen ausschüttet. Damit war übrigens die Idee der weiblichen Ejakulation geboren.

Erst durch die Mischung des männlichen und weiblichen »Ejakulates« wird danach neues Leben geschaffen. Der römische Arzt und Schriftsteller Galen verglich den männlichen Samen mit dem Gerinnungsfaktor in der Milch und den ominösen Samen der Frau mit dem Gerinnsel. »Obwohl diese Theorie der Befruchtung im allgemeinen eine befreiende Wirkung auf die weibliche Sexualität hatte«, so die beiden US-Psychologen Paul R. Abramson und Steven D. Pinkerton, »war es eine unglückselige Folge, dass Frauen, die vergewaltigt und anschließend schwanger wurden, als Lügner und Huren gebrandmarkt wurden, weil man glaubte, dass sich eine Empfängnis nur aus Lust, das heißt aus freiwilligem Geschlechtsverkehr, ergeben konnte.«[5]

Allerdings beharrte selbst Hippokrates auf der Überzeugung, dass das weibliche Vergnügen am Koitus nur ein schwacher Abglanz des männlichen sei. Der griechische Philosoph Aristoteles stand gänzlich mit der Theorie des weiblichen Samens auf Kriegsfuß. Ihm war offenbar auch die Häufigkeit der weiblichen Anorgasmie aufgefallen: »Ein klares Zeichen dafür, dass die Frau nicht die Art von Samen ausstößt, die der Mann ausstößt, und dass die Befruchtung nicht durch die Mischung der beiden Bestandteile zustande kommt, besteht darin, dass die Frau oft empfängt, ohne das Vergnügen zu erleben, das beim Liebesakt auftritt.«

Angst vor der Teufelsweiblichkeit

Das christliche Mittelalter verteufelte jegliche sexuelle Lust, und das ohne Ansehen des Geschlechts. »Im Fleisch liegt nichts Gutes«, erklärte der heilige Clemens, »der Gottesfürchtige muss das Werk des Fleisches kasteien.« Die Kirchenväter erklärten kurzerhand jede nichtproduktive Spielart der Sexualität zum Teufelswerk. Selbst Eheleute dürften nur zum Zwecke der Zeugung miteinander verkehren, befand der heilige Augustinus in einem Traktakt, das mehrere Jahrhunderte lang den Grundstein für die christliche Ehemoral lieferte.

Im 19. Jahrhundert verdichteten sich die Ressentiments gegen die weibliche Sexualität zu einer Art von historischer Massenpsychose. Frauen gingen in ihr Brautbett und wussten wenig oder nichts von dem, was sie erwartete, und erhielten undeutliche Warnungen, dass das kommende Erlebnis abstoßend sei, aber ertragen werden müsse. Männer mit höchster medizinischer Qualifikation quacksalberten, schon die Vorstellung eines Orgasmus der Frau sei eine Phantasterei kranker

Geister und völlig unglaublich. Die Ratgeber zitierten William Acton, eine führende englische Autorität seiner Zeit, der die Behauptung, dass Frauen sexuelle Gefühle hätten, als »eine schmutzige Verleumdung« verurteilte.

Paare wurden damals ausdrücklich davor gewarnt, die weibliche Lust zu entfesseln, denn es gebe »unbestreitbare Fälle, wo im Augenblick der Ekstase gezeugte Kinder ihr ganzes Leben schwachsinnig und Idioten blieben«. Die Autorin Elizabeth Osgood Goodrich Willard, die den Begriff »Sexologie« prägte, war der Ansicht, dass ein Orgasmus den Körper mehr schwäche als ein Tag voll schwerer Arbeit. Gegen extreme Fälle von »Onaniersucht« und »Nymphomanie« fuhren die Autoritäten dieser Ära schwere Geschütze auf – bis hin zur Beschneidung der Klitoris (Klitoridektomie).

Die gleiche verklemmte Epoche hat aber auch dem phänomenalen Siegeszug des Vibrators die Bahn geebnet. Auf dieses beinahe vergessene Kapitel der neueren Geschichte stieß die amerikanische Historikerin Rachel Maines, als sie auf der Suche nach Quellen übers Nähen und Stricken populäre Frauenzeitschriften des 19. Jahrhunderts durchkämmte.[6] Immer wieder fielen ihr dabei seltsame Anzeigen ins Auge, die mit Schlagzeilen wie »Vibration ist Leben« seltsam geformte Geräte zur Förderung von »Lebenskraft und Schönheit« anpriesen. Wie konnte in einer Zeit, in der schon das Wort Sex tabu war, in harmlosen Journalen für derart »unzüchtige« Freudenspender geworben werden?

Anfangs mochte Maines selbst nicht an die nahe liegende Implikation dieser Slogans glauben. Doch das eingehende Studium medizinischer Quellen enthüllte einen bizarren Abgrund ärztlichen Handelns, der ihre kühnsten Vermutungen übertraf. Ein gewisser Arzt namens Samuel Monell etwa bezeichnete 1903 die »Unterleibsmassage« mit Vibratoren als eine »akzeptierte Therapie« gegen die Hysterie. Bald dämmerte der Historikerin, dass der Einsatz der Geräte auf eine altertümliche Tradition heute verpönter genitaler Massagetechniken zurückging.

Das Krankheitsbild der »Hysterie« (wörtlich »vom Uterus ausgehend«) war bereits der hippokratischen Schule im alten Griechenland ein Begriff. Die gleichen Denker, die die Idee des weiblichen Samens propagierten, führten die einschlägigen hysterischen Symptome – darunter Reizbarkeit, Schlafstörungen und Depression – auf einen Stau dieser Säfte im weiblichen Genitaltrakt zurück. Ohne Zweifel stand dabei auch der Rückschluss auf sexuelle Unausgefülltheit im Raum.

Bereits in den alten Schriften der hippokratischen Schule wird die Unterleibsmassage als probates Heilmittel gegen Hysterie gepriesen. Und dieser Ratschlag wurde offenbar während des gesamten Mittelalters und bis in die frühe Neuzeit von unzähligen Heilkundigen aufgegriffen. Der Arzt Arnaldus von Villanova etwa beschrieb im 13. Jahrhundert die günstige Wirkung innerer Massage bei »Witwen und Nonnen«. So unfassbar die Vorstellung auch klingen mag: Bis ins frühe 20. Jahrhundert wurden offenbar ganze Heere von Opfern der weiblichen »Volkskrankheit« Hysterie therapeutisch an den Geschlechtsteilen massiert.

Es lässt sich heute kaum nachvollziehen, wieso diese medizinisch indizierte Fummelei nicht das Misstrauen und die Eifersucht der Ehegatten heraufbeschwor. Möglicherweise lag es an der zeitgenössischen Ideologie, die den männlichen Orgasmus als zentrales Ziel des Geschlechtsaktes ansah. Was Frauen fühlten, während der Arzt sie betatschte, galt folglich nicht als sexueller Höhepunkt, sondern als »hysterischer Paroxysmus«, als eine »heilsame Krise«, wie sie auch bei fiebrigen Erkrankungen der Genesung vorausgeht. Seitenlang beschrieben Ärzte die Muskelspasmen und Schreie von Patientinnen während einer solchen »Krise«, ohne dass jemand an einen Orgasmus gedacht hätte.

Es gibt übrigens auch nicht den geringsten Hinweis, dass die Mediziner dieser »Folie a Deux« im Verlauf der Jahrhunderte irgendwie Spaß abgewonnen hätten. Tatsache ist sogar, dass einige der »Masseure« bereits im 17. Jahrhundert ihre Abneigung gegen die diffizile, langwierige und für sie anstrengende Therapie zum Ausdruck brachten. Die Erfindung des elektrischen Vibrators wurde daher 1880 von der Ärzteschaft begeistert aufgenommen. Das Gerät machte das mühselige Rubbeln überflüssig, und so ließ sich eine Vielzahl an Patientinnen beglücken. Aus zeitgenössischen Quellen geht hervor, dass sage und schreibe drei Viertel aller Ärzteeinnahmen in den USA aus der Hysteriebehandlung stammten.

Doch um 1920 verschwand der Spuk plötzlich sang und klanglos aus den Arztpraxen und Zeitungsanzeigen. Das dürfte laut Maines daran gelegen haben, dass die Massagestäbe mit einem Male in den ersten Pornofilmen auftauchten, wo sie augenscheinlich »verdorbene« Dienste leisteten. Damit war das dünne therapeutische Deckmäntelchen der Behandlungstechnik aufgeflogen. Zudem setzte sich dank Sigmund Freud die Meinung durch, dass hysterische Erkrankungen eher durch analytische Gespräche als durch Handanlegen zu heilen seien.

Der Wahn um den vaginalen Orgasmus

Der Siegeszug der Freudschen Theorie und Praxis leistete der weiblichen Sexualität allerdings einen Bärendienst: Unter dem intellektuellen Einfluss des Wiener Seelenpioniers nistete sich eine fatale Fehleinschätzung in den Köpfen der Menschen ein. Sie sollte Generationen von Frauen die wahre Quelle der sexuellen Lust madig machen, und sie flößte dem weiblichen Geschlecht arge Selbstzweifel und Minderwertigkeitskomplexe ein.

Freud klammerte sich an ein durch die Volksweisheit und durch zahllose Anatomiebücher geprägtes Vorurteil: Das sexuelle Gegenstück des Penis sei die Vagina. Sie allein bestimme die weibliche Sexualität, nur ihre Penetration führe echte Befriedigung herbei. Der Urvater der Psychoanalyse stellte in seinen Theorien dementsprechend zwei unterschiedliche Formen des weiblichen Höhepunktes vor – den vaginalen und den klitoralen Orgasmus. Danach ist der erstere die reife Form, der letztere besitzt lediglich den Status einer infantilen Ersatzbefriedigung. Freud behauptete, dass die leitende erogene Zone bei kleinen Mädchen zwar die Klitoris sei, dass die Erregbarkeit aber während des Erwachsenwerdens »an die benachbarten weiblichen Teile« weitergeleitet werde, »etwa wie ein Span Kienholz dazu benützt werden kann, das härtere Brennholz in Brand zu setzen«.

Damit war der Mythos vom vaginalen Orgasmus geboren. Der klitorale Orgasmus sei hingegen unweiblich und quasi männlich, denn die Klitoris stelle nichts anderes als einen minderwertigen, verkümmerten Penis dar. »Überall dort, wo der Einfluss der Psychoanalyse hinreichte«, diagnostiziert der Wissenschaftspublizist Dieter E. Zimmer, »war damit den Frauen ein Reifepensum aufgegeben: Sie mussten unbedingt den wahren, den vaginalen Orgasmus erreichen, und wenn ihnen der nicht gelang, taten sie recht, an ihrer Weiblichkeit zu zweifeln.«[7]

Lynn Margulis, Biologin an der University of Massachusetts, pflichtet diesem vernichtenden Urteil bei.[8] »Freuds Spekulationen, von der Medizinergemeinde als ›Fakten‹ kodifiziert, bescherten drei Generationen von Frauen überflüssige Gefühle der sexuellen Unzulänglichkeit.« Noch härter ging die amerikanische Feministin Anne Koedt 1970 in einer epochalen Streitschrift mit der psychoanalytischen Verklärung des vaginalen Orgasmus ins Gericht.[9] Die Theorie sei ein reiner Propagandafeldzug, den sich lüsterne Männer ausgedacht hätten, um die Frauen zu überreden, nicht nur mit ihnen ins Bett zu gehen, sondern auch noch so zu tun, als ob sie es ungemein genossen hätten, und sich hinterher auch noch artig zu bedanken.

Einige Äußerungen aus der Freudschen Schule scheinen dieser bösartigen Deutung Recht zu geben. So riet Alexander Lowen, Erfinder der »Bioenergetik« und eine der Galionsfiguren der therapeutischen Psychoszene, seinen Klienten ausdrücklich davon ab, beim Liebesakt die Klitoris zu stimulieren. Diese Form des Vorspiels sei unzweckmäßig, schrieb er 1965 in einer Abhandlung über die weibliche Sexualität, »weil die meisten Männer es als eine Last empfinden, Frauen auf diese Art zum Höhepunkt zu bringen«.[10] Wenn sich der Koitus verzögert, weil der Mann die Frau klitoral stimuliert, »so legt dies dem natürlichen Wunsch nach Nähe und Intimität die Zügel an«. Während der Penetration lenke die Aufmerksamkeit auf die Klitoris den Mann zu sehr von seiner eigenen körperlichen Wonne ab. Allerdings könne man es den Männern auch nicht zumuten, sich dieser Aufgabe nach der erfolgten Ejakulation anzunehmen, »denn dadurch wird es unmöglich, die Entspannung und den Frieden zu genießen, die zu den Belohnungen der Sexualität gehören«.

Alle jene Frauen, die es nicht schafften, ihre »infantile Fixierung« auf die Klitoris abzuschütteln und durch die vermeintlich reife vaginale Lustquelle Vagina zu ersetzen, wurden kurzerhand als neurotisch und »frigide« abgestempelt. So hieß es anno 1934 in einem führenden Lehrbuch über weibliche Sexualstörungen lapidar: »Das einzige Kriterium für die Frigidität ist die Abwesenheit des vaginalen Orgasmus.«

So absurd und unausgegoren die Freudsche Theorie heute auch klingen mag, so ist es doch eher unwahrscheinlich, dass damit eine Verschwörung der Penisträger bedient werden sollte. Das Motiv für die geistige Verirrung findet sich vermutlich an einer anderen Stelle. Wie es aussieht, ging Freud einer beschönigenden Sicht des Kosmos auf den Leim. Er dichtete der Natur offenbar gütige Wesenszüge an und verließ sich darauf, dass ihr Harmonie und das Wohl ihrer Geschöpfe am Herzen lag. Derselbe Akt, der die Chance auf eine Befruchtung maximiert – die vaginale Penetration –, müsste den beiden Geschlechtern in einer perfekten Welt auch das größte Maß an Befriedigung bringen. Wenn die Gefühle der Frauen nicht zu diesem Idealbild passten, dann wurden sie von den Therapeuten passend gemacht. Und weil das Passendmachen in der Praxis nicht funktionierte, wurde der Misserfolg nach bewährter Therapeutenmanier im Fachkauderwelsch zerredet.

In gewisser Weise unterlag Freud übrigens dem gleichen »naturalistischen« Fehlschluss wie schon die Kirchenväter, die Sex nur zu Fortpflanzungszwecken dulden wollten. Beide Gedankengebäude vertrauten darauf, dass man das »Gute« und »Gesunde« mit den Zielen der Natur gleichsetzen könne. Dieser verführerische Psycho-Irrtum wird uns an anderer Stelle wieder begegnen. Auf jeden Fall hat dieser Mythos gar nichts mit der realen Arbeitsweise der Evolution gemein: In

Wirklichkeit ist die große Schöpfungskraft ein blinder Uhrmacher, der sich herzlich wenig um Harmonie und um die Gefühle von uns »Gametenspendern« schert. Die Natur huldigt auch keineswegs dem Perfektionismus, sondern greift bei Bedarf auf Flickwerk, Improvisationen und behelfsmäßig zusammengeschusterte Notlösungen zurück.

Die unharmonische Konstruktion der menschlichen Sexualorgane konnte langfristig gar nicht verborgen bleiben. Bereits um 1850, ein halbes Jahrhundert vor Sigmund Freuds folgenschwerer Irrlehre, reimte sich der französische Physiologe Jules Guyot die Fakten zusammen.[11] »Die Klitoris ist der Hauptsitz der weiblichen Geschlechterempfindung. Der vaginale Kanal ist nicht das Organ der Empfindung. Er kann zu der Begeisterung beitragen und den Orgasmus beschleunigen, aber für sich alleine und in erster Linie ist er nur ein Accessoire.«

Mitte des 20. Jahrhunderts fiel es dann den Kritikern wie Schuppen von den Augen. In seinem Klassiker »Das sexuelle Verhalten der Frau« deckte Kinsey 1953 nach einem sorgfältigen Literaturstudium massive Unstimmigkeiten in der Theorie vom vaginalen Orgasmus auf. Die Innenwand der Vagina sei fast völlig empfindungslos und könne sogar, ohne Schmerz zu bereiten, geschnitten werden, während die Klitoris hoch sensibel sei. Frauen, die sich durch Masturbation selbst zum Orgasmus brächten, würden sich fast nie ein Objekt in die Tiefe der Scheide einführen. Auch in lesbischen Liebesbeziehungen kämen die Partnerinnen ohne jede Form von Penetration auf ihre Kosten. Schließlich gebe es nicht den geringsten Hinweis darauf, dass die libidinöse Besetzung im Verlauf der weiblichen Entwicklung von der Klitoris zur Vagina wandert.

1962 machten Masters und Johnson mit ihren Laborstudien der vaginalen Fixierung den Garaus. Quintessenz: Die ekstatische Empfindung beim Orgasmus sei stets dieselbe, egal durch welche Reizung der Höhepunkt zustande kommt. Indirekt werde die Klitoris ohnehin bei jeder Stellung stimuliert. Zudem könne kein Freudianer ein Kriterium nennen, das eine Abgrenzung zwischen klitoralem und vaginalem Orgasmus erlaube. 1976 räumte der Hite-Report, der auf einer gigantischen Befragung beruhte, die letzten Zweifel aus: Ungefähr 70 Prozent aller Frauen gaben zu, dass sie durch die Penetration alleine nicht zum Orgasmus kommen konnten.

Das weibliche Lustorgan

Die Abkehr von der Vaginalzentriertheit der Freudianer schärfte das Bewusstsein für eines der am meisten unterschätzten und ignorierten Organe des Menschen: die Klitoris. Diese kostbare Perle, die sich zwischen den Hautfalten der kleinen Schamlippen versteckt, hebt sich nur im Erregungszustand von ihrer Umgebung ab. Auf sinnliche Reize reagiert sie ähnlich wie ihr männliches Gegenstück, der Penis: Innerhalb von Sekunden beginnt sie zu prickeln, was ihr auch den Namen »Kitzler« eingebracht hat. Sie füllt sich mit Blut, schwillt an, richtet sich auf und schiebt sich nach vorne, als wolle sie noch mehr von den erspürten Wohltaten erhaschen.

Wie die Ergebnisse neuerer Messreihen beweisen, ist die Klitoris keineswegs jener »kleine Hügel«, den uns sowohl die Übersetzung aus dem Griechischen als auch der vordergründige Augenschein vorgaukeln wollen. Zu dieser Neueinschätzung gelangte die junge Gynäkologin Helen O'Connell aus Melbourne, die mit 3-D-Kameras den Unterleib von zehn Frauenleichen sondierte.[12] Fazit: Das weibliche Lustzentrum gleicht einem Eisberg, von dem nur die sichtbare Spitze nach außen ragt, während sich der Löwenanteil unsichtbar ins Innere des Körpers ausdehnt.

Das auf Freudenspenden spezialisierte Organ ist nach diesen Ergebnissen mindestens doppelt so groß, wie bisher angenommen. »Wir haben eine Menge Gewebe gefunden, das in keinem der gängigen Anatomiebücher beschrieben ist«, betont O'Connell. »Dass man das meiste davon nicht sehen kann, heißt noch lange nicht, dass es nicht da ist.« Der von außen sichtbare Teil der Klitoris geht auf der Innenseite in eine pyramidenförmige Masse von Schwellgewebe über, das die Dimensionen eines Daumenglieds besitzt.

Aber das ist noch nicht alles, denn zwei Fortsätze, die bis zu neun Zentimeter lang sein können, ragen in den Körper hinein und schließen sich an weitere Schwellkörper an, die sich teilweise an die Vorderwand der Vagina schmiegen. »Die Klitoris ist näher an der Harnröhre und bedeckt einen viel größeren Teil der vorderen Vaginalwand, als bislang angenommen«, sagt O'Connell. »Der Schwellkörperanteil ist sogar größer als beim Mann.« Es ist rätselhaft, wieso selbst etablierte Lehrbücher diese unterirdische Verzweigung übersehen konnten. Die Ärztin vermutet, dass in der Vergangenheit vor allem die Leichen älterer Frauen unter den Messern der Anatomen endeten. Sie hatten auch in der australischen Untersuchung kleinere Genitalien als junge Frauen.

Anders als der Penis ist die Klitoris keine Umkleidung der Harnröhre, sondern schlicht und einfach ein hoch sensibles Nervenbündel. Die Struktur, die frühe Anatomen abschätzig »obszönes Organ viehischer Wollust« nannten, ist mit 8000 Nervenfasern bepackt. Das sind mindestens so viele wie im männlichen Glied, aber sie sind höher konzentriert und auf engerem Raum verdichtet. Eine solche Zusammenballung von Nervenfasern ist nirgendwo sonst im Körper anzutreffen, auch nicht in den Fingerspitzen, den Lippen und in der Zunge. Der Penis und die Klitoris sind entwicklungsbiologisch quasi aus dem gleichen Holz geschnitzt: Der Embryo besitzt noch einen neutralen Vorläufer, der zum Penis reift, wenn er einen Schuss männlicher Hormone abbekommt, andernfalls wird er zur Klitoris. Mit anderen Worten haben Penis und Klitoris dieselben embryologischen Ursprünge und werden daher auch »homologe« Organe genannt.

Alle Säugerweibchen sind mit diesem »Dorn der Wollust« ausgestattet. Manche Äffinnen, vor allem in Südamerika, können sogar mit einer XXL-Variante aufwarten, die den Penis in den Schatten stellt. Oft enthält sie eine Rinne und hilft, beim Urinieren den Urin vom Körper des Weibchens fernzuhalten, ähnlich wie der Penis beim Männchen. Bei den meisten anderen Affen wie auch bei den Menschenaffen und Menschen wirkt der sichtbare Anteil dagegen eher unscheinbar. Eine kleine Klitoris kriegt bei der Begattung von hinten zwangsläufig wenig Action mit. Auch bei Arten, die wie wir Menschen frontal kopulieren, wird die Klitoris während des Verkehrs nicht sonderlich stark gereizt. »Sie ist bei diesen Arten so raffiniert angeordnet, dass man meinen könnte, sie sei dafür geschaffen, beim Verkehr nicht automatisch stimuliert zu werden«, gibt der Evolutionsbiologe Robin Baker von der Universität von Manchester zu bedenken.[13] »Außerdem ist es für ein Männchen schwer, eine kleine, halb oder gänzlich versteckte Klitoris zu finden.«

Bei Frauen gibt es beträchtliche individuelle Unterschiede, sowohl was die Größe der Klitoris angeht als auch ihren Abstand von der Vagina. Einige Forscher behaupten, dass eine zu hoch gelegene Klitoris Frauen der Fähigkeit beraubt, beim Koitus zum Orgasmus zu gelangen. Im Durchschnitt beträgt die Entfernung zwischen Meatus (der äußeren Harnröhrenmündung) und Klitoris weniger als 38 Millimeter. Ein Wissenschaftler will mit seinen Messreihen bewiesen haben, dass ein Abstand von über 38 Millimetern die Hoffnung zunichte macht, je einen Höhepunkt bei der Penetration zu erreichen. Andere streiten die Bedeutung der Lage ab und insistieren, dass es in erster Linie auf die Beweglichkeit ankommt.

Die Analytikerin Marie Bonaparte, die noch bei Freud persönlich auf der Couch lag und zur Wegbereiterin seiner Schule in Frankreich avancierte, wollte der Natur mit haarsträubenden Methoden ein Schnippchen schlagen: Mit Wissen des Meisters unterzog sie sich mehrmals einer Operation, die darauf zielte, ihre Klitoris näher an die Vagina zu platzieren, und zu der sie auch andere Frauen beschwatzte. Offenbar hatte sich ihr vermeintlich »infantiles« Lustorgan geweigert, seine erotische Ansprechbarkeit ordnungsgemäß auf die Vagina zu übertragen. Nun sollte die chirurgische Annäherung die Transmission erleichtern. Doch die Eingriffe misslangen, und Bonaparte starb, ohne je den herbeigesehnten »reifen« vaginalen Orgasmus erlebt zu haben.

Immer wieder geistert der Glaube durch die Köpfe, dass die Größe der Klitoris Aufschluss über die sexuelle Aktivität ihrer Eignerin gibt. In früheren Jahrhunderten glaubte man, dass »übermäßige« Masturbation, nymphomanische weibliche Sexsucht und lesbische Praktiken an einer überdimensional großen Klitoris zu erkennen seien. Bis zur Mitte des 20. Jahrhunderts war in einem britischen Lehrbuch der forensischen Medizin die voluminöse Klitoris einer angeblichen Lesbierin abgebildet. Auch schwarzen Frauen dichtete man damals einen exorbitanten Kitzler an. Im 19. Jahrhundert wurden in Frankreich die Genitalien von 6000 Prostituierten vermessen. Es fand sich keine Bestätigung für den erwarteten klitoralen Riesenwuchs. Spätere Messreihen sollten übrigens zeigen, dass auch die Ausmaße der Vagina keine Beziehungen zu den jeweiligen Sexpraktiken aufweisen.

Die Vorstellung vom Segen der großen Klitoris kommt auch bei eingeborenen Völkern vor. Bei den Marianen im westlichen Pazifik ist man der Ansicht, dass Frauen mit einem stattlichen Organ einen größeren Lustgewinn erzielen. Ihre Liebhaber unternehmen daher heftige Anstrengungen, das Körperteil durch Reiben und Ziehen zu vergrößern. Auch der berüchtigte Marquis de Sade war offenbar von den Dimensionen des weiblichen Lustspenders besessen. Eine seiner Heldinnen besitzt eine riesige Klitoris, mit der sie wie ein Mann penetriert, Stoßbewegungen vollführt und Orgasmen erlebt. Rein wissenschaftlich sind solche Vorstellungen vermutlich Nonsens: Frauen, die beim Sex leicht gipfeln oder gar mehrere Höhepunkte hintereinander genießen, haben keineswegs eine größere Klitoris als andere.

Massaker am Venushügel

Tragischerweise streiten sich die Wissenschaftler in den Industrienationen seit Jahrzehnten darüber, ob das Epizentrum der weiblichen Lust ein paar Zentimeter höher oder tiefer residiert, während gleichzeitig Hunderten von Millionen Mädchen in Afrika von Dorffrauen gezielt die Klitoris herausgeschnitten wird, um ihnen möglichst gänzlich jeden sexuellen Appetit zu verderben. In manchen Ländern wie Sudan, Somalia und Äthiopien sind praktisch alle weiblichen Einwohner Opfer dieser Genitalverstümmelung, die manchmal beschönigend »weibliche

Beschneidung« genannt wird, obwohl sie mit einer Penisamputation zu vergleichen ist.

Die Prozedur wird in unterschiedlichen Abstufungen von Grausamkeit vollstreckt. Das Spektrum reicht von der »Klitoridektomie«, also der partiellen oder vollständigen Entfernung der Klitoris, bis hin zur »Infibulation«, der abscheulichsten Variante: Hier werden Klitoris und kleine Schamlippen abgehackt und dann die Ränder der großen Schamlippen abgehäutet, damit sie sich über Harnröhrenausgang und Scheide wie eine klaffende Wunde zusammennähen lassen und nur ein kleines Loch für den Abfluss der Sekrete offen bleibt. Wenn ein infibuliertes Mädchen heiratet und dem Penis des Ehemannes Einlass gewähren muss, werden die Fäden gezogen, und die vernarbte Haut der großen Schamlippen wird ein Stück weit wieder aufgerissen.

Obwohl die betroffenen Kulturen einen islamischen Einschlag haben, war die Genitalverstümmelung bereits lange vor Mohammed im alten Ägypten gang und gäbe. Wie es aussieht, ließen die Pyramidenbauer diese seltsame »Ehre« jedoch nur den Töchtern der Pharaonen und anderer hochgestellter Persönlichkeiten angedeihen. Wahrscheinlich hat selbst die wegen ihrer Schönheit gerühmte Kleopatra all ihre Liebesabenteuer in Abwesenheit einer Klitoris erlebt. Die extreme Form der Genitalverstümmelung trägt jedenfalls immer noch den Beinamen »Pharaonische Beschneidung«.

Die Kandidatinnen werden von den Frauen in ihrer Umgebung von frühester Kindheit damit indoktriniert, dass sie angeblich eine widerliche Deformation zwischen ihren Beinen tragen, die jede Hoffnung auf ein menschenwürdiges Leben zunichte mache, berichtet die amerikanische Anthropologin Hanny Lightfoot-Klein.[14] Wenn man das »Geschwür« nicht amputierte, würden sie sexuell so gierig werden, dass sie sich jedem Mann an den Hals werfen müssten. Sie würden als Prostituierte enden und ihre Familie entehren. Dieses schreckliche Stück Fleisch würde sie dazu bringen, widerlich zu stinken, und wie ein Krebs wachsen, bis es »wie der Hals einer Gans« zwischen ihren Knien baumelte. Und es würde sie so abstoßend machen, dass kein einziger Mann sie mehr nehmen würde.

Die Kandidatin ist in der Regel sieben, acht Jahre alt, und es kann durchaus sein, dass sie der Zeremonie, die sie, wie sie glaubt, endlich zu einer »richtigen Frau« machen wird, mit einer gewissen freudigen Spannung entgegensieht, weil ihre weiblichen Bezugspersonen ihr den schönsten Tag ihres Lebens in Aussicht stellen. In den ländlichen Gegenden wird die Operation traditionell von unausgebildeten »Hebammen« ohne Betäubung und keimtötende Interventionen vollzogen. Kein Wunder, dass einige Mädchen kurz nach dem Eingriff verbluten oder wenige Tage darauf an Blutvergiftung, Tetanus oder Wundbrand sterben. Viele Überlebende werden monatelang von Unterleibsschmerzen gepeinigt, weil die Wunden nicht heilen wollen oder sich durch das schlecht abfließende Blut und Urin infizieren.

Es gibt eine große Tendenz, die Schuld an diesem Wahnsinn auf die patriarchalische Männerwelt zu schieben. Die Unsitte wird der Unterdrückung der weiblichen Sexualität durch das starke Geschlecht zugerechnet, die uns in extremen Formen in islamischen Kulturen begegnet. Die »Beschneidung« soll die Frau »zähmen«, indem sie ihre angeborene Lüsternheit abtötet und ihr jede Lust auf außereheliche Affären austreibt. Der Psychologe Roy Baumeister von der Case Western University gibt jedoch zu bedenken, dass die Genitalverstümmelung rundherum der weiblichen Kontrolle unterliegt – Männer sind von dem Ritual ohnehin gänzlich ausgeschlossen. Gemäß sporadischer Umfragen scheinen die meisten Männer in diesen Ländern die Operation abzulehnen. Die Mehrheit zöge – auch zum Heiraten – unbeschnittene Frauen vor. Sie scheuen sich nur, diesen Wunsch in die Tat umzusetzen, weil der Gatte einer klitoral unbeschädigten Gemahlin mit dem Hohn und der Verachtung seiner gesamten weiblichen Umgebung rechnen muss.[15]

Es scheint ohnehin schwer vorstellbar, dass es je eine Gesellschaft gegeben habe, in der Männer unter der übertriebenen sexuellen Abenteuerlust der Frauen leiden mussten. »Zugängliche« Frauen sind in jedem maskulinen Universum Mangelware. Wahrscheinlich steckt hinter der weiblichen Beschneidung ein anderes Motiv, meint Baumeister: Männer besitzen in den meisten Gesellschaften mehr materielle Ressourcen, während Frauen mehr Macht über das knappe Gut der Sexualität ausüben. In den Ländern, in denen sie gänzlich vom wirtschaftlichen Reichtum ausgeschlossen sind, müssen Frauen bestrebt sein, einen möglichst hohen Gegenwert für ihre wichtigste Ressource zu erzielen. Und eine wirkungsvolle Methode besteht darin, die Tauschware künstlich zu verknappen, so dass ihr Marktwert in die Höhe geht.

Das ist die gleiche Strategie, die die OPEC, die Organisation der Erdöl exportierenden Länder, beim Verkauf des schwarzen Goldes verfolgt: Um einen Niedergang des Erdölpreises zu verhindern, ordnet die Vereinigung bei jeder Gelegenheit eine Verringerung der Fördermenge an. Die OPEC muss auch ständig agitieren und Vorsorge treffen, damit keines ihrer Mitglieder ausschert und die Gewinnmarge durch zu billige Verkäufe ruiniert. Möglicherweise, so spekuliert Baumeister, entspricht die unselige weibliche Beschneidung einer unbewussten »OPEC-Strategie« afrikanischer Frauen, die, ökonomisch ausgedrückt, auf eine Verringerung der Lust-Fördermenge hinausläuft.

Zumindest vordergründig scheint die Rechnung aufzugehen, erklärt der US-Mediziner Ben R. Huelsman.[16] Bei einer Befragung gaben 80 Prozent der pharaonisch beschnittenen Frauen an, sie hätten noch nie einen Orgasmus erlebt. In der Gruppe mit der »sanften« Abart betrug die Anorgasmierate nur 12 Prozent. Trotzdem gibt es überraschenderweise zahlreiche ethnologische Befunde, die zeigen, dass bei vielen Frauen die Fähigkeit zum sexuellen Lustgewinn erhalten bleibt. Auf die Frage, ob sie Sex noch genießen könne, erfuhr Lightfoot-Klein von einer Informantin: »Welche Frau tut es nicht? Die pharaonische Beschneidung kann das nicht ändern.« Sie sagte: »Ganz gleich, was die Ihnen wegschneiden, niemand kann das ändern.«

Ebenso, wie der ganze Organismus danach strebt, auf höchstem Niveau zu funktionieren, so strebt offenbar auch das sexuelle Nervensystem sein eigenes maximales Funktionsniveau an, schreibt die Anthropologin. »Wenn seine wichtigsten erogenen Zonen beschädigt oder zerstört werden, findet oder schafft es wahrscheinlich andere erogene Zonen, die ihre Stelle übernehmen.« Teilweise liegt die »Restlust« auch darin begründet, dass der Eingriff die in der Tiefe verborgenen Bestandteile der Klitoris verschont. Die bereits erwähnte Analytikerin Marie Bonaparte, die ihre eigene Klitoris umpflanzen wollte, erfuhr dies übrigens von einer beschnittenen afrikanischen Patientin, die das Zentrum ihrer Lust unter dem klitoralen Narbengewebe lokalisierte.

Die Beseitigung der Klitoris, folgerte Bonaparte, hilft der Vagina anscheinend doch nicht, deren nun frei gewordene sexuelle Sensibilität zu übernehmen. Damit widersprach sie ihrem Lehrmeister Freud, der tatsächlich diese Hoffung mit der Klitoridektomie verband. Freud teilte übrigens auch eine Überzeugung, die in vielen afrikanischen Ländern als Rechtfertigung für die weibliche Beschneidung herhält. Danach sind Menschen bei der Geburt gewissermaßen noch bisexuell und weisen unerwünschte Körpermerkmale des »falschen« Geschlechtes auf. Die Operation verwischt dieses ästhetische Manko und verleiht dem Schoß im Extremfall das »makellose« glatte Aussehen einer Barbiepuppe. Manche westlichen Intellektuellen neigen leider dazu, das viehische Ritual stillschweigend zu akzeptieren, weil jede Kritik angeblich eine »kolonialistische« Einmischung in eine fremde Kultur darstellt. Mit diesem Argument müsste man auch Völkermord, Vergewaltigung und Sklaverei durchgehen lassen, wenn diese Dinge nicht gerade vor der eigenen Haustüre passieren.

Schlussstrich unter den G-Punkt

Trotz modernster physiologischer Forschungsarbeiten wurde Freuds Mythos vom vaginalen Orgasmus bis heute nicht vollends ausgeräumt. In der Tat berichten viele Frauen, dass der sexuelle Höhepunkt bei ihnen zwei oder gar mehrere verschiedene Formen annehmen kann. Die New Yorker Sexologin Helen Singer Kaplan hält allerdings dagegen, dass es bei der Frau nur einen physiologischen Orgasmus gibt.[17] Seine Quelle liegt stets in einer klitoralen Reizung, aber er ruft Resonanzen in den Muskeln rund um die Vagina hervor. Auch die emotionale Beteiligung kann dem Erlebnis einen veränderten Anstrich geben. »Wir benutzen die gleichen Muskeln, um einen Hamburger zu essen und in einem Feinschmeckerlokal zu dinieren. Aber es fühlt sich völlig anders an.«

Zudem verschaffte der teilweise frenetische Wirbel um den so genannten »G-Punkt« der freudianischen Vaginalfixierung eine Wiederbelebung. Im vorderen Bereich der Scheide, am Eingang zur Harnröhre, soll eine für sexuelle Reize besonders sensible, ungefähr walnussgroße Gewebezone liegen: der nach dem deutschen Gynäkologen Gräfenberg benannte »G-Spot« oder G-Punkt. Er verhilft Frauen angeblich zu intensivsten sexuellen Genüssen, und seine fachmännische Reizung löst demnach Mehrfachorgasmen aus. Zudem soll der ominöse G-Punkt mit einem bisher noch unbekannten Gegenstück zur männlichen Prostata gekoppelt sein, das die legendäre »weibliche Ejakulation« orchestriert. Im Augenblick des Höhepunktes wird hier ein dem Prostata-Sekret ähnliches Ejakulat ausgestoßen.

Die Fachdiskussion um die vaginale Triggerzone trägt bisweilen Züge eines Glaubenskrieges, vermerkt das Magazin PM.[18] »Ebenso emsig wie der sagenhafte König Artus und die Ritter seiner Tafelrunde auf der Suche nach dem Heiligen Gral gewesen sind, so beflissen haben etliche Sexualwissenschaftler und Frauenärzte versucht, den G-Punkt aufzuspüren.« Die Existenz des »Lustknopfes« wird alleine durch Befragungen belegt – bei anatomischen Untersuchungen an weiblichen Leichen wurde keine Zone gefunden, die dem G-Punkt entsprechen könnte. Der G-Punkt soll sich außerdem nur im erregten Zustand ertasten lassen, dann sei er eine schwammartige, bohnenförmige Ausstülpung.

Auf Basis einer erschöpfenden Übersicht über die Fachveröffentlichungen hat der amerikanische Mediziner Terence Hines von der Pace University kürzlich einen Generalangriff gegen den »Scheidenwahn« gestartet.[19] Zentraler Tenor: Diesen Ort der Wollust gibt es nicht! »Die wissenschaftlichen Hinweise sind so unzureichend, dass sie fast lachhaft sind«, kritisiert Hines. »In keiner anatomischen oder physiologischen Studie hat man nachweisen können, dass es eine Zone gibt, die besonders stark durchblutet und mit Nervenzellen versorgt ist.« Dabei könne ein so nervenreiches Gewebe Anatomie-Experten doch nicht entgangen sein. »Solange das fragliche Zellgewebe nicht gründlich erforscht worden ist, wird der G-Punkt eine Art gynäkologisches Ufo bleiben: etwas, wonach emsig gesucht und worum viel debattiert wird, dessen Vorkommen allerdings nach objektiven Kriterien nicht bewiesen ist.«

Auch Hines stellt nicht in Frage, »dass einige Frauen tatsächlich sehr erfüllende Orgasmen bekommen, wenn sie sich an der betreffenden Stelle stimulieren«. Nur sei dafür eine von den Berichten über den G-Punkt genährte Erwartungshaltung verantwortlich. Wer den G-Punkt also suche, der finde ihn auch. Werner Habermehl, Soziologieprofessor und Leiter des Institutes GEWIS in Hamburg, schließt sich diesem Verdikt an: »Den von seriösen Experten immer äußerst skeptisch beäugten Super-Orgasmus oder sogar einen ganz speziellen, vom klitoralen Orgasmus zu unterscheidenden vaginalen Orgasmus gibt es jedenfalls eindeutig und endgültig nicht.«[20]

Bleibt die Frage offen, warum viele Fachleute so nachhaltig auf der Existenz dieses gynäkologischen Phantoms beharren. Der Hamburger Sexualforscher Wolfgang Berner sortiert die Befürworter nach Gruppen.[21] »Die einen, so etwa einige Feministinnen, wollen auch den Frauen die Fähigkeit zur Ejakulation zusprechen; den anderen geht es darum, homologe, also ähnliche Körperteile bei beiden Geschlechtern zu finden.« Sein Münchner Kollege Professor Götz Kockott pflichtet bei: »Der G-Punkt ist nicht das Ei des Kolumbus. Das sexuelle Erleben wird mehr von der Psyche als vom Körper gesteuert.« Der Menschheitstraum vom garantierten Orgasmus auf Knopfdruck wird wohl immer ein Mythos bleiben. Außerdem sind auch die Gefahren nicht zu unterschätzen: So setzt der Glaube an den G-Punkt Frauen unter Druck, sie seien unvollständig oder gar krank, wenn sie ihn nicht haben oder nicht finden können.

Trockene Fakten zur weiblichen Ejakulation

Auch die Überbewertung der weiblichen Ejakulation könnte sich buchstäblich als Schlag ins Wasser erweisen. Womöglich merkte schon der Urmensch, dass der Schoß der Frau im Eifer der sexuellen Erregung Flüssigkeit ablässt. Auf einem Tausende Jahre alten, steinzeitlichen Felsfries in der Pilbara in Westaustralien ist eine Kollektivverpaarung abgebildet. Aus der weit geöffneten Vulva einer Teilnehmerin regnet ein veritabler Monsun auf die Umgebung herab.[22] Doch erst Hippokrates hat das Phänomen ausdrücklich gewürdigt: »Eine Frau entlässt auch etwas aus ihrem Körper ... Wenn ihr Verlangen nach dem Verkehr erregt ist, emittiert sie vor dem Mann und empfindet für den Rest der Zeit nicht im gleichen Ausmaß Freude.«

Der Sexualwissenschaftler Berner sieht den weiblichen Erguss eher nüchtern. »Solches Drüsengewebe gibt es, doch der Anteil der Frauen, die ejakulieren, ist nicht bestimmbar.« Aus manchen Frauen flösse es stärker, aus anderen schwächer, und auch jede Frau ejakuliere mal mehr, mal weniger. Die Übergänge seien »fließend«. Und schließlich bleibt dahingestellt, ob es sich bei der Emission tatsächlich um einen ganz besonderen Saft – eben ein dem Prostata-Sekret ähnliches Ejakulat handelt. Werner Habermehl, der 132 Männer und Frauen zum Laborsex ins Hamburger GEWIS-Institut einlud, kam nämlich bei der Analyse der weiblichen Absonderung zu einem ganz anderen Ergebnis: Die vermeintliche »Ejakulation« entpuppte sich schlicht und einfach als normaler Harngang, bei den Frauen hatte vor Erregung die Kontrolle über die Blasenmuskulatur versagt. Viele Säugetierweibchen urinieren bei der sexuellen Begegnung und machen dadurch das Männchen scharf.

Rätseln, warum Frauen kommen

Die Frage nach dem Was und Wie des weiblichen Orgasmus ist zwar berechtigt und hat in der Vergangenheit erhebliche Kontroversen ausgelöst. Doch bei genauem Licht betrachtet lenkt dieser strittige Punkt von der entscheidenden intellektuellen Herausforderung ab. Die große Preisfrage, mit der sich schon die klügsten Köpfe herumschlugen und deren Beantwortung das Kaliber für einen Nobelpreis besitzt, dreht sich um einen anderen Punkt: Warum gibt es überhaupt den weiblichen Orgasmus, was hat sich die Natur nur bei dieser wundersamen Erfindung gedacht?

Im Jargon der Evolutionsbiologen wird diese Frage etwas anders formuliert, betont der Anthropologe Donald Symons von der University of California in Santa Barbara.[23] Die Detektive der menschlichen Stammesgeschichte würden gerne wissen, ob der weibliche Orgasmus eine so genannte »Adaption« darstellt. Eine Adaption ist ein evolutionär gewachsenes Merkmal, das dem Organismus beim Überleben und bei der Weitergabe seiner Gene hilft. So ist unser Herz eine adaptive Maschine, die den nährenden roten Lebenssaft in das Gewebe pumpt. Auch das Gefühl der Angst stellt eine adaptive Ingenieursleistung dar, die uns anhält, uns vor Gefahren in Sicherheit zu bringen. Die Lebewesen, die ihren Konkurrenten in der Vergangenheit eine Adaption voraus hatten, konnten diese im Daseinskampf übertrumpfen. Eine Adaption kann man unter anderem auch daran erkennen, dass sie ihren Dienst präzise und zuverlässig verrichtet.

Vieles am weiblichen Orgasmus weckt Zweifel, ob er eine solche adaptive Funktion besitzt. Wenn wirklich ein intelligentes Design hinter diesem Lustgipfel steckte, dann hätten sich die orgasmusfähigen Frauen in unserer stammesgeschichtlichen Vergangenheit zwangsläufig besonders erfolgreich fortgepflanzt. Doch alle Fakten sträuben sich gegen diese Theorie. Wie wir bereits gelernt haben, glänzt der weibliche Orgasmus im Tierreich durch Abwesenheit und kommt selbst bei unseren nächsten Verwandten, den Affen, höchstens sporadisch vor. Die

Adaption weiblicher Orgasmus müsste also schon eine spezielle Sonderentwicklung beim Homo sapiens sein.

Doch auch bei unserer eigenen Spezies gibt es wenig Anhaltspunkte dafür, dass der weibliche Orgasmus einen adaptiven Zweck erfüllt. Beim Mann ist der sexuelle Höhepunkt mit der Ejakulation gekoppelt. Männer, die ihrer Gier nach Ekstase frönen, streuen daher ihren Samen automatisch besonders erfolgreich aus. Es ist jedoch möglich, Frauen zu befruchten, ohne dass sie die geringste Lust empfinden. Sie können sogar gegen ihren Willen und im bewusstlosen Zustand geschwängert werden, während beim Mann ohne Einverständnis gar nichts läuft.

Wenn die Klitoris dazu dient, die Begattung der Frau mit einem Orgasmus zu belohnen, dann macht sie ihre Arbeit denkbar schlecht. Unzählige Studien aus der ganzen Welt beweisen, dass in dieser Hinsicht ein großer Teil aller Frauen in die Röhre schaut. Bereits 1953 demonstrierte Alfred C. Kinsey mit einer Befragung von über 8000 Frauen, dass weniger als die Hälfte beim Geschlechtsverkehr regelmäßig einen Orgasmus haben. Mitte der 90er Jahre bezifferte die sorgfältigste (amerikanische) Erhebung, die je vorgenommen wurde, die Quote der regelmäßig »kommenden« Frauen auf 29 Prozent. Aber auch in deutschen Betten sieht es keinen Deut besser aus. Nach einer vom Magazin FOCUS in Auftrag gegebenen Umfrage des INRA-Instituts können sich nur 29 Prozent aller Frauen beim partnerschaftlichen Sex auf einen Höhepunkt verlassen.[24] Und in Indien, dem Mutterland der Kamasutra-Wonnen, ist das Höchste der Gefühle nur 10 bis 15 Prozent aller Frauen regelmäßig vergönnt.[25]

Dabei sind diese Zahlen womöglich noch zu hoch gegriffen, gibt die Historikerin Rachel Maines zu bedenken.[26] Die meisten Frauen stehen unter dem Druck, als »normal« und »weiblich« zu erscheinen. Da die Medien jedoch fast ausschließlich sexuell »funktionierende« Liebhaberinnen porträtieren, fügen sich vermutlich viele Frauen dieser sozialen Erwartung und bauschen bei Befragungen ihre Orgasmusrate auf.

Auch der Blick auf so genannte »primitive« Kulturen liefert das gleiche Bild, notiert der Anthropologe Donald Symons. Es überwiegen die

Gesellschaften, die die weiblichen Empfindungen beim Sex mit Geringschätzung bestrafen. In der menschlichen Geschichte wurde meist energisch abgestritten, dass Frauen überhaupt sexuelle Wonne verspüren. So empfahl man im viktorianischen England einer Braut vor der Hochzeitsnacht: »Lege dich zurück und denke an England«. Trotzdem hat man sich auch früher prächtig fortgepflanzt. Die Kulturen, die weibliche Genitalverstümmelung praktizieren, weisen phänomenale Geburtenraten auf, von denen unsere marode Rentenversicherung nur träumen kann.

Der weibliche Orgasmus ist ein launischer Gast, der seine Besuche außerordentlich unberechenbar abstattet. Das bekommen sogar die »Transsexuellen« zu spüren, die sich chirurgisch »umpolen« lassen, weil sie das Gefühl haben, im falschen Körper gefangen zu sein: Nach einer Umwandlung vom weiblichen ins männliche Geschlecht werden die Höhepunkte häufiger und intensiver, während die umgekehrte Metamorphose von einem Rückgang der Orgasmusfähigkeit begleitet wird. Ein anderer Befund lässt die adaptive Bestimmung des weiblichen Orgasmus noch problematischer erscheinen. Just die Form der Penetration, die den weiblichen Lustgewinn mit der größten Sicherheit verunmöglicht, macht eine Befruchtung besonders wahrscheinlich.

Der Trend ist zwar empirisch noch nicht hundertprozentig abgesichert, aber bisher weisen alle Pfeile in die gleiche Richtung, postulieren die beiden Psychologen Jonathan A. Gottschall und Tiffany A. Gottschall von der St. Lawrence University bei New York: Die Wahrscheinlichkeit, bei einer Vergewaltigung geschwängert zu werden, ist größer als beim freiwilligen Geschlechtsverkehr.[27] Die beiden Forscher ließen erhebliche methodische Vorsichtsmaßnahmen walten, bevor sie mit ihrer provozierenden Behauptung an die Fachpresse gingen. Ihre Daten beruhen auf einer repräsentativen Zufallsstichprobe von 8000 Frauen zwischen 12 und 45 Jahren, die Auskunft über ihre sexuelle und reproduktive Vorgeschichte gaben.

Sage und schreibe 6,4 Prozent aller vergewaltigten Frauen wurden durch die einmalige Zwangskopulation schwanger. Bei den gleichaltrigen Frauen, die freiwillig mit ihrem Partner ins Bett gingen und obendrein bewusst auf Verhütung verzichteten, endeten jedoch nur in 3,1 Prozent aller Sexakte in einer Schwangerschaft. Vergewaltiger, die sich an nicht verhütenden Frauen (vier Fünftel der Gesamtzahl) vergingen, befruchteten sogar acht Prozent ihrer Opfer. Es ist zwar nicht ganz klar, wie diese hohe Zeugungsfähigkeit zustande kommt, aber die Psychologen haben immerhin eine Hypothese: Vergewaltiger haben vielleicht ein feines Gespür für Signale der Fruchtbarkeit und picken gezielt Frauen aus der grauen Masse heraus, die durch ihren Eisprung ein besonders großes Fortpflanzungspotenzial besitzen.

Solche schwerwiegenden Einwände haben jedoch ganze Heerscharen von Wissenschaftlern nicht davon abgehalten, adaptive Theorien über die evolutionäre Funktion des weiblichen Orgasmus aufzustellen. Die folgende Aufstellung erhebt keinen Anspruch auf Vollständigkeit, und alle Leser sind zum Miträtseln und Kritisieren aufgerufen.

Spaß muss gar nicht sein

Die einfachste und naheliegendste Theorie geht davon aus, dass der Orgasmus bei Frauen die gleiche Aufgabe erfüllt wie bei Männern: Die Aussicht auf den hohen Lustgewinn dient demnach als unwiderstehliche Antriebskraft, die das folgenschwere Besamtwerden schmackhaft macht. Doch diese Annahme lässt sich nur schwer mit der launischen Unzuverlässigkeit des weiblichen Höhepunktes in Einklang bringen: Wenn die weibliche Orgasmusfähigkeit den Fortpflanzungserfolg erhöhte, dann müssten sexuell gut »funktionierende« Frauen besonders viele Kinder machen. Am Ende hätten regelmäßig »kommende« Frauen ihre orgasmusarmen Geschlechtsgenossinnen von der Bildfläche der Evolution verdrängt.

Außerdem hat die Motivations-Theorie noch ein weiteres Defizit, erklärt der amerikanische Anthropologe Daniel Rancour-Laferriere.[28] »Aus den Sex-Umfragen geht keineswegs hervor, dass Frauen, die Orgasmen haben, häufiger mit Männern ins Bett gehen als anorgasmische Frauen. Es gibt auch keine gesicherten Daten, die beweisen würden, dass besonders lustfähige Frauen mehr Nachwuchs in die Welt setzen als jene, die beim Verkehr weniger Vergnügen empfinden.«

Nach einer nahe verwandten Theorie dient die sexuelle Ekstase als Betäubungsmittel, das den angeblichen Widerwillen der Frau gegenüber dem Geschlechtsakt abtötet. Genitalkontakt und Austausch von Körperflüssigkeit seien für viele Frauen derart widerlich, dass nur eine rauschartige Benommenheit diese Abneigung übertönen könne. Es ist jedoch unlogisch, dass diese »Einlullung« am schwächsten sein soll, wenn die Frauen jung und fruchtbar sind. Nach den Zahlen der Sexologen nimmt die weibliche Orgasmusfähigkeit nämlich im Verlauf der Ehejahre zu und erreicht ihren höchsten Punkt, wenn die Befruchtungschancen längst im Schwinden begriffen sind. Zudem lassen sich so unmöglich die hohen Kinderzahlen in den Kulturen erklären, die die sexuelle Genussfähigkeit der Frau missachten oder gar beschneiden.

Die so genannte »Jackpot-Theorie«, die den weiblichen Orgasmus mit dem Nervenkitzel beim Glücksspiel an Spielautomaten vergleicht, bei dem lediglich dann und wann der Jackpot in Form silberner Münzen ausgespuckt wird, nimmt einigen Einwänden den Wind aus den Segeln. Ihr Urheber, der Londoner Psychologe Glenn Wilson zieht das Verhalten von Versuchstieren heran, die stets eine Belohnung für bestimmte Verhaltensweisen erhalten.[29] Derart »verstärkte« Reaktionen treten immer häufiger auf. Überraschenderweise bleibt die Lektion aber noch viel besser haften, wenn die Belohnung nur gelegentlich (»intermittierend«) verabreicht wird. Die sporadische Belohnung hat zur Folge, dass die Tiere sich auch durch längere »Durststrecken« nicht beirren lassen, als hätte man ihnen eingebläut, dass sich das Durchhalten früher oder später auszahlen wird.

Wenn sich der weibliche Höhepunkt ebenso zuverlässig einstellte wie der männliche, bestände die Gefahr, dass viele Frauen den Geschlechtsverkehr vorzeitig und unbesamt beenden würden, weil sie vor den Männern in die Zielgerade einbiegen. Die betreffenden Frauen würden keine genetischen Spuren hinterlassen. Aber auch das völlige Ausbleiben des Orgasmus hätte die genetische Fitness reduziert, weil den Frauen die Lust am Liebesspiel vergangen wäre. Just die Frauen, die lediglich sporadisch den Jackpot der genitalen Lust einheimsten, wurden dadurch angespornt, den Geschlechtsakt zu wiederholen und immer wieder an die »Spieltische der Fortpflanzung« zurückzukehren.

Grob gesagt meint die Theorie, dass Frauen durch ihren neurologischen Apparat ebenso unwiderstehlich zum Koitus getrieben werden wie Glücksspieler zum Hunderennen. Sie hat den unschätzbaren Vorteil, dass sie nicht nur das Eintreten, sondern auch das Ausbleiben des weiblichen Höhepunktes zum Thema macht: Der Orgasmus motiviert weibliches Verhalten im Schlafzimmer, nicht obwohl, sondern gerade weil er nur gelegentlich ein Gastspiel macht. Intermittierend belohnte Spieler entwickeln eine suchtartige Besessenheit und versuchen, mit den abergläubischsten Verrenkungen den Jackpot aus dem Automaten herauszukitzeln, als wollten sie sich an seinem G-Punkt zu schaffen machen.

Der britische Entdeckungsreisende Sir Richard Francis Burton, der Mitte des 19. Jahrhunderts Afrika erkundete, wollte übrigens den gleichen Mechanismus bei den pharaonisch beschnittenen Frauen beobachtet haben. Angeblich dämpfte die Verstümmelung die Libido der Frauen nicht, sondern nährte noch ihre Unersättlichkeit. Die Verwüstung ihrer Geschlechtsteile machte es den Frauen nach seiner Ansicht schwerer, sexuell befriedigt zu werden und intensivierte genau deshalb ihre Begierde.

Nichtsdestotrotz ist auch die Jackpot-Theorie des weiblichen Orgasmus mit schwerwiegenden Unzulänglichkeiten behaftet. Sie lässt zum Beispiel völlig außer Acht, dass Tierweibchen sich auch ohne die Belohnung durch (intermittierende) Lustgipfelerfahrungen paaren. Warum sollte ausgerechnet beim Übergang zum Menschen eine völlig ungekannte »Orgasmussucht« hinzugekommen sein, und worin liegt deren neuartiger Beitrag für die Verbreitung der Gene? Außerdem fehlt der Theorie die geistige Trennschärfe, die eine echte wissenschaftliche

Theorie ausmacht, moniert der Anthropologe Symons. »Wenn Frauen doch regelmäßig einen Höhepunkt hätten, würde ja auch niemand daraus ableiten, dass dieser keine evolutionäre Adaption darstellt, nur weil er nicht unregelmäßig auftritt.«

Die Jackpot-Theorie behauptet in ihrem Kerne keineswegs, dass eine Frau, die stets den Höhepunkt erreicht, seltener Lust auf Sex hätte als andere. Sie würde nur schneller das Interesse verlieren, falls die Belohnung einmal ausbliebe. Aber genau diese Gefahr würde ja bei einer Frau, die regelmäßig käme, per Definition gar nicht bestehen. Schließlich stellt sich ernsthaft die Frage, ob die Prämisse – regelmäßig motiviertes und damit verstärktes Verhalten erlahmt, wenn »Nieten« auftreten – überhaupt zutrifft. Männer verfallen ja auch nicht schlagartig ins Mönchtum, nur weil das Zepter ihrer Leidenschaft im Kampf gegen die Schwerkraft schon mal den Kürzeren zieht.

Ihr Höhepunkt als Beziehungskitt

Mit einer sentimental angehauchten Theorie über den weiblichen Orgasmus ist der Londoner Wissenschaftsautor und Zoologe Desmond Morris hervorgetreten. Kernaussage: Die Natur hat der Frau den Gipfel der Ekstase geschenkt, um die monogame Paarbindung und den Zusammenhalt der Familie zu zementieren. Der menschliche Nachwuchs sticht bei seiner Geburt durch seine extreme Unreife und sein außerordentliches Pflegebedürfnis hervor. Lediglich die Paare, die leidenschaftlich aneinander hängen, sind der anspruchsvollen Elternrolle gewachsen. »Wenn die Menschenfrau jederzeit in ihrem Zyklus sexy ist und sehr befriedigende Orgasmen mit ihrem männlichen Partner hat, hilft dies, sicherzustellen, dass kopulierende Paare sich heftig ineinander verlieben und auf diese Art zusammen bleiben, um bei der Kindererziehung zusammenzuarbeiten«, bringt es der Londoner Psychologe Glenn Wilson auf den Punkt.[30]

Die sexuelle Lust dient demnach als soziales Schmiermittel, das die

Anhänglichkeit zwischen Männlein und Weiblein steigert. Dummerweise steht die Theorie mit den empirischen Fakten auf Kriegsfuß. Sie geht zum Beispiel stillschweigend über die unberechenbare und launische Anwesenheit des weiblichen Orgasmus hinweg, kritisiert die Autorin Natalie Angier.[31] Wenn die Theorie zuträfe, »dann wäre die menschliche Klitoris weit effizienter, als sie es ist. Dann würde sie allein auf die Kopulationsbewegungen sofort ansprechen und würde Ruhe geben, sobald der Mann fertig ist. Tatsächlich aber ist nur die Minderheit der Frauen imstande, durch bloßes Ruck-zuck-Gerammel zum Orgasmus zu kommen.«

Der naive Glaube an die bindende Kraft der sexuellen Lust lässt zudem auf ein gehöriges Maß an Weltfremdheit schließen. Wie die Schlagzeilen der Regenbogenpresse beinah täglich illustrieren, besitzt der (Wunsch nach einem) Orgasmus das zerstörerische Potenzial, auch den harmonischsten Ehesegen in die Luft zu jagen. In monogamen Beziehungen wird die knisternde Erotik sehr oft durch den verheerenden Coolidge-Effekt (s. S. 219 f.) abgetötet, der den destruktiven Wunsch nach Abwechslung nährt. Tatsache ist sogar, dass Männer in monogamen Langzeitbeziehungen einen eher niedrigen Testosteronspiegel – also einen geringen Orgasmushunger – aufweisen. »Die Theorie vernachlässigt den reproduktiven Wettbewerb«, beanstandet Donald Symons, »und verklärt die natürliche Auslese zu einem mehr oder weniger wohltätigen kreativen Prozess, der die Menschen dazu konstruiert hat, in Harmonie und Glück zu leben.«

Auch der Blick auf unsere nächsten Verwandten im Tierreich, die Affen, bringt die Schwächen der Paarbindungstheorie ans Tageslicht. Wie das Beispiel der Gibbons, Marmosetten und Tamarinen untermauert, sind intensive monogame Bindungen kein Privileg der Gattung Homo sapiens. Die betreffenden Primaten praktizieren zwar ebenfalls »eheähnliche« Dauerbeziehungen, doch sie haben nur selten Geschlechtsverkehr, und ihre Paarbindung hat ohne weiblichen Orgasmus Bestand. Makaken und Schimpansen verkörpern das andere Extrem. Bei ihnen existieren überhaupt keine »Beziehungskisten«, aber dennoch treiben sie es auf Teufel komm raus mit ihresgleichen. Die Anthropologin Dianne Harley ging dem nach und folgerte, dass »ständige sexuelle Aktivität und Anziehung zwischen zwei Sexualpartnern keine zwingenden Voraussetzungen für die Dauerhaftigkeit von Paarbindungen zwischen den beiden Geschlechtern bei Menschenaffen sind. Man kann davon ausgehen, dass eher die umgekehrte Beziehung gilt.«[32]

Klitoris macht wählerisch

Vielleicht sind die klitoralen Eruptionen der Wollust gar kein Instrument der Partnerbindung, sondern ein empfindlicher »Geigerzähler« für die optimale Partnerwahl. Diese Auffassung liegt jedenfalls der Theorie vom »domestic bliss«, also des häuslichen Glückes zugrunde. Das Gedankengebäude hat den Vorzug, dass es ausdrücklich die abseitige Lage der Klitoris und das sporadische Vorkommen des weiblichen Orgasmus in den Mittelpunkt stellt. »Wenn der weibliche Orgasmus automatisch wäre, könnte eine Frau sein Auftreten oder seine Abwesenheit nicht einsetzen, um die emotionale Qualität einer sexuellen Beziehung zu beurteilen«, gibt der Zoologe John Alcock von der Arizona State University in Tempe zu bedenken.[33]

Ein Auswahlmechanismus muss Unterscheidungshilfen geben: Er muss bei der richtigen Stimulation heftig reagieren und bei zu schwacher Reizung eben nicht. Wir können nicht erwarten, dass er auf jeden männlichen Kopulationsversuch reagiert, wie ungeschickt, träge, unaufmerksam, kurz und egoistisch er auch sein mag. Die Orgasmusfähigkeit ist nach dieser Theorie ein feiner Seismograph, der Frauen die Fähigkeit verleiht, Partner zu identifizieren, die sich um sie sorgen, sie verstehen und die Bereitschaft haben, ihr eigenes sexuelles Vergnügen hintanzustellen oder zu kürzen, um ihrer Partnerin sexuelle Befriedigung zu gewähren. Die Klitoris ist danach nicht nur ein Organ des Genusses; sie hilft einzuschätzen, wie wirksam und verlässlich ein Mann Zuneigung zeigt, und ob er als potenzieller Vater geeignet ist.

Aus evolutionärem Kalkül dürfte dieser »Partnerqualitätsdetektor« nur auf Männer ansprechen, die eine hohe Fitness an den Tag legen, meint der Evolutionsbiologe Geoffrey F. Miller von der University of New Mexico in Albuquerque.[34] »Auch die physische Fitness für langen, Energie verzehrenden Sex und die nötige geistige Fitness, um zu begreifen, was Frauen wollen und wie man ihre Wünsche erfüllt. Die wählerische Klitoris dürfte nur dann Orgasmen erzeugen, wenn sich die Frau wirklich von Körper, Geist und Persönlichkeit eines Mannes angezogen fühlt und dieser seine Aufmerksamkeit und Fitness durch die richtige Stimulation bekundet.«

Das Faszinierende an diesem Mechanismus sei, dass kritische Entscheidungen über Sex, Partnerwahl und Lebensführung auf der Basis von Lust, und nicht von Status, Bildung, Religion oder Ähnlichem getroffen werden. »Das Abendessen wird in erster Linie nicht nach dem brutzelnden Hauptgericht, dem knackigen Salat oder dem fruchtigen Nachtisch, sondern nach dem Zischen des Champagners beurteilt«, vermerkt der Anthropologe Daniel Rancour-Laferriere.

Fragt sich, ob diese gefühlsbetonte Form der weiblichen »Qualitätskontrolle« auch den Dimensionen des männlichen Befruchtungsinstrumentes Beachtung schenkt. Alles spricht dafür, dass die Herrenwelt bei unserer Spezies nur deshalb ein für Primatenverhältnisse riesenhaftes Organ besitzt, weil diese Ausstattung der frühzeitlichen Damenwelt imponierte. Im eigentlichen Befruchtungswettbewerb bieten die Goliaths keine Überlegenheit, weil »Kleinkaliber« die Samenfracht genauso wirkungsvoll zum gewünschten Ort transferieren.

Das bedeutet nicht unbedingt, dass die Penisgröße immer noch eine wichtige Rolle für den weiblichen Lustgewinn spielt. Männer, die unter phallischen Minderwertigkeitskomplexen leiden, werden in dieser Hinsicht von allen Seiten beschwichtigt. Der Devise »Es kommt nicht auf die Größe an« können allerdings die wenigsten etwas abgewinnen. Laut Umfragen halten die meisten Männer ihr bestes Stück für vergleichsweise zu klein geraten, egal, was unter ihrer Gürtellinie baumelt. Vermutlich messen sie sich an den enormen Exponaten aus Pornofilmen.

Die 10.000 Amerikaner, die sich zwischen 1990 und 1997 einer operativen Penisvergrößerung unterzogen, hatten fast alle einen relativ normalen Ständer.

Desmond Morris verspottet die Behauptung, die Größe des Organs sei Nebensache, als »sonderbares Märchen« zur Beruhigung von Stummelträgern: »Die Wahrheit ist einfach, dass ein großer Penis die Frau stärker stimuliert.« Doch die 375 Frauen, die man kürzlich an der niederländischen Universität Groningen nach ihren Peniserfahrungen befragte, mochten diese Einschätzung nicht teilen: 77 Prozent stuften das Format als »unwichtig« oder gar »völlig unwichtig« ein.[35] Damit ist die Penisgröße allerdings immer noch nicht ganz vom Tisch. Nach einer Erhebung der Zeitschrift »Psychology today« finden Frauen, die sich selbst als gutaussehend beschreiben, die genitale Masse eher Klasse. Und auch sexuell sehr erfahrene Frauen bringen einer hünenhaft ausgebildeten Männlichkeit eine erhöhte Wertschätzung entgegen.

Wenn der weibliche Orgasmus tatsächlich als Gradmesser für die männliche Tauglichkeit fungiert, entsteht daraus eine interessante Rückkoppelung. Er wird dann nämlich zu einem Kommunikationsmittel, das den Männern signalisiert, wie gut sie bei der »Musterung« abgeschnitten haben. Mit dem Ausdruck kulminierender Wollust gibt die Frau dem Mann zu verstehen, dass sie eine gute Wahl getroffen hat, und dass sie keineswegs vorhat, es sich woanders richtig »besorgen« zu lassen. In einem Universum, in dem Seitensprünge und Kuckuckskinder auf der Tagesordnung stehen, können Männer jeden Beistand für ihre Vaterschaftssicherheit gebrauchen.

Doch auch wenn die Theorie vom »domestic bliss« durch eine gewisse Eleganz besticht, sieht die Beweislage ausgesprochen dürftig aus. Einer der wenigen und auch nicht unbedingt eindeutigen Belege stammt seltsamerweise aus dem Rotlichtmilieu, berichtet die Biologin Lynn Margulis von der University of Massachusetts.[36] Die Daten zeigen, »dass heutige Callgirls oder Prostituierte der oberen Kategorie, die zu Hause arbeiten, ebenso oft zum Orgasmus gelangen wie andere Frauen, während einfache Straßenprostituierte größere Schwierigkeiten mit der Klimax haben«. Straßennutten, die quasi »mit jedem hergelaufenen Fremden« ins Bett gehen, vermeiden demnach mit dem Orgasmus unbewusst auch die Schwängerung durch einen lausigen Freier.

Ansonsten ergeben sich jedoch viele haltlose Voraussagen aus der Theorie, konstatiert Elisabeth A. Lloyd, Professorin für Philosophie an der University of California in Berkeley.[37] Sie geht zum Beispiel davon aus, dass Frauen aus den »Bettqualitäten« eines Mannes auf seine Eignung als Gefährte und Kindererzieher schließen können. In Wirklichkeit geben die erotischen Fertigkeiten keinerlei Auskunft darüber, wie viel jemand als Partner oder Vater taugt. Eine Studie lieferte sogar Anzeichen, dass Frauen gerade bei solchen Männern am besten zum Orgasmus kommen, die am wenigsten in Beziehungen investieren. Theoretisch müssten Frauen demnach auch besonders oft mit Männern ins Bett steigen, die dort besonders »gut« sind. So plausibel und selbstverständlich diese Annahme auch klingt – die empirischen Ergebnisse liefern keine Bestätigung dafür. Schließlich impliziert die Theorie, dass Frauen an der »Richterskala« ihrer sexuellen Höhepunkte ablesen, wie es um die Güte ihrer Beziehung steht. Auch diese Hypothese ist intuitiv überzeugend, aber unzutreffend: Bereits in den 70er Jahren diagnostizierte der berühmte »Hite Report«, dass die emotionale Nähe zu ihrem Liebhaber Frauen stärker zum Sex animiert als die Hoffnung auf einen Ekstasegipfel.

Es ist heute in intellektuellen Zirkeln gang und gäbe, der ungeschickten und »rammelsüchtigen« Männerwelt den schwarzen Peter für die weit verbreitete weibliche Orgasmushemmung zuzuschieben. »Bei dieser Betrachtungsweise hat jede Frau ein angemessenes Potenzial für orgastische Erregungssteigerung, wenn nur ihr Partner verständig und erfahren genug ist, sie richtig zu stimulieren«, bestätigt der amerikanische Psychologieprofessor Seymour Fisher.[38] Das Hauptproblem ist danach die »phallokratische« Mentalität der Männer, denen immer noch nicht in den Nillen-Kopf hineingeht, dass sie mit einem hastig herunter geturnten Rein-Raus-Spiel bei Frauen keinen Blumentopf gewinnen können.

Manche feministischen Schriften erkennen nur eine Ursache für das weibliche Ekstasedefizit an: Die fehlende Bereitschaft der Männer, auf die sexuellen Wünsche der Frauen einzugehen. Es soll auch gar nicht geleugnet werden, dass ein auf seine genitale Lust fixierter, uneinfühlsamer Klotz der weiblichen Empfindungsfähigkeit einen Dämpfer aufsetzen kann. Aber es lässt sich einfach nicht mit den Fakten vereinbaren, dass das Ungenügen der Männer das Hauptübel für die weibliche Sexualität darstellt. Das schließt der Psychologe Fisher aus seiner Studie, in der 300 Frauen mittleren Alters Auskunft gaben, was sie im Bett anmachte und abturnte.

Quintessenz: Einfühlsame Männer, die fleißig Sexratgeber und andere Anleitungen studierten, um ihre eigenen Techniken zu verbessern, lockten bei ihren Partnerinnen den Höhepunkt auch nicht besser hervor als die üblichen »Dilettanten«. Eine Gruppe von Alkoholikern, bei denen man keine besondere Raffinesse erwarten würde, war ebenso fähig, ihre Frauen zum Orgasmus zu bringen, wie ihre abstinenten Geschlechtsgenossen. »Untersuchungsergebnisse dieser Art zeigen auf, dass die Fähigkeiten des Sexualpartners für die Erregung der Frau nicht so wichtig sind, wie viele bisher geglaubt haben«, folgert Fisher. »Eine Frau, die bei ihrem Mann Orgasmusschwierigkeiten hat, und dann glaubt, sie brauche einen Sexualpartner mit ›besseren Techniken‹, geht sehr wahrscheinlich von einer falschen Annahme aus.« Das ist umso bemerkenswerter, als viele Partner »frigider« Frauen unter dem Stigma leiden und sich mit Schuldgefühlen herumquälen.

Die Theorie der Partnerbindung und die des »domestic bliss« treffen die gleiche Kernaussage: Durch ihre (eingeschränkte) Orgasmusfähigkeit werden Frauen motiviert, sich auf den einen idealen »Traumpartner« festzulegen, der das Zeug hat, sie in den siebten Himmel zu führen. Doch das Terrain der weiblichen Sexualität birgt so viele Ungereimtheiten und Rätsel, dass auch die entgegengesetzte Hypothese Anklang findet: Ihr erotisches Lustpotenzial stimmt Frauen promiskuitiv und animiert sie dazu, es mit vielen Männern zu treiben.

Klitoris macht unersättlich

Gewisse Weibchen aus unserer Primatenverwandtschaft dienen als Kronzeugen für die Theorie der Unersättlichkeit. So werfen sich Berberäffinnen und Schimpansinnen im Östrus beinah wahllos allen möglichen Männchen aus ihrer Horde an den Hals und vollziehen mit jedem einen flotten Quickie. Nicht die pure Genusssucht, sondern der nackte Überlebenstrieb der Gene hat den Äffinnen diesen promiskuitiven Drang aufdiktiert, befindet die Anthropologin Sarah Hrdy von der University of California in Davis.[39] Bei vielen Tierarten, zum Beispiel bei Nagern und Katzen, besonders aber bei Primaten, bringen Männchen den (unreifen) Nachwuchs ihrer Vorgänger um, wenn sie die Macht über eine Gruppe an sich reißen. Durch diesen »Infantizid« werden die Weibchen, deren Stillhormone plötzlich wegfallen, schneller wieder befruchtungsfähig. Der Eroberer hat dadurch bessere Chancen, seine Erbfaktoren auszubreiten.

Weibchen, deren Nachwuchs von Kindstötung bedroht ist, haben daher ein hervorragendes Motiv, sich mit Scharen von Männchen zu amüsieren: Der Gruppensex verwischt das Wissen um die Vaterschaft. Weil jeder Teilnehmer der »Affenorgie« der Papa sein könnte, sind alle gut beraten, rücksichtsvoll mit den gezeugten Äffchen umzugehen. Hrdy vermutet, dass die Menschenfrauen der Frühzeit einst promiskuitive, begehrliche, bindungslose Diplomatinnen waren, wie es viele Primatenweibchen noch heute sind. Sie vergnügten sich mit so vielen Partnern, wie sich technisch bewerkstelligen ließ, und nahmen die Risiken, die mit der Vielpaarerei einhergehen, in Kauf, um dadurch die nach Ansicht der Anthropologin weit ernstere und stets gegenwärtige Gefahr des Infantizids zu verringern.

Dass der weibliche Orgasmus nicht ruckzuck und auf Kommando ins Rollen kommt, ist nach dieser Theorie von der Evolution gewollt: Bei Frauen, die bei ihrer ersten koitalen Begegnung keinen Höhepunkt haben, steigt der Anreiz, sich auf der Stelle nach dem nächsten Lover umzusehen. Durch diese sexuelle Unersättlichkeit wird zunehmend das

Netz der potenziellen Väter ausgedehnt. An diesem Punkt gehen Hrdys Überlegungen offenkundig mit der Jackpot-Theorie konform.

In der heutigen Welt setzt eine Frau ihren Ruf aufs Spiel, wenn sie wie ein Berberaffenweibchen herumpoussiert, und in manchen Kulturen wird solch sittenloses Verhalten sogar mit dem Tod bestraft. Die repressive Gesellschaft, argumentiert Hrdy im Einklang mit Sex-Revoluzzern wie Wilhelm Reich und Herbert Marcuse, hat den Frauen vor langer Zeit ihren archaischen sexuellen Erfahrungshunger ausgetrieben. Wenn die Theorie zutrifft, müssen die Frauen der Frühzeit einst unglaublich ausschweifende und sexhungrige Geschöpfe gewesen sein. Sie müssen mindestens das Maß an Brünstigkeit besessen haben, das die Frauenbewegung den Männern so gerne als Macho-Gehabe aufs Butterbrot schmiert. Alles, was Frauen heute an Zurückhaltung und Sprödigkeit vorschützen, ist nach dieser Theorie nur ein kulturell verordnetes Gaukelspiel.

Bedauerlicherweise gehört diese nymphomanische Utopie in die gleiche Kategorie wie die Sage von Atlantis oder die Mär von den prähistorischen Astronauten. Nicht ein Indiz deutet darauf hin, dass solche »mannstollen« Frauen die Erde je bevölkert hätten. In der Tierwelt sind weibliche Orgasmen – sofern sie überhaupt existieren – ohnehin viel seltener als beim Homo sapiens. Aber auch in primitiven Gesellschaften – mit Ausnahme einiger Pazifischer Inseln – hat die Frauenwelt nichts mit der angeblichen sexuellen Libertinage der »Wilden« am Hut. Auf der Insel Mangaia in Zentralpolynesien wird der weibliche Geschlechtstrieb angeblich besonders enthusiastisch ausgelebt. Nach den Berichten der Ethnologen können sich die mangaianischen Frauen bei jedem Liebesakt an zwei oder drei Orgasmen delektieren. Bereits die halbwüchsigen Knaben werden von erfahrenen Lehrerinnen selbstlos in die hohe Kunst des Liebemachens eingeführt. Die Mangaianer wissen womöglich mehr über weibliche Anatomie als die meisten europäischen Mediziner. Im Mix der kulturellen Varianten stellen die Inseln der wilden Frauen allerdings die absolute Ausnahme dar. Tatsache ist, dass die meisten einfachen Gesellschaften den weiblichen Orgasmus mit Nichtbeachtung übergehen. Ein Zeichen dafür, so die berühmte Ethnologin Margaret Mead[40], dass bei Frauen weniger »Orgasmusdruck« besteht.

Frauen, die besonders leicht zum Orgasmus kommen, sollten nach Hrdys Theorie eigentlich eine Neigung zu Partnerwechsel und »Rudelbumsen« haben. Eine Forschergruppe um den Biologen Randy Thornhill von der University of New Mexico hat diese Annahme getestet, mit negativem Ergebnis.[41] »Wir fanden keinen Zusammenhang zwischen der Zahl der Geschlechtspartner, die eine Frau in ihrem Leben hatte, und der Häufigkeit ihrer Orgasmen.« Das kann nur heißen, dass sich viele Frauen mit hohem Orgasmuspotenzial nichtsdestotrotz auf monogame Langzeitbeziehungen beschränkten, während nicht wenige ihrer Geschlechtsgenossinnen von Bett zu Bett hüpften, obwohl sie dabei keinen Höhepunkt erreichten.

Es ist auch vom evolutionären Design her völlig abwegig, dass Frauen sonderlich auf ausschweifende und ungezügelte Sexkontakte abfahren, gibt der Anthropologe Donald Symons zu bedenken. Frauen tragen nun einmal unleugbar die Hauptlast beim Kinderkriegen. Wenn sie sich aufs Geratewohl dem erstbesten Samenspender hingäben, bestände die Gefahr, sich untaugliches Erbgut einzuhandeln. Außerdem würden sie am Ende noch von einem unverantwortlichen Lüstling befruchtet, der sie mit der Bürde der Schwangerschaft und der Aufzucht der Nachkommenschaft alleine ließe. »Die sexuell unersättliche Frau kommt in erster Linie, wenn nicht ausschließlich, in der Ideologie des Feminismus, in den Hoffnungen der Knaben und in den Ängsten der Männer vor.«

Stets und überall weisen sich die Herren der Schöpfung als sexhungriger aus, stimmt der amerikanische Evolutionsbiologe Steven Pinker überein.[42] »In allen Gesellschaften sind es größtenteils oder ausschließlich die Männer, die umwerben, unsittliche Anträge machen, verführen, Liebeszauber anwenden, als Gegenleistung für Sex Geschenke machen, einen Brautpreis bezahlen (statt eine Mitgift anzunehmen), Prostituierte in Anspruch nehmen und vergewaltigen.«

Triebe ohne Gegenliebe

Dass der Sexualtrieb bei Männern stärker pressiert, wird auch durch eine umfangreiche Literaturübersicht bestätigt, die der Psychologe Roy Baumeister von der Case Western University vorgenommen hat.[43] So geht der Gedanke an Sex über 50 Prozent aller Männer täglich durch den Kopf, während nicht einmal ein Fünftel aller Frauen jeden Tag an die körperliche Liebe denkt. Ein durchschnittlicher Kerl wird täglich mehrmals von sexuellen Erregungszuständen übermannt, die der typischen Frau höchstens ein paar Mal pro Woche die Fassung rauben. Männer schwelgen fast doppelt so häufig in sexuellen Phantasien wie Frauen, und in ihren feuchten Tagträumen kommen sehr viel mehr Sexualpartner vor.

Bei einer groß angelegten Erhebung kam heraus, dass sich die weiblichen Befragten für die Dauer ihres Lebens drei bis vier Sexualpartner wünschten. Auf der männlichen Wunschliste standen dagegen 64 Liebhaberinnen! Männer blicken bei Umfragen auch auf eine viel größere Zahl von Sexkontakten zurück als Frauen; es bleibt allerdings dahingestellt, ob dieses bizarre statistische Missverhältnis nur auf Wunschdenken basiert. In einer aktuellen Jugendstudie siebten die Wissenschaftler solche Extremgruppen aus, die nichts mit Sex am Hut hatten und jene, die an gar nichts anderes denken konnten. Drei Viertel der Hyperkeuschen waren Mädchen, während 97 Prozent der Sexbesessenen dem männlichen Geschlecht angehörten.

Auch innerhalb bestehender Beziehungen sind Männer stärker auf Sex erpicht. Wenn unter der Bettdecke Funkstille herrscht, liegt dies viel häufiger am Desinteresse der Frauen als an der fehlenden Männerlust. Es gibt mehr Männer, die masturbieren, als Frauen. Aber auch die Frauen, die sich selbst befriedigen, frönen diesem Hobby seltener als Onans Geschlechtsgenossen. Auf einer Skala schätzen weibliche Befragte die Intensität ihrer sexuellen Impulse als schwächer ein. Frauen haben insgesamt auch weniger für sexuelle Spielzeuge und Pornos übrig. Sofern sie überhaupt erotische Darstellungen oder gar »Hardcore« konsumieren, haben sie weniger Spaß daran.

Eine amerikanische Psychologin hat vor einigen Jahren die Probe aufs Exempel gemacht. Sie instruierte junge gutaussehende Männer, auf dem Universitätsgelände attraktive Studentinnen anzusprechen, mit der Frage: »Würden Sie heute Nacht mit mir ins Bett gehen?« Im Gegenzug erhielten junge Frauen den Auftrag, gut aussehenden Studenten das gleiche Angebot zu machen. Fazit: Über drei Viertel der Männer sagten spontan ja zu der Einladung; viele wollten nicht einmal bis zum Abend warten. Doch nicht eine einzige Studentin stimmte dem »unmoralischen« Angebot zu.

Die angebliche weibliche Unersättlichkeit wird oft damit begründet, dass Frauen das Potenzial für multiple Orgasmen haben. Doch dieses Argument will der Psychologe Baumeister nicht gelten lassen. »Ja, eine Frau ist physisch dazu fähig, mehr Orgasmen zu haben als ein Mann, aber das bedeutet nicht, dass die durchschnittliche Frau das normalerweise will oder versucht, sie zu haben.« Anders ausgedrückt: Frauen können mehr haben, aber Männer wollen mehr haben. Dass sie unbedingt wollen, ist das deutlichste Zeichen für den stärkeren Geschlechtstrieb der Männer.

Sarah Hrdy würde vermutlich einwenden, dass die Frauen im unverdorbenen Naturzustand sexuell hemmungslose Kreaturen waren. Erst die männlich dominierte Kultur hätte dieser weiblichen Wildheit den Garaus bereitet. Danach hat das starke Geschlecht einen starken Anlass, den Sextrieb der Frau zu unterdrücken: Es fürchtet die weibliche Promiskuität, weil diese die Vaterschaftssicherheit verwischt und die Männer über die Abstammung des Nachwuchses im Ungewissen lässt. Doch der Psychologe Baumeister zweifelt diese Überlegung an. »Ist es wirklich notwendig oder wünschenswert, Ihrer Frau den Spaß am Sex zu verderben, nur um die Chancen zu verbessern, dass die Kinder, die sie gebiert, Ihre sind?«

Männer sind ohnehin ständig frustriert darüber, dass Frauen nicht die gleiche Begeisterung für erotisches Amüsement aufbringen wie sie selbst. Wenn ihnen an einer Unterdrückung der weiblichen Geschlechtlichkeit gelegen wäre, hätten sie die sexuelle Revolution der

60er Jahre mit Widerwillen quittiert. Aber Baumeister untermauert mit einer Fülle von psychologischen und historischen Daten die These, dass die antisexuelle Repression in erster Linie vom weiblichen Geschlecht selbst ausgeht: Weil Frauen in der bisherigen Geschichte wenig Macht und Status hatten, setzten sie alles daran, einen möglichst hohen Preis für ihr wichtigstes Tauschgut – die sexuelle Lust – zu erzielen. Und das probateste Mittel war nun einmal die Verknappung des Angebots.

So haben sich Frauen in der Vergangenheit stärker als Männer im Feldzug gegen Prostitution und Pornographie engagiert. Zwei Drittel aller Frauen beharren in Umfragen darauf, dass Prostitution unter allen denkbaren Umständen unakzeptabel ist, während weit weniger als die Hälfte der Männer diesen Standpunkt teilen. Über die Hälfte der Frauen, aber nur ein Drittel der Männer lehnt kategorisch pornographische Darstellungen ab. Wenn ein Pornofilm Männer und Frauen beim Geschlechtsverkehr porträtiert, warum sollte das nur für Frauen entwürdigend sein? Wenn die Legalisierung der Prostitution das horizontale Gewerbe aus der Schmuddelecke befreit und den Prostituierten endlich eine legale Lebensführung ermöglicht, was könnte daran entwürdigend sein? Ein Aspekt dieser besonders starken Abneigung von Frauen gegen diese Institutionen könnte sein, dass sie darin »unlauteren Wettbewerb« sahen. In den geschichtlichen Epochen, in denen der weibliche Einfluss erstarkte, weil insgesamt eine Knappheit an Frauen herrschte, machte sich stets ein besonders prüdes Sexualklima breit. Doch in Phasen mit Frauenüberschuss kehrten schnell wieder lockere Sitten ein.

Mütter – nicht Väter – versuchen besonders nachhaltig, ihre Töchter von vorzeitigen sexuellen Aktivitäten abzubringen. Junge Mädchen, die sehr früh ihre »Unschuld« verlieren, handeln sich just in der gleichgeschlechtlichen Freundesgruppe – und nicht bei den Jungs – den größten Ärger ein. Im Jahr 1965, vor dem Siegeszug der sexuellen Revolution, nahmen 42 Prozent aller Männer Frauen vorehelichen Geschlechtsverkehr übel. Aber 91 Prozent ihrer Geschlechtsgenossinnen brachen den Stab über diese Frauen. Die Genitalverstümmelung, der stärkste Affront gegen die weibliche Sexualität, geht auf weibliche Initiative zurück. Zu guter Letzt täuschen Frauen, die nicht »kommen«, Männern häufig einen Orgasmus vor. Warum sollten sie das tun, wenn die Lustäußerung ihrem Publikum ein Dorn im Auge ist? »Die Unterdrückung der weiblichen Sexualität«, resümiert Baumeister, »lässt sich viel plausibler durch eine weibliche Verschwörung erklären als durch eine männliche.«

Die Upsuck-Theorie: Wenn Damen sich besamen

Die bisher diskutierten Theorien haben einen gemeinsamen Nenner: Der weibliche Orgasmus erscheint als ein Mittel zu einem übergeordneten Zweck, der mit dem Transfer des Samens beim Koitus unmittelbar nichts zu tun hat. Er dient zum Beispiel dazu, die Zweierbeziehung zu kitten oder einen besonders tauglichen Partner zu erküren. Damit besitzt der Höhepunkt der Frau, anders als jener des Mannes, der den Samenspender ganz pragmatisch dazu motiviert, den angefangenen Zeugungsakt zu vollenden, eine abstrakte Funktion. Dass auch der weibliche Orgasmus die Belohnung für eine besondere Form der »Befruchtungsarbeit« sein könnte, kommt dabei nicht vor: Der Part der Frau bei der Zeugung scheint sich darin zu erschöpfen, passiv wie ein Gefäß den ausgestoßenen Samen aufzunehmen.

Eine Ausnahme bildet die erwähnte Theorie des Hippokrates, der fälschlich annahm, dass auch die Frau eine Art Samen zur Empfängnis beisteuert. Genau wie beim Mann wäre ihr Orgasmus die Belohnung für den weiblichen Samenausstoß. In der Wissenschaft ist die Idee des weiblichen Samenergusses zwar Schnee von gestern; doch es ist die modernste und am weitesten anerkannte Theorie zum weiblichen Orgasmus, die diesem immerhin eine fördernde Aufgabe bei der Befruchtung zuweist. Danach führt der Fortpflanzungstrakt der Frau mit Hilfe der orgastischen Kontraktionen eine Auslese unter dem männlichen »Saatgut« durch und gewährleistet dessen rasche und sichere Passage zu seinem angestrebten Bestimmungsort.

In ihrer einfachsten und ursprünglichsten Form geht die Theorie auf den altrömischen Dichter Lukrez zurück. Er machte sich Gedanken darüber, warum sich Huren beim Beischlaf intensiv bewegen, während Ehefrauen reglos im Bett verharren. Seine Erklärung: Die Immobilität der Gemahlin hilft dem Sperma, ungehindert zur Eizelle vorzudringen, während die Hure den Samen mit ihren Zuckungen bei der Erfüllung ihrer Mission behindert. Desmond Morris, der berühmte Londoner Zoologe und Wissenschaftspublizist, gab dieser Theorie in den 60er Jahren einen neuen Schliff: Der weibliche Orgasmus sorgt dafür, dass die Frau nach dem Beischlaf ermüdet liegen bleibt, so dass der Samen nicht aus der Vagina trieft. Dafür bestehe angeblich ein besonderer Bedarf, weil sich der Mensch durch den aufrechten Gang von seinen nächsten Verwandten abhebt.

Doch auch diese Theorie ist mit Logik-Bruchstellen behaftet: Laut Masters und Johnson werden gerade die Herren der Schöpfung nach dem Samenerguss von einer postkoitalen Trägheit ausgeknockt. Viele Frauen sind hinterher sogar eher aufgedreht. Und in der Savanne der Urzeit, in der es vor Gefahren wimmelte, gab es vermutlich zu wenig Muße für einen horizontalen Afterglow. Dazu kommt eine Beobachtung an Pavianweibchen, die überhaupt nicht mit der Samenspar-Funktion zu vereinbaren ist: Unmittelbar nach dem Beischlaf wenden sich die Äffinnen ab und nehmen für eine Viertelstunde hockend auf dem Boden Platz. Wenn sie sich wieder erheben, lassen sie eine sichtbare Samenpfütze auf der Erde zurück. Am Ende ist der Spermienschwund doch nicht die evolutionäre Herausforderung, als die Desmond Morris ihn beschrieben hat. Ganz zu schweigen davon, dass auch Morris keine Erklärung für das häufige Ausbleiben des weiblichen Orgasmus hat.

Den größten Widerhall sowohl beim Fachpublikum als auch in der breiten Öffentlichkeit hat jedoch in den letzten Jahren die so genannte »Upsuck-Theorie« der beiden Biologen Robin Baker und Mark Bellis von der Universität von Manchester gefunden.[44] Die Theorie wurde bereits in einer großen Zahl von Illustrierten, Frauenzeitschriften und anderen populären Medienbeiträgen präsentiert. Sie geht davon aus, dass der weibliche Orgasmus Muskelkontraktionen auslöst, die die Spermien in die Gebärmutter hochsaugen. Daraus ließe sich schließen, dass Frauen sich gezielt den Samen des Mannes einverleiben, der sie erfolgreich zum Höhepunkt bringt. Damit könnten sie Kontrolle darüber erlangen, welcher Spender seinen genetischen Fingerabdruck hinterlassen darf. Eine These, der auch die US-Autorin Natalie Angier in ihrem Buch »Frau. Eine intime Geographie des weiblichen Körpers« anhängt: Für sie ist der Orgasmus »der höchste Ausdruck weiblicher Entscheidungsfreiheit«.

Die beiden Forscher befragten eine Gruppe von Freiwilligen, ob und zu welchem Zeitpunkt sie beim Koitus »gekommen« waren. Zusätzlich wurden die Frauen angehalten, das nach dem Akt aus der Vagina austretende Ejakulat – den so genannten Rückfluss – einzusammeln. Fazit: Kam die Frau gar nicht oder vor dem Mann zum Höhepunkt, floss der größte Teil des Samens wieder aus ihrem Körper ab. Wenn »sie« dagegen eine bis 45 Minuten nach »ihm« kam, verblieb das Gros der Samenflüssigkeit in ihrem Fortpflanzungstrakt. Die muskulären Kontraktionen während des Orgasmus scheinen das Sperma tatsächlich in Richtung Eileiter zu schleudern und damit eine Befruchtung wahrscheinlicher zu machen, folgern die Wissenschaftler.

Mittels einer am Penis einer männlichen Versuchsperson befestigten Mikrokamera haben Baker und Bellis aufgezeichnet, was sich während des Geschlechtsverkehrs hinter den Kulissen abspielt. Als die Frau kurz nach der Ejakulation ihres Partners zum Höhepunkt kam, legte ihr Gebärmutterhals – der Durchgang zu ihrer Gebärmutter – ein verblüffendes Verhalten an den Tag: Rhythmisch zuckend beugte er sich hinunter und schlürfte wie ein Fischmaul den vor seiner Schwelle abgelegten Samen auf. Eine hohe emotionale Erregung, wie sie beim Orgasmus zu verzeichnen ist, könnte den Spermien ebenfalls beim Erreichen ihres Zieles behilflich sein. Die Vagina ist zum Schutz vor eingeschleppten Krankheitskeimen mit einem sehr lebensfeindlichen, säuerlichen chemischen Film behaftet, der vielen Samenzellen zum Verhängnis wird. Die Forscher glauben, dass die sexuelle Aufgeputschtheit den Säuregrad des Schleimes in der Vagina reduziert und so die Reisestrecke gangbarer macht.

Warum sollte eine Frau, die sich bereits für einen festen Partner entschieden hat, in ihrem Fortpflanzungstrakt noch einmal die Spreu vom Weizen trennen? Auch dafür haben Baker und Bellis eine Erklärung parat. Nach ihrer Auffassung hat der Mensch sich seit der Urzeit eine promiskuitive Ader bewahrt. Weil Männlein und Weiblein mitunter Seitensprünge begehen, kann es vorkommen, dass im Körper der Frau ein regelrechter »Spermienwettbewerb« zwischen den Ejakulaten unterschiedlicher Spender ausbricht. Der Orgasmus der Frau wäre demnach ihre Möglichkeit, aktiv Einfluss auf den Ausgang dieses Rennens zu nehmen

Die Doppelstrategie, sich einen Ernährer zu halten, aber gelegentlich »Befruchtungs-Wettkämpfe« zu veranstalten, kann Frauen nach dieser Theorie durchaus Vorteile bringen. So bietet sich ihnen die Chance, ihrem gehörnten Versorger ein Kind anzudrehen, das von einem attraktiveren oder genetisch überlegenen Mann abstammt. Der Anteil dieser »Kuckuckskinder«, die nicht vom vermeintlichen Vater gezeugt worden waren, betrug in einer englischen Studie je nach Wohnbezirk bis zu 30 Prozent.

Wie Baker und Bellis bei einer Umfrage unter knapp 3000 Leserinnen einer Frauenzeitschrift entdeckten, scheinen einige Frauen die Spermienkonkurrenz regelrecht anzustacheln, indem sie ihre Männer bevorzugt in ihrer fruchtbaren Zyklusphase betrügen. Danach findet der eheliche Geschlechtsverkehr überwiegend in der zweiten, eher unfruchtbaren Hälfte des Menstruationszyklus statt. Die weiblichen Seitensprünge nehmen dagegen an den fertilen Tagen überhand. Da menschliche Spermien nach dem Eindringen in die Vagina rund fünf Tage lang lebensfähig bleiben, lässt sich ausrechnen, wie häufig das Ejakulat unterschiedlicher Spender im Fortpflanzungstrakt der Frau aufeinander prallt. Fazit: In ihrer fortpflanzungsfähigen Phase lassen sich Frauen gezielt auf »Doppelpaarungen« ein.

Aber auch die Männer versuchen, in dem entstehenden Rüstungswettbewerb mitzuhalten. So nimmt die Menge des produzierten Ejakulates mit der Dauer der Trennung von der Partnerin zu. Der männliche Körper reagiert, als wüsste er, dass er der Gefahr einer Doppelpaarung Paroli bieten muss. Selbst die Masturbation, seit biblischen Zeiten als Samen-Verschleuderung verpönt, kann als taktisches Hilfsmittel im Krieg der Spermien dienen: Das Ejakulat von Männern, die sich selbst befriedigt hatten, war beim nächsten »richtigen« Geschlechtsakt frischer und durchsetzungsfähiger. Vielleicht verhilft die »Autoerotik« gelegentlich zum Startvorteil beim großen Endkampf um die Vaterschaft.

Einen Orgasmus zu haben, ist nach dieser Theorie also nur ein Schachzug der Frauen, um besonders »hochwertigen« Samen einzusacken. Die Bestätigung lieferte eine Studie, mit der Randy Thornhill von der University of New Mexico weltweit für Schlagzeilen sorgte.[45] Ob eine Frau bei einem Mann einen sexuellen Höhepunkt erlebt oder nicht, hängt demnach von der Attraktivität dieses Mannes ab. Genauer gesagt, von der Symmetrie seiner Gesichtszüge und der Symmetrie seines Körpers insgesamt. Überall in der belebten Natur bringt Symmetrie den Eros in Schwung. Selbst Skorpionfliegen und Schwalben fahren bei »ihresgleichen« auf einen möglichst spiegelgleichen Körper ab. Symmetrie und andere anziehende Körpermerkmale verheißen dem Betrachter, dass ihr Besitzer über Vitalität, reproduktives Potenzial und genetische Qualität verfügt.

Thornhill ließ Körper und Gesicht von 86 heterosexuellen Paaren fotografieren, die mindestens zwei Jahre zusammenlebten. Jene Männer, die sowohl vom Computer als auch vom menschlichen Auge das Prädikat »besonders symmetrisch« erhielten, hatten tatsächlich Partnerinnen, die nach eigener Aussage regelmäßig und ohne Probleme zum Orgasmus kamen. Die Frauen von Männern mit weniger symmetrischem Äußeren erlebten dagegen seltener einen ekstatischen Höhepunkt. Mit ihrem symmetrischen Äußeren, so der Forscher, tun die Männer der Frauenwelt den Besitz »guter Gene« kund. Und die Frauen versuchen, sich diese edle Saat mit orgastischen Saugbewegungen anzueignen.

In den wenigen Jahren seit ihrer Entstehung ist die Upsuck-Theorie zur herrschenden Lehre über den weiblichen Orgasmus avanciert. Sie weist ja auch eine Fülle von verlockenden Attributen auf. So schlägt sie einen geistigen Bogen zu den Denkern der griechischen Antike, die den weiblichen Orgasmus ebenfalls für eine Voraussetzung der Empfängnis hielten. Im modischen Einklang mit dem feministischen Denken weist sie den Frauen eine aktive und steuernde Rolle bei der Befruchtung zu. Alles, was sich zwischen Männlein und Weiblein im Bett abspielt, erscheint im Licht dieser Theorie als geheimnisvolle List, mit der die Geschlechter um den Fortbestand ihrer Gene ringen.

Der ästhetische Reiz des Gedankengebäudes hat offenbar bei seinen Anhängern den kritischen Blick getrübt. Anders kann man sich kaum erklären, wieso die gravierenden Mängel der Theorie keine Beachtung finden. Eigentlich hätte man auf den ersten Blick erkennen müssen, dass die Upsuck-Hypothese mit einigen grundlegenden Erkenntnissen auf Kriegsfuß steht. Wenn die weibliche Lust tatsächlich eine bedeutsame Rolle bei der Befruchtung spielt, ist es unlogisch, dass ausgerechnet die Vergewaltigung – die unerotischste Form der Kopulation – so häufig zu einer Zeugung führt. Junge, fruchtbare Frauen im besten fortpflanzungsfähigen Alter müssten dann eigentlich am häufigsten zum Orgasmus gelangen, was de facto nicht der Fall ist.

Dazu kommt, dass die Upsuck-Theorie über alle Partner von »frigiden« Frauen unausgesprochen einen abschätzigen Generalverdacht verhängt. Diese Männer müssen nicht nur mit der nahe liegenden Unterstellung leben, schlechte und untaugliche Liebhaber zu sein. Jetzt wird ihnen auch noch »wissenschaftlich« bescheinigt, dass der Körper ihrer Partnerin ihre biologisch »minderwertigen« Gene verschmäht. Sie müssen im Grunde ständig Panik haben, dass ein besser aussehender Samenspender aufkreuzt und es ihrer darbenden Gefährtin einmal richtig besorgt.

Als die amerikanische Professorin Elisabeth A. Lloyd die Originaldaten von Baker, Bellis und Thornhill kritisch unter die Lupe nahm, gerieten ihr eine ganze Reihe von Unstimmigkeiten in den Blick.[46] So widerlegen die vorgelegten Zahlen die Aussage, dass der weibliche Fortpflanzungstrakt das Gros des Samens für sich behalten kann, wenn die Frau eine bis 49 Minuten nach ihrem Partner kommt. Das Ergebnis ihrer Analyse: Wenn der weibliche Orgasmus eine bis zehn Minuten nach der Ejakulation erfolgt, wird die »Samenausbeute« sogar besonders mager. Erst bei einem Timing von 11 bis 49 Minuten nach dem Abgang des Mannes kehrt sich die Richtung um. Diesen Befund, der nicht ins Bild passte, haben Baker und Bellis offenbar unter den Teppich gekehrt.

Die Theorie steht und fällt natürlich damit, dass der weibliche Lusthöhepunkt einen Sog in Richtung Gebärmutter erzeugt. Aber nicht einmal dieser Anziehungseffekt hält einer kritischen Prüfung stand. Baker und Bellis berufen sich auf eine 30 Jahre alte Untersuchung des Gynäkologen Cyril Fox, der die Luftdruckschwankungen im Uterus telemetrisch (über Funk) und mit Hilfe von eingepflanzten Detektoren registrierte. Am Anfang des Koitus herrschte laut Baker und Bellis noch ein Überdruck. Doch mit dem Einsetzen des Orgasmus wich diese abweisende Atmosphäre einem (saugenden) Unterdruck. Leider findet diese Behauptung in der Originalstudie von Fox keine Rückendeckung: Zwar wurde der anfängliche Überdruck in den ekstatischen Momenten geringer. Aber er blieb auch während und nach dem Orgasmus auf kleinerem Niveau bestehen. Das heißt, das Sperma wurde die ganze Zeit nicht angesaugt, sondern eher weggedrückt.

Und es kommt noch schlimmer. Zwei weitere Forschergruppen deponierten bei weiblichen Probanden eine Sonde mit einer markierten Flüssigkeit im Gebärmutterhals. Doch weder das Gespann Masters und Johnson noch der deutsche Gynäkologe Gräfenberg – der Entdecker des G-Punkts – kamen dabei irgendeiner Zugkraft in Richtung Gebärmutter auf die Spur. Bei Masters und Johnson ging der orgastische Transporteffekt sogar buchstäblich nach hinten los: Die Kontraktionen beförderten die Messflüssigkeit weg vom Zielort Gebärmutter in die Gegenrichtung. Aus diesem Grund empfahlen die beiden Pioniere der Sexologie Frauen, die schwanger werden wollten, möglichst keinen Orgasmus zu haben. Dieses scheinbare darwinistische Paradox verleitete den Historiker Paul Robinson zu dem Schluss, dass »die Frigiden am fruchtbarsten sein sollten«.[47]

Wenn der weibliche Orgasmus hingegen einer Schwangerschaft Vorschub leistete, müssten Frauen mit starkem Kinderwunsch besonders häufig den Gipfel der Lust erklimmen. Pustekuchen, stellte der texanische Psychologe Devendra Singh bei einer Befragung von 70 Krankenschwestern um die 30 fest.[48] Die Hoffnung auf eine Schwangerschaft hatte keinerlei Einfluss auf den Genuss am Koitus. »Wie es aussieht«, schreibt der Forscher, »ist eine intensive sexuelle Befriedigung keine Notwendigkeit für den Kinderwunsch.«

Auch an der angeblichen Beziehung zwischen der Symmetrie des Mannes und dem Orgasmus der Frau lässt die Kritikerin Lloyd kein gutes Haar. Nach ihrer Analyse weist die Studie von Thornhill eine seltsame methodische Besonderheit auf: Es wurden nicht einfach die Frauen gefragt, ob sie beim Geschlechtsverkehr gekommen waren. Stattdessen machten Männer und Frauen Angaben über einen etwaigen weiblichen Höhepunkt. Am Schluss wurden beide Aussagen in einen statistischen Topf geworfen. Was das (männliche) Fremdurteil dabei soll, bleibt rätselhaft, denn sicher weiß die Frau am besten über ihren Orgasmus Bescheid. So besteht aber die Gefahr, dass das Aussehen des Mannes und sein Glaube an seine Fähigkeit als Lustspender das Ergebnis verzerren: Vielleicht kamen die Frauen symmetrischer Männer gar nicht öfter zum Orgasmus. Vielleicht bildeten sich ihre Männer nur häufiger ein, sie hätten es ihrer Partnerin gut besorgt.

Dass dies keine graue Theorie ist, leitet Lloyd aus den Daten der beiden kanadischen Biologen Bob Montgomerie und Heather Bullock ab, die kürzlich eine verbesserte Neuauflage der Thornhill-Studie unternahmen. Die beiden Forscher fanden »nicht den geringsten Hinweis auf einen Zusammenhang zwischen der Symmetrie des männlichen Partners und dem weiblichen Orgasmus«. Alle Männer, die nicht gerade mit einer perfekten Physis glänzen, können aufatmen. Die Zweifel an ihrer Begabung zum Liebhaber haben sich damit in Wohlgefallen aufgelöst.

Allerdings ist damit auch die Upsuck-Theorie des weiblichen Orgasmus trotz ihres enormen Appeals auf ganzer Linie durchgefallen. Es existiert kein erstzunehmender Beweis dafür, dass Frauen leichter schwanger werden, wenn sie beim Koitus eine sexuelle Gipfelerfahrung machen. Die Theorie gehört auf den gleichen Scherbenhaufen der Geistesgeschichte, auf dem sich bereits die Morallehre der Kirchenväter und Freuds Mythos vom vaginalen Orgasmus befinden. Unterschwellig gehen alle diese eingestürzten Gedankengebäude ohnehin von der gleichen Prämisse aus: Die einzig wahre Bestimmung der (weiblichen) Lust ist das Kinderkriegen. Bei den Kirchenvätern wurde dies nur als moralische Forderung formuliert. Bei Freud und bei den Urhebern der Upsuck-Theorie schwingt dagegen der Glaube an gütige Mächte mit, die die Frauen so geschaffen haben, dass sie just beim Kindermachen vor Ekstase erschauern.

Dabei geben sich Baker und Bellis nach außen hin durchaus als Radikaldarwinisten: Sie erwecken den Eindruck, dass ihre Theorie ausschließlich auf das Wirken der Evolution abhebt. Aber der große Architekt der Natur erscheint bei ihnen als vorausschauender, weiser Schöpfer, der sorgfältig an einer perfekt durchkonstruierten Welt laboriert und dabei stets das Wohlergehen seiner Kreaturen im Auge hat. In Wirklichkeit ist die Evolution aber eben »nur« der besagte blinde Uhrmacher, der ohne Ziel und Plan herumexperimentiert, wie ein schlechter Bauleiter Notlösungen und Schlampigkeiten durchgehen lässt und im Zweifelsfall über alle Gefühle hinweggeht, solange sein höchster Imperativ, die Verbreitung der Gene, gesichert ist. Wenn es anders wäre, säße die Klitoris in der Vagina.

Lust als »L'art pour l'art«

Wenn die Evolution den weiblichen Orgasmus »gewollt« hätte, so wie sie das Herz als Pumpe für den Lebenssaft wollte oder den Schmerz als Warnsignal für körperliche Verletzungen, dann hätte sie dafür gesorgt, dass er zuverlässig und unbeirrbar seine – wie auch immer geartete – Pflicht erfüllt. Dann wäre das »Happy End« unter der Bettdecke für Männlein und Weiblein stets so berauschend wie die beschönigende Darstellung im typischen Kinofilm. Aber die Realität ist weit von diesem Ideal entfernt. Die meisten Ungereimtheiten verschwinden, wenn man die Möglichkeit in Betracht zieht, dass der Höhepunkt der Frau von der Natur überhaupt nicht als Anpassungsleistung »gedacht« ist. Dass er gar keine gewollte adaptive Aufgabe erfüllt, sondern einfach nur ein Potenzial ist, dass sich als unbeabsichtigtes Nebenprodukt unserer Konstruktionsweise ergibt.

Der berühmte, verstorbene Evolutionsbiologe Stephen J. Gould setzte die Klitoris und die von ihr vermittelten, angenehmen Empfindungen mit der so genannten »Spandrille« in einigen Kathedralen wie San Marco in Venedig gleich.[49] Die Spandrille ist eine Metapher für ein Organ oder Merkmal, das wie eine Anpassungsleistung aussieht, aber in Wirklichkeit nur die zufällige Begleiterscheinung einer solchen ist. »Wer die überreich verzierten Spandrillen oder Bogenzwickel im Markusdom zum ersten Mal sieht«, so die Autorin Natalie Angier, »könnte glauben, sie hätten eine eigenständige Funktion – der Baumeister habe gesagt: Ich will Spandrillen haben, und zwar hier, dort und dort drüben.«

Spandrillen sind bevorzugte Orte für Fresken und Bilder, aber es handelt sich lediglich um architektonische Rudimente, die von dem Winkel herrühren, in dem gewölbte gotische Decken gebaut wurden, um Dächer zu unterstützen. Es ist schlechterdings unmöglich, einen Bogen oder eine Kuppel zu entwerfen, ohne nebenbei dreieckige Mauerflächen zu produzieren – eben die Spandrillen. Die Spandrille ist nicht der Zweck, betont Angier. »Sie ist ein Mittel zum Zweck, nämlich der Konstruktion eines Bogens. Ist die Spandrille aber erst einmal da, spricht nichts dagegen, sie zu vergolden, sie so schön und so prachtvoll wie nur irgend möglich auszugestalten.« Aber ebenso, wie Kathedralen keine Spandrillen benötigen, sind Frauen für ihre Fortpflanzung nicht auf Orgasmen angewiesen …

Für den Anthropologen Donald Symons ist der Höhepunkt der Frau ebenso wenig eine Anpassungsfunktion wie die männlichen Brustwarzen. Er ist ein durch die embryonale Entwicklung bedingtes Erbstück, Resultat eines genetischen Moments, eines unbestimmten Etwas im Schlepptau eines nützlichen Bestimmungsmerkmals. Symons glaubt, dass Frauen ein mehr oder weniger ausgeprägtes »Orgasmuspotenzial« besitzen, weil sie einen großen Teil ihres neurologischen Apparates mit den Männern ihrer Art gemeinsam haben. Männliche und weibliche Embryonen erhalten die gleiche Ausstattung, es sei denn, ein zwingender Grund spricht dagegen: Wenn das Ungeborene sich zur Frau entwickelt, entfalten sich später die Brüste, um vollständig betriebsbereit zu werden, aber die Klitoris bleibt klein und versteckt. Wenn der Fötus zum Mann heranwächst, dehnt sich der klitorale Bereich zum funktionellen Penis aus, während die Brüste unterentwickelt bleiben.

Der weibliche Orgasmus wäre demnach eine »pseudomännliche Reaktion«, die ihre Existenz der Tatsache verdankt, dass der Orgasmus des starken Geschlechtes so ungemein nachhaltig in unserer gemeinsamen Biologie verankert ist. Wenn er auftritt, ist er praktisch mit dem Höhepunkt des Mannes identisch, weil er in denselben neurologischen Strukturen wurzelt. Einige weibliche Kommentatoren und besonders das feministische Lager haben diese Überlegungen als ungenießbare und letztlich Frauen verachtende Ideologie zurückgewiesen, konzediert die Professorin Elisabeth A. Lloyd. »Bedauerlicherweise begeben sie sich damit in die missliche Position, die plausibelste empirische Deutung der evolutionären Ursprünge des weiblichen Orgasmus zu leugnen, nur weil sie die Tatsache nicht mögen, dass diese die männliche Sexualität evolutionär wichtiger macht.«

Dahinter steckt wahrscheinlich die unausgesprochene Überzeugung, dass der weibliche Orgasmus nur dadurch Würde und Gleichrangigkeit erlangt, dass er eine eigenständige evolutionäre Funktion erfüllt. Das Eingeständnis, dass eine derart hochgeschätzte Erfahrung ein »Abglanz« ihres männlichen Pendants sein könnte, erscheint wie eine Kapitulation vor dem phallischen Größenwahn. »Aber es gibt gar keinen Grund für die Annahme, dass nur direkt von der natürlichen Auslese erwählte Eigenschaften ›wichtig‹ sind«, setzt Lloyd dagegen. »Viele Eigenschaften, die sich überhaupt nicht durch Selektion ergeben haben, werden als kulturell extrem wichtig erachtet, zum Beispiel musikalisches Talent, die Fähigkeit, Raketen zu bauen, und sogar die Fähigkeit zu lesen. Warum nicht auch die Fähigkeit der Frauen, einen Orgasmus zu haben?«

Die Fähigkeit, unsterbliche Symphonien zu komponieren, Poesie zu dichten oder bleibende Meisterwerke der bildenden Kunst zu erschaffen, wurde dem Menschen keineswegs verliehen, weil sie in unserer Stammesgeschichte irgendeinen Nutzen im Daseinskampf erbracht hätte. Musikalität, ästhetisches Talent und viele der bedeutendsten Potenziale unseres Geistes sind keine adaptiven Anpassungsleistungen, sondern ebenfalls nur »zufällige« Nebenprodukte, die sich von ganz profanen Stärken unseres Intellektes ableiten.

Auch die Biologin Lynn Margulis weist ausdrücklich auf diese Querverbindung hin.[50] »Dabei gleichen die Lustempfindungen der Klitoris – im Unterschied zu denen des Penis – eher der Musik, der Kunst oder der Liebe, sie haben mehr mit Kultur und dem Reich des menschlichen Spiels zu tun als mit dem Gang der Evolution. Die schönen Künste, die Stifte und Pinsel und Bilder der alten Meister, taugen für sich genommen nicht zum Überleben, aber wir finden unter Umständen großen Gefallen an ihnen. Überlebensprinzipien und ästhetische Werte stehen nicht immer im Einklang miteinander.« In den Fortschritten der künstlichen Befruchtung wirft nach Margulis' Meinung bereits eine Zukunft ihre langen Schatten voraus, in denen auch der Penis und der männliche Orgasmus ihren reproduktiven Stellenwert verloren haben.

Für Symons ist der weibliche Orgasmus nicht »natürlich« in dem Sinn, dass er eine evolutionäre Funktion oder irgendeinen adaptiven Zweck erfüllt. Es handelt sich eher um eine Art Kapazität, die wie das Klavierspielen von einem großen Teil aller Frauen erlernt werden kann, und die einem »Könner« erhebliches Vergnügen bereitet. Durch diese Verwandtschaft wird keine der beiden Aktivitäten abgewertet; wenn überhaupt, hebt dies ihren gemeinsamen Status als eine kulturelle Errungenschaft, die weit über einer schnöden biologischen Notwendigkeit steht. Der kalifornische Anthropologe macht auch einen feinen Unterschied zwischen dem weiblichen Orgasmus und seiner Quelle, der Klitoris. Die Lustgefühle, die dieses Eros-Center bereits den weiblichen Säugetieren spendet, verrichten durchaus eine nützliche Aufgabe bei der Verbreitung der Erbfaktoren: Weibchen mit genussfähiger Klitoris vermehren sich erfolgreicher als solche ohne. Aber die Natur befand es offenbar nie für nötig, den Lustspender zu einem perfekten »Orgasmustrigger« zu optimieren.

Die Phänomene, an deren Erklärung die anderen Denkansätze zum weiblichen Orgasmus gescheitert sind, bereiten der Nebenprodukt-Theorie keine Schwierigkeiten. So war bisher stets rätselhaft, warum die weibliche Orgasmusfähigkeit beim Übergang zum Menschen einen Sprung nach vorne machte. Aber wenn das orgastische Potenzial der Frau den Widerschein seines männlichen Gegenstückes darstellt, dann leitet sich aus einer besonders starken männlichen Libido auch ein ungewöhnlich starker weiblicher Sextrieb ab. Primatenmännchen sind bereits außerordentlich erotische Kreaturen; aber das ewig »notgeile« Sapiens-Männchen schießt unter den Herrentieren den Vogel ab. Wenn die Theorie stimmt, hat das weibliche Gehirn sein enormes Orgasmuspotenzial vom männlichen »geerbt«.

Die Ähnlichkeit mit der sexuellen Empfindungsfähigkeit vorpubertärer Knaben ist unübersehbar. Wenn man einmal vom fehlenden Samenerguss absieht, stimmt deren Orgasmus fast völlig mit jenem erwachsener Männer überein. Nur, dass die Knaben das Potenzial für wiederholte Höhepunkte haben. Auch Frauen kommen, ohne zu ejakulieren, und im Zweifelsfall legen auch sie eine ganze Serie hin. Die Fähigkeit, einen Orgasmus zu haben, kann vor Ausbruch der Pubertät noch keine biologische Funktion erfüllen. Sehr wahrscheinlich sind die »Orgasmusschaltkreise« im männlichen Gehirn so leicht erregbar, dass sie bereits Jahre vor ihrer »offiziellen« Inbetriebnahme den Durchbruch schaffen. Dass der Unterleib bei Männlein und Weiblein während des

Höhepunktes im Rhythmus von 0,8 Sekunden bebt, hat nichts mit dem Wunsch nach Kompatibilität zu tun, erklärt Wilson. »Es kommt nur daher, weil die Verkabelung zwischen Nerven und Muskeln bei beiden Geschlechtern dieselbe ist.« Wenn die Zeichen nicht trügen, leisten diese Kontraktionen den Spermien eher Widerstand, anstatt sie Richtung Gebärmutter zu geleiten. Auch das bleibt nicht länger rätselhaft, sofern sich der weibliche Lusthöhepunkt von einer maskulinen Vorlage ableitet, die auf Hinausbefördern (von Samen) optimiert ist, und nicht auf Einverleiben.

Was Frauen wollen

Sobald er erst einmal »entdeckt« worden ist, kann der weibliche Orgasmus natürlich soziale Funktionen übernehmen. Frauen, die einmal einen hatten, wollen ihn gerne wieder haben. Wenn sie ihn sich selbst in aller Stille verschaffen, wenden sie allerdings manuelle Techniken (oder gar Vibrationen) an, die meist wenig Ähnlichkeit mit der Penetration aufweisen. Männer würden ihn ihrer Angebeteten am liebsten wie einen Strauß Blumen überreichen. Möglicherweise wollen die »Beschenkten« ihn haben (oder vortäuschen), um das Selbstbewusstsein ihres Partners anzuheben.

Wenn der weibliche Orgasmus keine »gewollte« Adaption ist, dann kann seine Abwesenheit auch nicht als Defekt oder Krankheitszeichen gedeutet werden. Anorgasmie, unterstreicht Lloyd, ist kein geeigneter Anlass für eine Behandlung im strengen medizinischen Sinn. »Dennoch können dadurch viele Frauen, die keine Orgasmen haben, oder die sie seltener haben, als sie gerne hätten, ihre Chancen verbessern und lernen, ihre sexuelle Befriedigung zu steigern. Auch ihre männlichen Partner können dazu erzogen werden, mitzuhelfen. Aber dafür müssen aller Beteiligten erst einmal den Mythos über Bord werfen, dass Männer und Frauen praktisch identische Tiere sind.«

Die Unfähigkeit der Frau, einen Orgasmus zu erreichen, besitzt keinen Krankheitswert, pflichtet auch der Londoner Psychologe Glenn Wilson bei.[51] Daher sollte es auch niemanden verwundern, dass labile Frauen mit einer emotional gestörten, »neurotischen« Persönlichkeit genauso gut »kommen« können wie ihre ausgeglicheneren Geschlechtsgenossinnen. Den Frauen, die frühkindliche Traumata erlitten haben oder die sexuell missbraucht wurden, soll der Schock angeblich ein Leben lang die Orgasmusfähigkeit verschlagen. Doch dies ist nur ein feministischer Mythos, der laut Wilson keine Bestätigung in den Daten findet. Das Nicht-Kommen-Können, so pointiert es die Autorin Elaine Morgan, »lässt sich wohl nur selten der Tatsache zuschreiben, dass die Frau als fünfjähriges Mädchen etwas Hässliches im Holzschuppen hat mit ansehen müssen.«[52]

Wenn der weibliche Orgasmus tatsächlich ein »Abfallprodukt« seines männlichen Prototyps darstellt, dann müsste es eigentlich möglich sein, die sexuelle Genussfähigkeit der Frau zu steigern, indem man ihre männliche Seite stärkt. Dass dieser Gedanke nicht abwegig ist, kann man nach Wilsons Darstellung an der Wirkung des männlichen Sexualhormons Testosteron ablesen: Ausgerechnet das Elixier der Männlichkeit macht Frauen sexuell erregbarer und intensiviert die Empfindlichkeit ihrer Klitoris. Beim Liebesspiel könnten womöglich Szenarios hilfreich sein, in denen der Frau der aktive, dominante Part zufällt. »Jede aktive Beteiligung der Frau, zum Beispiel in Form von typisch männlichen Beckenstößen oder einer Anspannung der oberen Beinmuskulatur, kann die Chance auf einen Höhepunkt verbessern. Das ist natürlich viel leichter, wenn die Frau oben liegt, als wenn sie unter dem Gewicht ihres Partners zusammenknickt.«

Das Grundprinzip lässt sich empirisch bestätigen, leitet der Sexualtherapeut David Farley Hurlbert aus San Antonio in Texas aus seiner eigenen Untersuchung an 150 Frauen ab.[53] Die sexuell durchsetzungsfähigen Teilnehmerinnen, die ihre körperlichen Bedürfnisse aktiv auslebten und sich im Bett nicht »unterbuttern« ließen, erreichten den Höhepunkt häufiger als ihre sexuell passiveren Geschlechtsgenossinnen. Ob Frauen sich ansonsten durch typisch weibliche oder typisch männliche Charaktermerkmale auszeichnen, hat allerdings keinen Einfluss auf ihre Orgasmusfähigkeit, konzediert der amerikanische Psychologieprofessor Seymour Fisher.[54] »Die Frau, deren Interessen denen der Durchschnittsfrau entsprachen, war nicht mehr oder weniger orgasmusfähig als die, deren Interessen denen eines Ingenieurs gleichkamen.«

Eine merkwürdige Querverbindung fand der Seelenforscher: Sexuell sehr empfindungsfähige Frauen stachen durch eine lebendige und ausdrucksreiche Stimme aus der grauen Masse hervor. »Sie schienen durch Betonungen, Ausdehnungen von Wörtern, durch Seufzer und wahrnehmbares Ein- und Ausatmen als eindrucksvolle Unterstreichung ihrer Worte mehr Variation in ihre Sprechweise zu bringen.« Ahnungslosen Juroren bereitete es in einem »Blindversuch« keine Schwierigkeiten, besonders orgasmusfähige Frauen anhand ihrer Stimme herauszupicken. »Sie empfanden besonders die Stimmen der stark orgasmusfähigen Frauen als ungezügelter und natürlicher und fanden auch, dass diese mehr Betonungen und bewegende Töne wie Seufzer und tiefe Atemzüge enthielten.«

Am interessantesten ist es wohl, dass nach den neuesten Ergebnissen die Merkmale, von denen man es am ehesten erwartet hätte, keinen Einfluss auf die weibliche Wollust haben. So führen die große Liebe und intensive romantische Gefühle längst nicht automatisch zur Ekstase. Auch die Vermutung, dass eine sichere Verhütung Frauen entspannter und dadurch orgasmusfähiger macht, konnte nicht bestätigt werden. Überall springt dem weiblichen Geschlecht in unserer Gesellschaft die Forderung entgegen, gut auszusehen und mit einem attraktiven, makellosen Köper aufzuwarten. Frauen, die die Ansprüche des »Schönheitswahns« nicht erfüllen können, vermiesen sich angeblich durch ihre Schamgefühle den sexuellen Lustgewinn.

Die Psychologin Mary Katharine Madden von der San Francisco State University ist dieser These in einer Untersuchung an rund 100 jungen Frauen nachgegangen.[55] Hauptfazit: Für die Orgasmusfähigkeit war das so genannte »Körperselbstbild« völlig unerheblich. Die Befragten, die sich selbst attraktiv, schlank und kurvenreich fanden, hatten auch nicht mehr Spaß am Sex als die, die ihr eigenes Spiegelbild nicht ausstehen konnten. Der Psychologe Seymour Fisher stößt mit seiner Studie ins gleiche Horn: Ob Frauen sich selbst als körperlich attraktiv einschätzen beziehungsweise von neutralen Juroren als gut aussehend bewertet wurden, ist völlig unerheblich. Ihr Genuss am Liebesakt war trotzdem nicht größer. Auch die Pfunde scheinen beim Sex nicht ins Gewicht zu fallen, stellt die Zeitschrift »Sexualmedizin« fest.[56] Dicke Frauen kosteten den Liebesakt genauso aus und waren ebenso selten frigide wie mittelgewichtige und »Bohnenstangen«.

Vortäuschung falscher Sex-Tatsachen

Ob Sex im Bordell oder auf dem Rücksitz eines Pkws stattfindet, in der Missionarsstellung oder beim Hängen an einem Kronleuchter, das biologische Programm hat den Orgasmus so zentral für unsere Wahrnehmung eines »erfolgreichen« Geschlechtsaktes gemacht, dass Frauen ihn häufig vortäuschen und Männer sich als Versager vorkommen, wenn sie ihn bei ihrer Partnerin nicht hervorlocken können. Der wahrscheinlich bekannteste weibliche Orgasmus der Kinogeschichte ist übrigens vorgetäuscht: der, den Meg Ryan in »Harry und Sally« im voll besetzten Restaurant so unnachahmlich zu Gehör bringt. Einige der aufgeführten Hypothesen über den Höhepunkt der Frau implizieren, dass das Gestöhne, Seufzen und Geschreie eine wichtige Signalfunktion für den Rezipienten besitzt. Aus der Sicht der Upsuck-Theorie etwa garantiert der weibliche Orgasmus dem Mann, dass »sie« wirklich darauf erpicht ist, von »ihm« befruchtet zu werden, und dass er sich nicht vor genetischen Nebenbuhlern fürchten muss.

Die Tatsache, dass es den Ladys im Bett oft gelingt, den Gentlemen ein X für ein U vorzumachen, spricht dann allerdings gegen die Richtigkeit der Upsuck-Theorie: Ausdrucksmittel, die biologisch bedeutsame Mitteilungen enthalten, sind nämlich in der Natur immer fälschungssicher angelegt. Wenn die Herren der Schöpfung dem Kommuniqué der weiblichen Wollust wichtige Infos zum Fortbestand ihrer Gene entnehmen könnten, hätten sie sich längst zu wandelnden Lügendetektoren entwickelt, die an Hand der feinsten Nuancen zwischen Schein und Sein unterscheiden können. Ähnlich wie besorgte Eltern, die aus dem Weinen ihres Babys Rückschlüsse auf seinen Gesundheitszustand zu ziehen in der Lage sind. Die Leichtgläubigkeit, mit der sich Männer einen Orgasmus-Bären aufbinden lassen, weist auf einen anderen Punkt: Im Zweifelsfall ist selbst eine getürkte Show-Einlage besser als keine Reaktion, weil sie es dem Mann erlaubt, sich in der Illusion zu wiegen, dass seiner Partnerin an seinem Wohlbehagen und an der Stabilität der Beziehung gelegen ist.

Auf einschlägigen Witzseiten im Internet halten respektlose männliche User freche Antworten auf die alte Frage parat, warum Frauen einen Orgasmus vortäuschen. »Sie glauben allen Ernstes, das interessiert uns«, lautet eine Entgegnung, »weil Männer ein Vorspiel vortäuschen« eine andere. Doch solche kecken Pointen leben vermutlich in erster Linie von der aufgesetzten Fassade eines selbstverliebten Machos, der sich damit brüstet, Frauen als bloße Lustobjekte zu »vernaschen«. Faktisch bestehen kaum Zweifel, dass Sex mit einer »ausdrucksstarken« Partnerin Männern mehr Spaß bereitet. Zunächst gibt es natürlich ein paar ganz handfeste Gründe, warum die Vortäuschung falscher Sex-Tatsachen eher ins Repertoire der weiblichen Schauspielkunst gehört: Der Orgasmus der Frau fällt beim Koitus relativ oft einer »Ladehemmung« zum Opfer, während der männliche viel mehr Robustheit besitzt. Evas Töchter haben also schlicht und einfach häufiger Anlass, »Theater« zu spielen. Dazu kommt, dass Adams Söhne überzeugend eine Ejakulation fingieren müssten, um erfolgreich in die Rolle des »Kommenden« zu schlüpfen. Und das, wo kaum ein Mann auf Kommando Krokodilstränen geheult bekommt.

Wie oft genau Frauen im Bett schauspielern, ist ungewiss. Die älteste Studie konstatierte eine Täuschungsrate von 49 Prozent. Bei einer Umfrage der Zeitschrift »Mademoiselle« gestanden 69 Prozent der Leserinnen, hin und wieder eine Show abzuziehen. Eine Forschergruppe um Hans Peter Rosemeier vom Institut für Medizinische Psychologie der Humboldt-Universität Berlin kam bei einer Umfrage auf 90 Prozent.[57] Und als amerikanische Psychologen vor einer Weile Studentinnen aushorchten, räumten »fast alle« die prinzipielle Bereitschaft zum Simulieren ein. Selbst Lesben machen ihresgleichen im Bett etwas vor: 71 Prozent aller lesbischen und bisexuellen Frauen gestanden bei einer amerikanischen Umfrage, ihre Partnerin gelegentlich hinters Licht zu führen. Je nach der exakten Wortwahl steigt die Offenbarungsquote, erklärt die amerikanische Psychologin Tamara S. Bryan in ihrer Doktorarbeit.[58] Wenn ausdrücklich gefragt wurde, ob Frauen den Orgasmus zuweilen »vortäuschen«, kamen die niedrigsten Zahlen ans Tageslicht. Fragte man jedoch, ob Frauen gelegentlich »so tun«, als hätten sie einen, schnellten die Ja-Stimmen schlagartig in die Höhe. Das Wort »vortäuschen« erweckt offenbar Assoziationen an die Theatralik einer Meg Ryan, während »so tun als ob« geringere Ansprüche an die Schauspielkunst stellt, die jede Amateur-Mimin erfüllen kann. Wir alle können den Sex intensiver genießen, wenn unser Partner durch sein Verhalten bestätigt, dass unsere »Action« ihm Wonne schenkt. Es ist wahrscheinlich eine universelle menschliche Verhaltensweise, dem Liebhaber ein wenig zu schmeicheln, indem man beim Ausdruck der Lust etwas dicker aufträgt. Die Forscher haben bisher immer nur wissen wollen, ob ein veritabler Orgasmus vorgetäuscht wird. Würden sie sich dagegen erkundigen, ob die Leute manchmal ihre Wollust etwas hochspielen, kämen vermutlich noch viel höhere Zahlen heraus.

Zwar lässt sich eine Erektion auch mit dem größten Schauspieltalent nicht vorgaukeln, aber beim Finale Grande greifen nach einer Umfrage, die die Hamburger Psychologin und Orgasmus-Forscherin Angelina Borgaes für ihre Doktorarbeit durchführte, rund 50 Prozent aller Männer schon einmal in die Trickkiste: ein Aufbäumen des Oberkörpers, ein letztes Stöhnen, ein Insichzusammensacken – fertig.[59] Um das Ausbleiben der Lustexplosion möglichst unauffällig zu verbergen, setzen die Kerle auch Vertuschungsmethoden ein, zum Beispiel Kondome, die als

Tarnkappen für den ausbleibenden Samenerguss zweckentfremdet werden. Bei einer Umfrage der Zeitschrift »Freundin« räumten allerdings nur 26 Prozent der Männer ein, beim Sex schon einmal zu schummeln.

»Männer täuschen sehr viel seltener einen Orgasmus vor«, bestätigt auch der Münchener Sexualtherapeut Paul Kochenstein. Nur in einzelnen Fällen und bestimmten Situationen geschehe dies. Etwa, wenn man bei längerer Liebes-Beanspruchung einer sich anbahnenden Erektionsschwäche entgehen will. Oder wenn er schlicht genug hat – ohne wirklich zur Befriedigung gekommen zu sein. Derartige Täuschungen sind seinen Erfahrungen nach dennoch Ausnahmen. »Ich hatte schon Frauen in meiner Praxis, bei denen die Vortäuschung des Orgasmus chronisch war. Das kenne ich von Männern nicht«[60].

Sehr wahrscheinlich würden sie auch viel seltener mit dem Schwindel durchkommen als das schöne Geschlecht, wie eine Umfrage unter 15.000 Besuchern einer amerikanischen Internetseite illustriert.[61] 73 Prozent der befragten Frauen meinten, sie könnten einen Orgasmus-Bluff beim Mann sofort durchschauen. Und 61 Prozent der Männer vermuteten, dass ihre Partnerin ihnen beim Flunkern wahrscheinlich auf die Schliche käme. Dass Frauen im Bett besser schauspielern, spiegelt sich auch in den Angaben der Männer wider: Gut 50 Prozent trauten sich zu, einen vorgetäuschten Höhepunkt entlarven zu können. Die Frauen waren indes noch selbstbewusster: 77 Prozent waren überzeugt, dass Männer sie niemals beim Simulieren ertappen könnten.

Dass weibliche Lügen auch im Bett lange Beine haben, zeigen die Ergebnisse einer anderen Umfrage, rekapituliert der britische Biologe Robin Baker.[62] Männer gaben durchweg eine größere Häufigkeit gleichzeitiger Orgasmen an als ihre Partnerinnen. »Es sind Fälle bekannt, in denen der Mann angab, seine Partnerin habe beim Verkehr immer einen Orgasmus, während sie selbst erklärte, sie habe nie einen.« Auch die von der australischen Psychologin Celia Roberts befragten Männer fühlten sich nicht angesprochen beim Thema Bluff im Bett.[63] Viele hatten den Eindruck, die ganze »Vormacherei« sei eher ein Problem, mit dem »die anderen Männer« zu kämpfen hätten. Ein älterer Mann ging sogar so weit, kategorisch zu behaupten, »dass heute niemand mehr Orgasmen vortäuscht.«

Der von Frauen am häufigsten genannte Grund für das Vortäuschen eines Orgasmus ist, dem Partner eine Bestätigung bezüglich seiner sexuellen Fähigkeiten geben zu wollen. Danach hat die typische Täuscherin Angst, ihre Unfähigkeit, wie eine »richtige Frau« zu reagieren, könne sein maskulines Selbstbewusstsein ramponieren. Praktisch jede Abhandlung über vorgetäuschte Orgasmen kommt zu diesem Schluss. Frauen gelten schlicht und einfach als nette, einfühlsame Menschen, die Panik haben, sie könnten die Empfindungen der Männer verletzen. Aber sehr wahrscheinlich sind bei der ganzen »Vormacherei« auch ein paar weniger aufopferungsvolle Motive im Spiel. Es gab und gibt Gesellschaften, in denen Frauen sehr viel mehr Rücksicht auf männliche Gefühle nehmen (müssen), und trotzdem wird dort kein Orgasmus vorgetäuscht. Es ist kaum vorstellbar, dass sudanesische, afghanische oder iranische Frauen eine Lustexplosion fingieren, obwohl sie dort viel stärker unter dem Pantoffel stehen.

In früheren Epochen, als die sexuelle Empfindungsfähigkeit des weiblichen Geschlechtes geleugnet wurde, haben wohl auch die Frauen im westlichen Kulturkreis nicht vorgetäuscht. Die Schauspielkunst hielt wahrscheinlich erst Einzug in die Schlafzimmer, als Bücher, Filme und die öffentliche Meinung begannen, eine beschönigte Welt zu porträtieren, in der praktisch jede Frau beim Geschlechtsverkehr in den siebten Himmel aufsteigt. Auch Sigmund Freuds Irrlehre vom vaginalen Orgasmus hat vermutlich diesen Trend geschürt. Im typischen Medienprodukt werden heute Liebhaberinnen gezeigt, die in der Missionarsstellung vor Leidenschaft wie eine Rakete hochgehen. Den Frauen, die diesem wirklichkeitsfremden Ideal nicht immer entsprechen können, werden so Minderwertigkeitskomplexe, Scham und Selbstzweifel eingebläut.

Dadurch entsteht ein Mechanismus, den Sozialpsychologen als »pluralistische Ignoranz« bezeichnen. Wahrscheinlich kennt jeder folgende Szene aus der Schule: Ein Lehrer, der gerade einen komplizierten Lernstoff durchgenommen hat, bohrt nach, ob noch irgendwelche Fragen offen sind. Obwohl keiner die Lektion begriffen hat, lässt niemand den Finger nach oben gleiten. Aber jeder schließt aus dem kollektiven Schweigen, dass er als einziger keinen Schimmer hat. Die pluralistische Ignoranz ist ein Zustand, in dem Menschen fälschlicherweise glauben, dass ihre Empfindungen sich von denen der anderen unterscheiden, obwohl alle das gleiche Verhalten zeigen.

Auch das Publikum im Märchen »Des Kaisers neue Kleider« hat sich von dieser illusionären Verkennung irritieren lassen. Die perplexen Schüler und die Claqueure des Kaisers haben eins gemeinsam: Sie machen ihre wahren Gefühle unkenntlich und handeln unaufrichtig. In beiden Situationen stellen die Teilnehmer eine Fassade zur Schau, weil sie Angst haben, sich mit ihrem wahren Selbst zu kompromittieren. Die vorgespiegelten Fassaden sind jedoch so überzeugend, dass die anderen sie für bare Münze nehmen. Das Rätsel der pluralistischen Ignoranz besteht darin, dass Menschen sich wissentlich hinter einer Fassade verstecken, ohne diese Fassade bei den anderen Menschen zu durchschauen. Selbst handelt man aus Furcht vor Blamage, meint aber gleichzeitig, dass Blamage anderen Leuten wenig zu schaffen macht.

Pluralistische Ignoranz könnte auch die vortäuschenden Ladys im Bett motivieren: Weil sie Angst haben, »keine richtige Frau« zu sein, und dem öffentlich verbreiteten Ideal entsprechen wollen, bauen diese Frauen eine Fassade perfekter sexueller Funktionstüchtigkeit auf. Aber jede schließt aus der kollektiven Fassade der anderen, dass sie die einzige ist, bei der die Rakete bisweilen Fehlstarts hat. Diese Furcht quält heute bereits Jugendliche, wie der »Spiegel« aus einer EMNID-Umfrage schließt.[64] »Eine andere Sorge hat sich dafür ausgebreitet: die, sich zu blamieren. Jugendliche heute haben keine Angst vorm Sex, aber sie haben Angst, dabei schlechter auszusehen als die Männer und Frauen, denen sie auf Fotos, im Fernsehen und auf der Leinwand beim Akt zugeschaut haben. Was mache ich bloß, wenn ich nicht hinbekomme, was im Film so mühelos und leidenschaftlich aussieht?«

Es besteht übrigens die Möglichkeit, dass bei der Erzeugung des schönen Orgasmus-Scheins ein Hauch Realität herausspringt. Bereits

Charles Darwin, der Vater der Evolutionslehre, vertrat in seiner »Facial Feedback-Theorie der Emotionen« die Ansicht, dass Gefühle intensiver werden, wenn man sie mit dem Gesicht und dem Körper ausdrückt. Andersherum sollen die gefühlten Regungen abflauen, wenn man sich ihre mimische und gestische Zurschaustellung verkneift. Wenn eine Frau im Bett höchste sexuelle Erregung mimt, könnte das also durchaus eine stimulierende Wirkung auf sie selbst haben. Vielleicht empfindet sie die Möglichkeit, ihren Partner durch einen vorgegaukelten Orgasmus »heiß« zu machen, auch als aufregend und als eine Variante des sexuellen Rollenspiels. Damit stellt sich die Frage, ob man einen Orgasmus so inbrünstig vortäuschen kann, dass er echt wird.

Schließlich gibt es für eine Frau auch noch ein sehr prosaisches Motiv, ihrem Partner beim Liebesspiel etwas vorzumachen: Um einen Schlussstrich unter den Koitus zu ziehen, wenn sie der »Rammelei« überdrüssig wird. Für die meisten Männer ist es relativ einfach, einzuschätzen, wie lange der Geschlechtsakt dauert: Bis zu ihrer Ejakulation oder höchstens bis kurz danach. Die meisten Frauen lernen mit der Zeit, dass der Spaß auch für sie an diesem Punkt zu Ende ist, egal ob sie gekommen sind oder nicht. Wenn es dieses abschließende Signal nicht gäbe, müssten die Bettgefährten eine gemeinsame Entscheidung treffen, und das könnte eine peinliche Erfahrung sein. Tatsächlich gaben 68 Prozent der dänischen Frauen bei einer Befragung an, dass sie den Höhepunkt manchmal simulieren, weil sie von den koitalen Bemühungen ihres Partners genug haben oder weil sie davon wund geworden sind. Viele Frauen setzten dem Sex auch ein künstliches Ende, weil sie die entstehenden körperlichen Gerüche nicht mehr ertragen konnten.

Wenn Frauen »es« oft vorspielen, bekommen Männer über kurz oder lang eine falsche Vorstellung vom weiblichen Genuss am Liebesakt, warnt der amerikanische Anthropologe Daniel Rancour-Laferriere.[65] In einer Umfrage unter Paaren unterstellten über 50 Prozent der Gatten ihren Gattinnen mehr Spaß am Sex, als es die Frauen selbst beschrieben. Das schiefe Bild lässt sich wohl nur durch eine große Zahl von unechten weiblichen Orgasmen erklären. Vorgetäuschte Höhepunkte setzen außerdem irreführende Signale: Ausgerechnet die Männer, deren Sex-Praktiken bei ihrer Partnerin nicht richtig anschlagen, erhalten jedes Mal die Rückmeldung, sie hätten einen »Volltreffer« gelandet und seien auf der richtigen Fährte. Und wenn eine Frau mit dem Sex-Bluff die Notbremse zieht, weil der Verkehr ihr wehtut, ermuntert sie den Mann geradezu, mit der schmerzhaften Tour fortzufahren. Oft liegt das Hauptproblem aber auch gerade darin, dass Männer im falschen Augenblick mit Suggestivfragen von der Art »Wie war es für dich?« auf den Busch klopfen, meint die Sextherapeutin Carol A. Darling.[66] Was sich wie eine aufrichtige Bitte um Feedback anhört, kann viele Frauen in Unsicherheit stürzen: Fragt der Mann vielleicht nur rituell eine Bestätigung seiner Liebeskünste ab, oder will er nur hören, wie es um die Beziehung bestellt ist? In ihrer therapeutischen Praxis begegneten Darling immer wieder Klientinnen, die solche Fragen sogar ausdrücklich als Aufforderung auffassten, in Zukunft doch bitte eine bühnenreife Lust-Vorstellung hinzulegen.

Trotzdem wäre es natürlich wünschenswert, wenn Männer ihrer Partnerin in einer entspannten und herzlichen Atmosphäre vermitteln könnten, dass ihnen ihr Lustgewinn am Herzen liegt, und dass sie gerne einen besseren Beitrag dazu leisten würden. Die meisten Sextherapeuten sind sich aber einig, dass der Geschlechtsakt der falsche Augenblick für solche Diskussionen ist, meint Darling. »Gespräche über sexuelle Angelegenheiten sollten zu einem neutralen Zeitpunkt stattfinden.« Männer sollten den Frauen auch nicht mit Fragen wie »Hattest du einen Orgasmus?« die Pistole auf die Brust setzen. Es sei besser, sich mit allgemeinen Fragen wie »Macht dir unser Liebesleben Spaß?« an das Thema heranzutasten und dann mit Formulierungen im Stil von »Was kann ich tun, um dir größere körperliche Freude zu bereiten?« etwas konkreter nachzuhaken. »Letztlich ist ihr Orgasmus aber nicht seine Verantwortung, sondern ihre eigene; daher muss sich die Frau mit ihrem Partner über ihre eigene Sexualität verständigen. Dabei sollte die Lust, und nicht der Orgasmus im Mittelpunkt stehen.«

6. Geil macht heil

Glück, Wohlbefinden und Gesundheit durch sexuelle Höhepunkte

Es gibt keinen anderen Lebensbereich, mit dem Menschen so sehr die Hoffnung auf Glück und Zufriedenheit verknüpfen, wie mit der Urgewalt von Liebe und Sexualität. Udo Lindenberg hat das Glück an sich sogar einmal als »der 29,5 Sekunden Orgasmus« definiert. Wie im Zeitraffertempo spiegelt der Zyklus sexueller Lust aus Verlangen, Erregung, Höhepunkt und Sättigung das menschliche Streben nach Erfüllung wider. Den Philosophen der Antike entging nicht, dass das sexuelle Glück sich in dem Augenblick erschöpft, in dem es Einzug hält. Die höchste Wonne beinhaltet gleichzeitig ihr Ende; rasch weicht sie der Apathie und Sättigung, bis sich wieder neues Verlangen regt.

Ein glückliches Leben zu führen, bedeutet ohne Zweifel mehr, als eine möglichst große Zahl von Gefühlshöhepunkten abzuräumen. Dennoch belegt eine wachsende Zahl von wissenschaftlichen Daten, dass der sexuelle Lustgewinn einen nicht zu unterschätzenden Beitrag zur Daseinsfreude und zur geistig-körperlichen Gesundheit leistet. Wer sündigt, schläft nicht und hält sich stattdessen mit einer der aufbauendsten Disziplinen des Lebens wach.

Libido macht Menschen froh

Viele Denker der Vergangenheit sahen in unseren fleischlichen Gelüsten eher Fluch als Segen. »Den größten Reichtum hat, wer arm ist an

Begierden«, diagnostizierte der römische Philosoph Seneca, »Wer seinen Lüsten lebt, der stirbt in Unlust«, drückt es ein alter Sinnspruch aus. Da stellt sich die Frage, ob die Menschen ihrem Sexualleben im Großen und Ganzen überhaupt Freude abgewinnen. Die Antwort lautet eindeutig »ja«, wie die Befunde einer repräsentativen Befragung aus Finnland beweisen.[1] Das, was sich unter ihrer Bettdecke abspielte, fanden 85 Prozent aller Männer und 83 Prozent aller Frauen zumindest einigermaßen befriedigend. 27 Prozent der Frauen und 33 Prozent der Männer »schnurrten« geradezu vor großer Zufriedenheit. In den USA schätzten 47 Prozent der Männer und 41 Prozent der Frauen ihre aktuelle Beziehung als »körperlich extrem lustvoll« ein.

Verheiratete – besonders verheiratete Frauen – schöpfen aus ihrer Geschlechtlichkeit das höchste Maß an Wohlbefinden. Ohne Trauschein miteinander zu schlafen garantiert offenbar nicht den gleichen Lustgewinn wie der Koitus im Ehebett. Nicht zufällig nehmen übrigens unter Vergewaltigern unverheiratete Männer eine dominante Stellung ein. Ein ausgesprochen puritanischer Trend geht mit Sicherheit allen eingefleischten Swingern und Casanovas gegen den Strich: Wie der Soziologe Edward O. Laumann von der University of Chicago in der größten Erhebung über das Sexualleben der Amerikaner entdeckte, geht die erotische Erfüllung mit der Zahl der Liebespartner zurück.[2] »Offensichtlich lohnt es sich in Bezug auf die körperliche Lust und die emotionale Zufriedenheit eher, einen Geschlechtspartner zu haben als mehrere, besonders wenn dieser eine ein Ehepartner ist.« Den letzten Orgasmus, an den sie sich konkret erinnern konnten, fanden allerdings alle Gruppen gleich angenehm – egal ob Singles, Verheiratete oder Männer und Frauen in einer »wilden« Ehe.

Sexuelle Zufriedenheit färbt auf das gesamte Lebensglück ab: Menschen, die angenehme Gefühle mit ihrer geschlechtlichen Betätigung verbinden, legen bei allen Befragungen mehr Daseinsfreude an den Tag. Sie bezeichnen sich selbst auch häufiger als »gesund« und leiden seltener unter Einsamkeit. Am glücklichsten schätzen sich wieder diejenigen, die genau einen Sexualpartner haben; mehr oder weniger trübt nach Erkenntnis von Laumann das Wohlbefinden. 60 Prozent der Partner in einer monogamen Beziehung stellten sich selbst als »sehr« oder gar »extrem« glücklich hin. Von den Singles sahen nur 40 Prozent ihr Leben so rosig, und auch die Beziehungs-Multis äußerten sich lediglich zu 45 Prozent so positiv.

Häufiger Sex zu haben, zahlt sich nach einer Analyse des Fachblatts »American Demographics« psychohygienisch aus: »Je häufiger eine Person Geschlechtsverkehr hat, umso wahrscheinlicher gibt sie an, ein glückliches Leben und eine glückliche Ehe zu führen.«[3] Bemerkenswerterweise ist dieser Trend bei Frauen besonders stark ausgeprägt. Jene, die den Akt besonders oft vollziehen, halten ihr Dasein für insgesamt aufregender und werden seltener von Monotonie und Langeweile heimgesucht.

Die Fähigkeit, beim Geschlechtsverkehr einen Orgasmus zu erreichen, beeinflusst die weibliche Lebenszufriedenheit stark. Genau zwei Drittel aller Frauen, die regelmäßig »kommen«, rechnen sich den sehr oder extrem Glücklichen zu. Bei den Frauen, die es nur selten bis zum »Äußersten« schaffen, sinkt diese Rate auf 39 Prozent. Ihre Geschlechtsgenossinnen, die den Höhepunkt nie erreichen, sind seltsamerweise ihres Lebens wieder etwas öfter froh. In den Lebensphasen, in denen sie sich quasi »sauwohl« fühlen, steigt der Geschlechtstrieb der Frauen dramatisch an. Die Herren der Schöpfung werden in den populären Medien gerne als phallusgesteuerte Lustmolche karikiert. Doch ein wichtiges Ergebnis, das Laumann bei einer gesonderten Analyse aufdeckte, passt überhaupt nicht in dieses Bild.[4] Für die Zufriedenheit der Männer ist es wichtiger, dass ihre Partnerin den Höhepunkt erreicht als sie selbst. »Beide Partner sind gefühlsmäßig eindeutig am zufriedensten, wenn die Frau während des Geschlechtsaktes häufig Orgasmen hat.« Ob Männer die Erregungsleiter bis zum Samenerguss klettern, ist dagegen für das weibliche Wohlbefinden ziemlich schnurz. Auch daran kann man sehen, dass Männer im Bett wenig Anlass haben, Frauen ein X für einen O vorzumachen.

Die Umfrage in Finnland ergab noch einen weiteren Trend: Je früher

Frauen mit dem Sex beginnen, und um so eher sie beim ersten Mal einen Höhepunkt haben, desto ausgeprägter ist auch später ihr Orgasmuspotenzial. Leichter gesagt, als getan, wenn man sich vergegenwärtigt, was die Soziologin Susan Sprecher von der Illinois State University bei einer Umfrage unter 1659 Studenten herausbekam: Nur gerade einmal sieben Prozent aller Mädchen erreichten bei ihrem sexuellen Debüt einen Höhepunkt.[5] Ganz anders die Jungs, die beim ersten Mal zu 79 Prozent den Lustgipfel erklimmten. Während der Einstieg in die praktische Erotik für die jungen Männer in erster Linie befriedigend und lustvoll war, quälten sich die jungen Frauen vornehmlich mit Schuldgefühlen herum.

Den finnischen Männern bereitete der Geschlechtsverkehr am meisten Vergnügen, wenn die Initiative dazu von beiden Geschlechtern ausgegangen war. Die Finninnen wiederum genossen den Liebesakt am intensivsten, wenn sie selbst den Anstoß dazu gegeben hatten. Im Bett hat die weibliche »Unternehmungslust« offenbar für beide Parteien den höchsten Stellenwert. Jene Befragten, die tolerante und freizügige Einstellungen zur Sexualität einnahmen, waren sowohl mit ihrem Geschlechtsleben als auch mit ihrem Leben besonders zufrieden. Speziell eine permissive Haltung zur Homosexualität ging mit einem erhöhten Lustgewinn einher.

Phantasten haben mehr auf dem Kasten

»Eine glückliche Person phantasiert nicht«, postulierte einst Sigmund Freud; sexuelle Tagträume seien stets ein klarer Hinweis auf Neurose und Unzufriedenheit. Tausende von empirischen Studien später steht jetzt fest, dass der Wiener Seelendoktor, wie so häufig, auch in diesem Punkt völlig daneben lag: Erotische Phantasien sind kein Ventil für Verklemmte und Unbefriedigte, sondern Ausdruck einer aktiven, von Schuldkomplexen unbehelligten Libido.

Im Kopf können Menschen jegliche Wunschvorstellung ausleben, egal ob sie unrealistisch, peinlich, sozial unerwünscht oder gar verboten ist, geben die beiden amerikanischen Psychologen Harold Leitenberg und Kris Henning zu bedenken.[6] Der Glaube an den neurotischen Ursprung dieser Phantasterei wird durch die Daten auf den Kopf gestellt: Frauen, die häufig zum Orgasmus kommen und ein erfülltes Sexualleben genießen, schwelgen viel häufiger in der eingebildeten Libido als ihre anorgastischen und unbefriedigten Geschlechtsgenossinnen; ein ähnlicher Zusammenhang besteht auch bei Männern.

Menschen, die hungern, müssen sich zwanghaft Fressalien vorstellen, doch der Sexus funktioniert nach einem andern Prinzip. Diejenigen, die es häufig treiben, lassen sich »es« viel häufiger bildlich durch den Kopf gehen als die Inaktiven. Bei den Männern, die wegen einer Operation längere Zeit im Krankenhaus einquartiert wurden, verringerte sich nicht nur die Koitusfrequenz, sondern auch die Zahl sexueller Phantasien. Tatsächlich deutet das Fehlen erotischer Tagträume auf diverse sexuelle Funktionsstörungen hin – die mit angeleiteten Phantasien bekämpft werden.

Was in den Tagträumen vorkommt, hängt stark vom Geschlecht des Phantasten ab. Die meisten feuchten Tagträume sind indes ziemlich unspektakulär: Visionen von »normalem« Sex mit einem ehemaligen, aktuellen oder auch nur ersehnten Geschlechtspartner, der dem Tagträumer in der Regel wenigstens vom Sehen her bekannt ist. Männer ergreifen in der Phantasie öfters die Initiative, während Frauen öfters Männer die Initiative ergreifen lassen. Männerphantasien sind häufiger »explizit« und enthalten mehr greifbare anatomische Details, während sich Frauen häufiger in romantischen, emotional getönten Beziehungsvorstellungen ergehen. Männer wechseln beim eingebildeten Sex häufiger den Partner als Frauen und kommen sich mit Vorliebe dominant und unwiderstehlich vor. In ihrer intimen Vorstellungswelt wollen Frauen auch schon mal härter genommen werden. Für bis zu 38 Prozent spielen in erotischen Phantasien ein Hauch Schmerz, spielerische Gewalt, verbale Demütigung oder der Wunsch, brachial überwältigt zu werden eine betörende Rolle. Nach einer anderen Umfrage träumen sogar bis zu 65 Prozent aller Frauen gelegentlich davon, in erotischen Machtspielchen den untergeordneten Part zu übernehmen. Selbst der Vorstellung, zum Sex gezwungen zu werden, können Frauen bisweilen einen Kick abgewinnen. Selbstverständlich wollen die Träumerinnen nicht wirklich vergewaltigt werden. Ihre »masochistischen« Phantasien weichen meist auch in wesentlichen Punkten von einer echten Notzucht ab. Der »Porno« in ihrem Kopf handelt häufig von der gegenseitigen Anziehung zu einem attraktiven, aber unerreichbaren (zum Beispiel vergebenen) Mann, der ihren – gespielten – Widerstand gewaltsam bricht und beiden Beteiligten ein wunderbares Erlebnis beschert. Männer schwelgen bezeichnenderweise viel seltener in masochistischen Tagträumen, aber sie setzen diese viel häufiger in die Wirklichkeit um.

Es gibt allerdings auch eine düstere Seite der sexuellen Vorstellungskraft, konzedieren die Psychologen: Die meisten Perversionen und abnormen sexuellen Straftaten begannen ursprünglich mit einer »Simulation« im Kopf. Die Mehrheit aller Exhibitionisten, Pädophilen und Vergewaltiger gibt zu, dass sie ihre Exzesse erst lange Zeit in der Phantasie und beim Masturbieren »durchgespielt« hatten, bevor es ernst wurde. Besonders eng ist der Zusammenhang bei sexuellen Serienmördern. Diese Killer werden schon in der frühen Jugend von aufpeitschenden Sexphantasien verfolgt, die stets um sadistische und destruktive Themen kreisen. Das Ritual des wiederholten Mordes ist im Kern der Versuch, die Realität durch zunehmende Verfeinerung mit dem unerreichbaren Vorbild aus der Phantasie in Einklang zu bringen.

Dem Missionar geht's wunderbar

Während »schmutzige« Phantasien durchaus geeignet sind, dem Leben und Lieben mehr Würze zu verleihen, haben selbst die ausgefeiltesten Sextechniken, die pikantesten Stellungen und die exotischsten Hilfsmittel unterm Strich keinen Einfluss auf den Lustgewinn und auf das Lebensglück. Paare, die sich untereinander mit oralem oder analem Sex verwöhnten, äußerten weder in Finnland noch in den USA ein höheres Maß an Wohlbefinden. Liebespartner, die Sexspielzeuge wie Dildos und Vibratoren verwendeten, Swinger-Clubs besuchten, Pornos konsumierten oder sich gegenseitig eingehend manuell stimulierten, erhöhten damit weder ihre sexuelle Zufriedenheit noch ihr Lebensglück. Und auch jene Befragten, deren letzter Liebesakt über eine halbe Stunde währte, fühlten sich nicht besser als die, deren jüngstes »Schäferstündchen« deutlich unter dieser Marge lag.

Dieses international abgesicherte Ergebnis besitzt einen befreienden und demokratischen Touch: Es ist überhaupt nicht nötig, sich mit abgefahrenen Sexpraktiken, verstiegenen Kamasutra-Techniken oder bizarren Tantra-Methoden die Sehnen zu zerren, wenn man die fleischlichen Wonnen in vollen Zügen auskosten will. Obwohl die einschlägigen Autoren stets den Eindruck erwecken, dass alleine das gründliche Studium ihrer Anleitungen im Bett selig macht. Jene Zeitgenossen, deren Repertoire sich auf die als spießig und einfallslos verschriene Missionarsstellung beschränkt, brauchen sich nicht länger hinter dem vermeintlich progressiven Klientel zu verstecken, das mit artistischen Turnübungen Zirkusreife demonstriert.

Die intellektuelle Antipathie gegen die Missionarsstellung geht ohnehin auf ein Missverständnis zurück, wie das Schweizer Magazin »Weltwoche« erläutert.[7] Seit das Wort in den sechziger Jahren auftauchte, ist es unweigerlich mit jener Geschichte von den fröhlichen Wilden verbunden – mal sind sie Polynesier, mal Melanesier, mal Indianer, Chinesen oder Afrikaner –, die, selbst mit pikanteren Praktiken vertraut, die Mann-oben-Frau-unten-Variante des Beischlafs als »Missionary Position« verlachten, weil weiße Kirchenmänner sie angeblich als gottgefällig priesen. Im Feminismus avancierte die Missionary Position zu einem Schlüsselbegriff für das Patriarchat schlechthin.

Doch als sich der Ethnologe Roben J. Priest auf die Suche nach dem wahren Ursprung des Begriffes mit dem prüden Unterton machte, der rasch in die Sprachen der Welt einging, konnte er nicht die geringste

Querverbindung zu Missionaren auffinden. Stattdessen machte er den Sexualwissenschaftler Alfred Kinsey als Quelle dingfest. In seinem Buch über das sexuelle Verhalten des Mannes stellte dieser 1948 ein amerikanisches Faible für die Mann-oben-Frau-unten-Position fest und nannte sie deshalb die »englisch-amerikanische Stellung«. Er machte auch auf Berichte des Ethnologen Bronislaw Malinowski aufmerksam, wonach die Tobriand-Insulaner diese Koitus-Stellung bei Versammlungen am Lagerfeuer karikiert und als Missionarsstellung verlacht hätten. Bloß: In Malinowskis Buch über das Sexualleben der »Wilden« von 1929 findet sich nichts dergleichen.

Von Missionaren fehlt in dieser Darstellung jede Spur. Kinsey selbst hingegen spricht in seinem Buch auch von einer katholischen Doktrin des Mittelalters, welche besagte Stellung vorschrieb, weil sie die Fruchtbarkeit befördere und deshalb naturgemäß sei. Fazit: Der Begriff der Missionarsstellung ist eine Schöpfung Alfred Kinseys. Die erfundene Geschichte von den Wilden, die über christliche Verklemmtheit lachten, war ganz einfach zu schön, um nicht erzählt zu werden. Der Aufklärer Kinsey hat eine moderne Legende kreiert, die den antiklerikalen Impuls des Wissenschaftlers mit dem populären Bild des verklemmten Kirchenmannes, einem mittelalterlichen Lehrsatz und der Idealisierung des animalischen Wilden zu einer Verhöhnung des Spießers verbindet.

Trotz ihres Odiums als Pose der Kleinkarierten erfreut sich die »englisch-amerikanische Stellung« auch beim modernen Bundesbürger immer noch ungebrochener Beliebtheit, zieht der Hamburger Soziologieprofessor Werner Habermehl Bilanz.[8] Zwar bevorzugen die Männer in Ost und West laut Umfragen den so genannten »Reitsitz«, mit der Frau oben. Aber die Damen in den alten und neuen Bundesländern ziehen eindeutig die Missionarsstellung vor. Auf Platz drei rangiert in Ost und West bei Männlein und Weiblein die Stellung »von hinten«. Nur im Sitzen, im Stehen und in der Seitenlage will bei beiden Hälften des Himmels keine rechte Freude aufkommen. Hüben und drüben haben nur maximal zehn Prozent der Bevölkerung Spaß daran.

Nach dem Ergebnis der finnischen Erhebung gibt es sogar Menschen, die mit ihrem Sexualleben »wunschlos glücklich« sind, obwohl sie gar keins besitzen. Ein Teil der Senioren fällt in diese Kategorie. »Ihre nicht existente Geschlechtlichkeit scheint ihnen keine Probleme zu bereiten. Einige ältere Leute sind mit ihrem Sexualleben zufrieden, sogar wenn es keine sexuelle Aktivität einschließt. Vielleicht ist ihre fehlende Unzufriedenheit eine Folge von herabgesetzten Erwartungen.« Bei Behinderten ist sexuelle Zufriedenheit ein sehr wichtiger Garant für das allgemeine Wohlbefinden. In einer Studie an Amputierten besaß nur der postoperative Schmerz einen noch höheren Stellenwert. Ein Verlust der Lust stürzte die Betroffenen aber trotzdem noch häufiger in Depressionen als die körperliche Pein durch abgetrennte Gliedmaßen.

Enthaltsamkeit schafft Seelenleid

Laut Sigmund Freud bildet eine verdrängte und nicht ausgelebte Libido den Nährboden, auf dem Neurosen und seelische Störungen blühen. Wilhelm Reich, amerikanischer Psychoanalytiker österreichisch-ungarischer Herkunft, hat diese These viel wörtlicher aufgefasst, als seinem geistigen Vater recht war. Der Kommunist und Mitbegründer der Sexpol-Bewegung lehrte, dass die Ursache aller Neurosen in einer Störung der Orgasmusfähigkeit zu suchen sei. Im Orgasmus entlade sich eine in allen Lebewesen wirkende »Orgon-Energie«, eine Art kosmischer Kraftstrom, der angeblich alles Lebende im Innersten zusammenhält. Wo deren Entladung behindert werde, staue sie sich und führe die Neurose herbei. Also machte er sich daran, Neurotiker zu kurieren, indem er ihre Verklemmungen und ihren so genannten »Charakterpanzer« bekämpfte und ihnen zu »orgastischer Potenz« verhalf. Darunter verstand er die Fähigkeit, sich allen unwillkürlichen Kontraktionen total auszuliefern und sich regelrecht in der Lustexplosion zu verlieren. Reich war überzeugt, dass orgastische Potenz mit emotionaler Gesundheit identisch ist, und dass sie bei Frauen im vaginalen Orgasmus zum Ausdruck kommt.

Er glaubte auch, dass die ganze Erdatmosphäre mit der Energieform angereichert ist, die beim sexuellen Höhepunkt abfließt. Daher baute er einen »Orgon-Akkumulator«, um diese Energie zu sammeln, eine Art mit Blech ausgeschlagene Saunakabine. Wer darin Platz nehme, werde von der Energie intensiv bestrahlt und wäre gegen alle Leiden gefeit. In der Gewissheit, eine den Physikern unbekannte Naturkraft entdeckt zu haben, führte er das Gerät 1941 Albert Einstein vor. Der blieb unbeeindruckt, weil sich der geringfügige Temperaturunterschied zwischen drinnen und draußen viel einfacher erklären ließ, wenn man nicht gleich eine neue kosmische Bio-Energie annahm. Davon abgesehen formulierte Reich die Theorie so unzusammenhängend und widersprüchlich, dass sie völlig unüberprüfbar war.

Auch Reichs psychotherapeutischer Ansatz hat einen offensichtlichen Haken: Woher weiß der Heiler eigentlich, wann sein Patient orgastische Potenz besitzt? Ob er während eines Orgasmus zu »totaler Auslieferung« fähig ist? Trotz ihrer Fixiertheit auf den Orgasmus scheuten sich die »Charakteranalytiker«, ihr Klientel beim Geschlechtsverkehr zu observieren. Aber selbst wenn sie es getan hätten, hätte das nichts genützt, weil Reich Zeit seines Lebens die Methode zur Messung der orgastischen Potenz schuldig blieb.

Geblieben ist in der Psychoszene das Gerede von der sexuellen »Energy«, die sich nur um den Preis der seelischen Gesundheit verdrängen lässt. Angesichts der geltenden Sex-Standards gilt es als abnormal, den Geschlechtstrieb zu unterdrücken, diagnostiziert das österreichische Nachrichtenmagazin »Profil«.[9] Pädophilie-Skandale um zölibatäre Priester scheinen das zu belegen. Noch nie waren die Keuschen so in Verruf. Im antiken Rom genossen jene jungfräulichen Priesterinnen, die dem Kult der Göttin des Herdfeuers, Vesta, dienten, höchstes Ansehen. Jesus von Nazareth wird seit 2000 Jahren für seine Ehelosigkeit gepriesen, und Mahatma Gandhi schöpfte angeblich aus strikter Enthaltsamkeit Kraft.

Bleibt die Frage, ob der nicht ausgelebte Orgasmus tatsächlich an der seelischen Gesundheit nagt. Das Magazin Profil zitiert die Wiener Sexualpsychologin Christina Raviola, die den Verzicht auf Sexualität schlicht als eine Verhaltensstörung mit konkreten Folgen ansieht: »Magenschmerzen, Kopfschmerzen, massive Angstzustände«. Seelische Probleme durch lang andauernde Abstinenz hatte bereits Sigmund Freud konstatiert. Die Medizinerin und Sexualberaterin Martha Gabler kennt aus ihrer Praxis im niederösterreichischen Heidenreichstein auch Menschen, die keinen Drang nach einer sexuellen Beziehung verspüren: »Das sind magersüchtige Mädchen, Schizophrene und als bei weitem größte Gruppe jene ganz Normalen, die von der Mutter asexuell gehalten werden wie das Vieh im Stall.«

Dem Zusammenhang zwischen sexueller Aktivität und geistiger Gesundheit gingen kanadische Psychologen in einer Studie an Männern zwischen 18 und 27 Jahren nach.[10] Die Teilnehmer, die zölibatär lebten, waren häufiger durch Depressionen und Selbstmordimpulse gehandikapt. Das ist möglicherweise der Grund, warum die katholische Kirche so viele Probleme mit dem Priesternachwuchs hat. Gegenüber dem Magazin »Focus« drückte es der Tübinger Pastoraltheologe Norbert Greinacher so aus: »Drei Viertel der Kandidaten sind komische Leute und als Geistliche ungeeignet.«[11] Zu einem ähnlichen Ergebnis kommt Heinz Geist, langjähriger Seelsorger für angehende Priester in Würzburg in einer Studie. Danach brachte die Mehrzahl der Studienanfänger ein »mangelndes Selbstwertgefühl« mit. Viele Interessenten seien »von Beziehungs- und Bindungsängsten« geplagt, bei jedem Fünften sei vor allem die ausgeprägte »Mutterbindung« ursächlich für eine »allgemeine Unsicherheit«.

In Amerika bestätigte eine Untersuchung an jungen Frauen, dass das Sammeln von »angenehmen sexuellen Erfahrungen« mit einem Partner das Selbstwertgefühl anhebt. Sex macht Frauen indes auch ohne Partner selbstbewusst: Jene jungen Ladys, die unter der Bettdecke häufiger Hand an sich selbst legten, hatten bemerkenswerterweise mehr Selbstwertgefühl als ihre Geschlechtsgenossinnen, die niemals masturbierten. Damit bestätigt sich ein älterer Befund der Sexologen: Frauen, die Solo-Sex betreiben, haben ein besseres Körperselbstbild und leiden seltener unter sexuellen Ängsten als die Asketinnen in Sachen Autoerotik. Sie neigen auch weniger zu Depressionen und legen eine größere Ehezufriedenheit an den Tag.

Sex in der ersten Person Singular

Ob mit modernen Hilfsgeräten oder in traditioneller Handarbeit: Onanie, die Liebe an und für sich, hat den Sprung in die Lifestyle-Liga geschafft, hält das Schweizer Magazin »Facts« fest.[12] »Einst nur in sexuellen Notzeiten praktiziert, möglichst versteckt unter der Bettdecke und im Schnellverfahren, gilt Selbstbefriedigung inzwischen als eigenständige Sex-Spielart.« Seit die katholische Kirche im Mittelalter das Laster verteufelte, grassierten schlimmste Schauermärchen. Abstruse Theorien unterstützen die These, wonach Masturbation zu Schwindsucht, Wahnsinn, Blindheit oder gar Rückenmarkverlust führe. Noch immer gehört »Wichser« zu den abschätzigsten Schmähungen, die man einem Mann an den Kopf werfen kann.

Dabei ist die Selbstbefriedigung nach den Ergebnissen der Mammutstudie an der University of Chicago absolut kein Notbehelf für Einsame und Kontaktlose, denen der Kompagnon für einen »richtigen« Orgasmus fehlt.[13] Hauptfazit: Die Befragten, die häufig Partnersex genießen, treiben es auch besonders oft mit sich selbst. 60 Prozent der Männer und 40 Prozent der Frauen zwischen 18 und 59 hatten es sich nach eigenen Angaben im vergangenen Jahr selbst besorgt. »Etwa einer von vier Männern und eine von zehn Frauen gaben an, mindestens einmal pro Woche zu masturbieren. Dabei handelt es sich nicht um Jugendliche, sondern um Erwachsene, die meistens feste Sexualpartner haben.« Generell verschafften sich Verheiratete ihren Höhepunkt besonders oft auf eigene Faust. »Wir schließen daraus, dass Masturbation kein Ersatz für die Menschen ist, die keine andere sexuelle Befriedigung finden, sondern eine Tätigkeit, die anregt und durch andere sexuelle Praktiken angeregt wird.«

Die Studie zeigt auch, dass Frauen später zu masturbieren beginnen als Männer und dass Masturbation bei ihnen weniger stark mit dem Jugendalter verbunden ist. Viele Frauen machen vermutlich erst Sex »mit sich selbst«, nachdem sie den Sex mit einem Partner kennen gelernt haben. Bei einigen Befragungen gestanden übrigens Männlein und Weiblein, dass sich der durch Selbstbefriedigung ausgelöste Orgasmus besonders intensiv anfühlt. Die Höhepunkte beim Geschlechtsverkehr erschüttern demnach zwar weniger stark auf der sexuellen Richter-Skala: aber das machen sie durch einen höheren »Befriedigungswert« wieder wett.

Der Samen als Stimmungsaufheller

Wenn bisher die Rede davon war, dass Geschlechtsverkehr und Orgasmus die Gemütsverfassung verbessern, so bezog sich das immer auf einen psychologischen Effekt: Durch das emotionale Erlebnis der sexuellen Verzückung wird demnach das allgemeine Wohlbefinden aufpoliert. Der Beischlaf ist aber immer auch ein physiologisches Ereignis, bei dem es zum Austausch von Körperflüssigkeiten kommt. Nun mag es wie die größenwahnsinnige Phantasie eines Machos klingen, der von der selig machenden Leistungsfähigkeit seiner Keimdrüsen träumt. Aber die Aussage basiert auf einer Publikation im angesehensten Fachblatt der Sexualforschung und hält ausgefeilten statistischen Kontrollen stand: Das Sekret der männlichen Wollust ruft offenbar bei seinen Empfängern eine die Stimmung aufhellende Wirkung hervor.

Beim Volk der Sambia in Neu Guinea kursiert die Vorstellung, dass die Aufnahme des männlichen Samens Stärke und Tüchtigkeit verleiht. Dort existiert bis heute eine sexuelle Tradition, die aus unserer Sicht zumindest exotisch erscheint: Jungen im vorpubertären Alter werden dort mehrere Jahre lang von erwachsenen Männern »besamt«. Das heißt, sie werden gezwungen, die Älteren oral und anal zu befriedigen, damit das Elixier der Mannbarkeit auf sie übergeht. Einige Griechen glaubten, dass im Sperma männlicher Edelmut oder »arete« enthalten war, die sich – zum Beispiel durch Analverkehr im Tempel des Apollon – auf junge Männer übertragen ließ. Im Mittelalter verkündeten die Gelehrten, dass der Kontakt der Vagina mit dem Samen die Frau von Schwächezuständen und Hysterie befreit. Die Verwendung von Verhütungsmitteln wurde daher bis ins 19. Jahrhundert als gesundheitsschädlich eingeschätzt.

Alexander von Poehl hat im 19. Jahrhundert das »Spermin«, einen Bestandteil des Samens, erforscht und herausgefunden, dass er dem Sperma den typischen, »kastanienblütenartigen« Geruch verleiht. Laut ihren Angaben bei verschiedenen Umfragen erinnern Geruch und Geschmack des Samens Frauen allerdings eher an Ajax, Brie, schmutzige Socken oder gar an salzige Rotze. Nach dem Genuss von Spargel bzw. von Knoblauch nimmt das Ejakulat angeblich eine besonders unangenehme Note an. In Amerika hat ein Unternehmen kürzlich ein Trinkpulver namens »Semenex« auf den Markt gebracht, dass dem Sekret einen angenehm süßen Geschmack verleihen soll. Ihrerseits werden die Spermien bei ihrer Odyssee Richtung Eizelle durch einen vermutlich von der Eileiterflüssigkeit verströmten Maiglöckchenduft angelockt, der ihnen bei der Wegfindung behilflich ist. Jedenfalls soll es dem Spermin zu verdanken sein, so folgerte der holländische Sexualaufklärer Theodor van de Velde in den zwanziger Jahren, dass die »Geschlechtsvereinigung günstig auf die Frau einzuwirken vermag«. Wenn es dem Körper einverleibt wird, so versicherte von Poehl, treibt es im Zusammenspiel mit anderen Substanzen des Spermas den Stoffwechsel an und übt eine allgemein belebende Wirkung aus.

Dass solche Mythen wenigstens ein Körnchen Wahrheit enthalten, hat nun der New Yorker Psychologe Gordon G. Gallup unter Beweis gestellt.[14] 293 junge Frauen hatten dem Forscher freimütig Auskunft über alle Aspekte ihres Sexuallebens gegeben. Zentrales Ergebnis: Die Frauen, die beim Verkehr nie Kondome benutzten und das Sperma in sich aufnahmen, hatten die beste Gemütsverfassung. Sie litten seltener unter Depressionen als Kondom-Benutzerinnen und sexuell inaktive Frauen, und sie hatten auch weniger Selbstmordversuche verübt.

Um nahe liegender Kritik an seiner Deutung zuvorzukommen, nahm Gallup verschiedene statistische Kontrollen vor. Frauen, die den Sex immer ungeschützt vollzogen, fühlten sich umso schlechter, je mehr Zeit seit dem letzten Akt vergangen war. Bei den Frauen, die stets Kondome benutzen, gab es keinen Zusammenhang zwischen der Stimmung und dem Datum des letzten Verkehrs.

Auch andere potenzielle Störfaktoren konnten ausgeschlossen werden. So machte es für die psychische Verfassung der Probandinnen keinen Unterschied, ob sie sich in einer Langzeitbeziehung befanden, und die Dauer einer etwaigen Beziehung war ebenfalls unerheblich. Es ließ sich auch kein Effekt der »Pille« auf die Befindlichkeit nachweisen.

Zwar bilden alle diese Daten noch keinen unumstößlichen Beweis, gesteht Gallup, aber doch würden alle Pfeile in die gleiche Richtung weisen: »Irgendetwas« im Sperma hellt die Stimmung auf. Im Ejakulat ist ein Cocktail von bioaktiven Stoffen und Hormonen enthalten, darunter Testosteron, Östrogen, Prostaglandine und Prolaktin. Diese Moleküle sind entweder selbst antidepressiv, oder zumindest ist ihr Spiegel bei Depressiven verringert. Und beim Koitus nehmen Frauen diese Stoffe mit hohem Tempo über die Vagina in die Blutbahn auf.

Den hieb- und stichfesten Beweis könnte nur eine kontrollierte Interventionsstudie erbringen, zu der es mit großer Wahrscheinlichkeit niemals kommen wird. Das würde nämlich erfordern, dass man nach einem Zufallsverfahren zwei Gruppen von Frauen entweder mit echtem Männlichkeits-Balsam oder mit einem wie auch immer gearteten Placebo »beglückt«. Im übrigen bleibt auch dahingestellt, so Gallup, ob die antidepressive »Therapie« auch beim Anal- und Oralsex und bei Homosexuellen anschlägt. Aber warum sollte Samen überhaupt solch eine heilende Wirkung haben? »Ich wüsste nicht, warum die Evolution ein derartiges Phänomen hervorbringen sollte«, gibt Satoshi Kanazawa, ein Evolutionspsychologe an der Indiana Universitity of Pennsylvania zu bedenken. Männer, deren Samen Frauen dazu brachte, langfristig »gut drauf« zu sein, kamen womöglich beim anderen Geschlecht besser an und erzielten einen größeren Fortpflanzungserfolg, hält Gallup dagegen.

Dabei brocken sich einige Weibchen im Tierreich mit der Aufnahme des Ejakulates ziemlichen Ärger ein. Bei manchen Insekten enthält das Sekret des Männchens einen Wirkstoffcocktail, der den Weibchen schnurstracks den sexuellen Appetit verdirbt: Sie sollen sich nach der Kopulation nicht mit der (Spermien-) Konkurrenz vergnügen. Bei anderen Arten beschleunigen Komponenten im Samen die Eiablage. Da Weibchen sich nicht derart manipulieren lassen wollen, hat ihr Körper im Verlauf der Zeit Gegenmittel gegen die chemische »Vergewaltigung« hervorgebracht. Dadurch wurde ein Rüstungswettlauf angezettelt, der den Samen immer aggressiver machte. Die männliche Fruchtfliege hat diesen Krieg auf die Spitze getrieben. Ihr Samen ist so toxisch, dass er den Weibchen vorzeitig den Garaus macht. Ihre kurze Lebensspanne reicht gerade noch, um für Nachwuchs zu sorgen.

Sex-Krösusse und Habenichtse

Zum Glück produzieren die Herren unserer Spezies eine »milde Sorte«. Beim Homo sapiens gibt es jedoch ein anderes Problem: Die Wohltaten der Geschlechtslust sind in der Bevölkerung extrem ungleich verteilt. Die Unterschiede zwischen denen, die (heterosexuellen) Geschlechtsverkehr haben und denen, die keinen haben, sind sogar noch größer als die Unterschiede zwischen Arm und Reich, wie das Fachblatt »American Demographics« aus den einschlägigen amerikanischen Sexualstatistiken destilliert.[15] Nach dieser Analyse sind 15 Prozent aller Erwachsenen etwa für die Hälfte aller Begattungen verantwortlich. Auf 42 Prozent der erwachsenen Bevölkerung entfallen sogar 85 Prozent der gesamten heterosexuellen Aktivität. Zum Vergleich: 20 Prozent der Amerikaner haben ungefähr die Hälfte des Geldvermögens in Besitz.

Die sexuelle Ungleichheit hängt damit zusammen, dass ein Fünftel der Bevölkerung erklärt, im vergangenen Jahr totale Enthaltsamkeit geübt zu haben. Einer von 20 Amerikanern hat dagegen nach eigenen Angaben die Woche dreimal oder öfters Sex gehabt. Diese »Sex-Krösusse«

konnten alleine 30 Prozent der gesamten Koitus-Aktivität für sich verbuchen. Die Zahlen in den Medien über die Häufigkeit der Sex-Kontakte sind also reine Durchschnittswerte, hinter denen sich ein gewaltiges Gefälle verbirgt. Für den einzelnen Menschen ist es übrigens gar nicht so leicht einzuschätzen, wie viel Lust er sich überhaupt erhoffen kann, gibt Steven Pinker, der Star unter den amerikanischen Evolutionspsychologen zu bedenken.[16] »Damit das Vollkommene nicht der Feind des Guten ist, muss das Streben nach Glück danach ausgerichtet werden, was mit vernünftigem Aufwand in der jeweiligen Umwelt zu erreichen ist.« Den besten Anhaltspunkt liefert das, was andere Menschen erreicht haben: Wenn die das schaffen, schaffst du es vielleicht auch. »In allen Zeitaltern haben Beobachter der menschlichen Natur auf eine Tragödie hingewiesen«, schreibt Pinker. »Die Menschen sind glücklich, wenn es ihnen besser geht als ihren Nachbarn, und unglücklich, wenn es ihnen schlechter geht.«

Der Vergleich des eigenen Sex-Lebens mit dem der anderen mündet jedoch leider nur zu oft im »Orgasmusneid«. Zu diesem Ergebnis gelangte der amerikanische Psychologe Jason Marbutt, der seine Versuchspersonen an einen vermeintlichen »Lügendetektor« anschloss und sie über ihre geschlechtlichen Aktivitäten ausquetschte.[17] Durch die Finte mit der Maschine wurden die Teilnehmer zu größtmöglicher Ehrlichkeit motiviert. Wichtigstes Resultat: Beide Geschlechter wurmte die Gewissheit, dass bei allen anderen Leuten im Bett sehr viel mehr »los« sei als bei ihnen selbst. Es ist gar nicht auszudenken, wie viele Beziehungen am Ende nur deshalb in die Brüche gehen, weil die Beteiligten irrtümlich glauben, sexuell mit dem jeweiligen Partner eine »Niete« gezogen zu haben.

Als es Amerikanern in den 70er Jahren des letzten Jahrhunderts erstmals gestattet wurde, China zu bereisen, entzog sich ein junger amerikanischer Akademiker unbemerkt der offiziellen Tour und nahm unüberwacht Kontakt mit Einheimischen auf. Zu seiner Überraschung lautete die häufigste Frage, die sie ihm über sein Vaterland stellten: »Ist es wahr, dass jeder in Amerika fünfmal am Tag Geschlechtsverkehr hat?« Der Psychologe Roy Baumeister von der Case Western University kann sich beim besten Willen nicht erklären, wie dieses hörbar von Neid geprägte Ammenmärchen in den Köpfen der Chinesen entstanden sein mag.[18]

Dass Menschen ihre eigene Sexualität wie unter einem Zwang mit jener der anderen vergleichen und peinlichst bestrebt sind, selbst als »normal« zu erscheinen, muss das Vertrauen in Sexualstatistiken erschüttern. Wenn Befragte Auskunft über ihr Geschlechtsleben geben, achten sie darauf, nur ja nicht von der Masse abzustechen. Da sie feine Antennen für die »Schwingungen« in der Gesellschaft haben, spiegeln die Umfrageergebnisse häufig nur die Vorstellungen der Menschen über das Sexualleben anderer Menschen wider. Und diese Vorstellungen sind womöglich durch bereits veröffentlichte Umfrageergebnisse, durch Aufschneidereien der Bekannten und durch künstlich aufgemotzte Sex-Reportagen im Fernsehen geprägt. Das sollte man berücksichtigen, wenn man die Studie des Kondom-Herstellers »Durex« betrachtet, die das Magazin »Focus« veröffentlicht hat.[19] Durchschnittlich 1,5 mal lieben sich die Deutschen demnach pro Woche; 97 mal jährlich wird in der Bundesrepublik Liebe gemacht. Auch mit ihrer Koitusdauer von durchschnittlich 17 Minuten pflegen die Deutschen Mittelmaß. Die offenbar zu Unrecht als prüde verschrienen Amerikaner haben dagegen 132 mal pro Jahr Sex für etwa 28 Minuten – knapp acht Arbeitstage. Weltrekord!

Die Südeuropäer werden darin ihrem Image als ausdauernde Liebhaber in der Praxis nicht gerecht: Italiener und Italienerinnen sind durchschnittlich 14 Minuten lang miteinander im Schlafgemach beschäftigt – sogar zwei Minuten weniger als die Franzosen. Vor ihnen glänzen Russen und Briten. Spanier und Italiener begnügen sich seltsamerweise mit 75 Liebesakten im Jahr.

Ein dickes Bankkonto macht sich nicht unbedingt in Form von Orgasmen bezahlt, führt »American Demographics« weiter aus: Die obersten 10 Prozent auf der Einkommenspyramide liegen mit ihrer Koitus-Frequenz gerade mal im Mittelfeld. Die Menschen ganz unten auf der sozialen Leiter steigen dagegen sogar leicht überdurchschnittlich häufig mit ihrem Partner ins Bett. Wirtschaftlich erfolgreiche Männer haben allerdings nach dem Ergebnis anderer Auswertungen häufiger außerehelichen Geschlechtsverkehr. Wer länger arbeitet, macht auch unter der Bettdecke häufiger »Überstunden«; Menschen mit viel Freizeit nutzen diese also nicht häufiger für Schäferstündchen.

Zunehmendes Alter ist zwar eine deutliche Sex-Bremse, aber der Niedergang des Triebes verläuft nicht stetig. Bis Mitte 30 bleibt die geschlechtliche Aktivität auf dem gleichen Niveau, bis Mitte 60 geht sie jedes Jahrzehnt um 25 Prozent zurück. Doch dann erfolgt eine deutliche Zäsur: Senioren zwischen 65 bis 75 haben gleich um 60 Prozent seltener Sex als die Alterskategorie zwischen 55 und 65. Besonders rapide lässt die Koitusfrequenz bei alten Frauen nach. Jenseits der 75 sind acht Prozent aller Oldtimer für 85 Prozent der weiterhin zu verzeichnenden Liebesakte verantwortlich.

Wer politisch links steht, hat häufiger Sex als das ideologische Mittelfeld. Extrem Linke treiben es sogar ganz besonders oft. Die Rechten lassen sich im Bett allerdings auch nicht lumpen: Extrem Konservative sind ebenfalls überdurchschnittlich sex-aktiv. »Wer leidenschaftlich Politik betreibt, betreibt auch andere Dinge mit Leidenschaft«, folgert das Magazin. Katholiken schlafen etwas öfter miteinander als Protestanten, aber beide großen Konfessionen stehen hinter Nichtgläubigen und Juden zurück. Menschen, die sexuell freizügige Ansichten vertreten, setzen diese auch überdurchschnittlich oft in die Tat um. Das Gleiche gilt für die Zeitgenossen, denen an Abwechslung, Thrill und Abenteuern gelegen ist. Argwöhnische Subjekte, die »der Regierung« und »anderen Leuten« nicht recht trauen, sind seltsamerweise auffällig oft intim. Kann man Gefühle des Misstrauens durch gesteigerte Libido kompensieren?

Eine weiterer Schlag Mensch, der den Akt ungewöhnlich häufig vollzieht, ist der Jazz-Liebhaber. Die Enthusiasten dieser ursprünglich schwarzen Musikrichtung machen um 30 Prozent mehr Sex als die Durchschnittstypen. Kein anderer Stil der Tonkunst, nicht einmal Rock und Rap, ragen derart aus der grauen Masse heraus. Der amerikanische Schriftsteller Norman Mailer, der die Schwarzen um »die Kunst des Primitiven« beneidete, lag offenbar richtig, als er Jazz »die Musik des Orgasmus« nannte.

Gut aussehende Menschen fallen ebenfalls besonders oft übereinander her, und man kann es ihnen absolut nicht übel nehmen. Die amerikanische Psychologin Theresia Laksmana, die die Sex-Gewohnheiten von 500 Studenten im Alter zwischen 18 bis 23 studierte, fand keine Gruppe, die so oft koitierte, wie die Schönheitskönige und -königinnen.[20] Ihre moralischen Überzeugungen unterschieden sich aber merkwürdigerweise nicht von jenen der ästhetisch weniger Privilegierten. Sex mit einem attraktiven Partner bereitet offensichtlich besonders viel Vergnügen, wie man den Angaben der Besucher der Internetseite www.queendom.com entnehmen kann.[21] Surfer mit einem anziehenden Partner erreichten überdurchschnittlich häufig den sexuellen Höhepunkt. Während des Orgasmus schauten gut Aussehende ihrem Liebespartner auch besonders häufig in die Augen. Im Augenblick der Ekstase hatten 64 Prozent der Probanden, die sich selbst attraktiv fanden, Blickkontakt. Die, die sich selbst nicht als schön einschätzten, erreichten diese besondere Intimität nur zu 40 Prozent.

Ein knackiger Körper und ein wohlgeformtes Gesicht stechen unmittelbar ins Auge, aber ansonsten kann man einem Kandidaten seine sexuellen Qualitäten nicht direkt ansehen. Die meisten Deutschen können in dieser Hinsicht ohnehin ein beachtliches Selbstbewusstsein vorweisen, wie die Umfrage einer Frauenzeitschrift beweist.[22] Dabei erklärten 69 Prozent der Frauen und 73 Prozent der Männer, dass sie sich für »gut im Bett« halten, weil sie Spaß am Sex haben. Unzählige amouröse Katastrophen und erotische Nullnummern könnten der Menschheit erspart bleiben, wenn man seinen potenziellen Lovern ansehen könnte, ob sie tatsächlich gut im Bett sind oder nicht. Die Zeitschrift P.M. wollte es genauer wissen und gab eine Umfrage beim Unternehmen »Forsa« in Auftrag: Welche Eigenschaften sollte ein Mann beziehungsweise eine Frau erfüllen, um »gut im Bett« zu sein?[23]

Ergebnis Nummer eins: »Dufte« muss er oder sie sein. »Einen angenehmen Geruch und ein gepflegtes Äußeres erwarten fast 80 Prozent der Frauen und Männer von ihren potenziellen Sexpartnern.« Außerdem sollte ein guter Liebhaber nicht mechanisch seine »Nummer« abziehen: »Drei Viertel aller Befragten wünschen sich von ihren Partnern Phantasie, neue Ideen und den tatkräftigen Einsatz von Händen und Zunge.« Dass Männer ein ausgedehntes Vorspiel für Zeitverschwendung halten und lieber gleich zur Sache kommen, ist offenbar ein Ammenmärchen. Die Forsa-Umfrage zeigt: 76 Prozent können sich sehr wohl dafür begeistern, bei den Frauen sind es nur 69 Prozent.

Auch ein weiteres Vorurteil wird durch die Daten eingeebnet: Dass Männer es beim Liebesspiel generell gerne härter haben, während die Frauen unbedingt auf Blümchen-Sex bestehen. Gerade mal 37 Prozent der Männer mögen es härter, und immerhin 23 Prozent der Frauen haben nichts dagegen. Wer sich beim Sex nicht im Griff hat, wer laut keucht, ächzt, stöhnt oder schreit, braucht sich nicht vor Scham unter der Bettdecke zu verkriechen: Zwei Drittel aller Befragten, besonders Jüngere, wünschen sich völlige Hingabe und finden es sogar anregend, wenn ihr Partner im Bett mal etwas lauter wird. Dazu passen auch neue Ergebnisse, wonach es heute fast 50 Prozent aller Frauen gut finden, wenn Männer beim Sex »den Egoisten raushängen« lassen. Fast jede fünfte Frau will nichts mit »Sensibelchen« zu tun haben. Softies sind zwar als »Guter Freund« durchaus erwünscht, als Sexualpartner haben sie indes immer weniger Chancen. 39 Prozent der Frauen träumen von einem Mann, der genau weiß, was sie sich beim Sex wünschen. Es bereitet ihnen offenbar erotisches Knistern, die Begehrlichkeit des selbstgewissen Mannes zu spüren. Auch wenn Alice Schwarzer darüber verzweifelt, möchten sie anscheinend lieber genommen werden, als selbst zu nehmen. Immer öfter fliegen Männer von der Bettkante, weil den Frauen der Sex mit ihnen einfach zu lahm ist. Die Herren müssen heutzutage mehr leisten.

Ausgefallene Sexpraktiken (zum Beispiel Fesselspiele) stehen nach den neuesten Zahlen zumindest gedanklich hoch im Kurs. 73 Prozent der Befragten (Frauen: 74 Prozent, Männer: 71 Prozent) wollen nichts unversucht lassen, wenn es Spaß macht. Der Wille ist zwar da, aber in der Praxis hapert es: Nur 5 Prozent der Frauen und 3 Prozent der Männer haben solchen Sex, obwohl 89 Prozent der Frauen und 92 Prozent der Männer keinerlei Probleme haben, ihre Wünsche offen anzusprechen.

»Ist Sex schmutzig?«, wurde Woody Allen einmal gefragt. »Nur, wenn man ihn richtig macht«, war seine Antwort. Und Sylvester Stallone lobte Madonna als »Granate« im Bett, weil sie »kein Gewissen« habe. Ist guter Sex also schmutzig und gewissenlos? Für die Deutschen zumindest eher nicht: Zwei Drittel aller Befragten möchten dabei keine schmutzigen Worte ins Ohr geraunt bekommen. Frauen und Katholiken sind in dieser Hinsicht sogar noch empfindlicher.

Die Last der erlahmenden Libido

Ist es also ein Zeichen des guten Lebens, wenn es uns gelingt, möglichst viele Orgasmen mit einem möglichst gut aussehenden und temperamentvollen Partner herauszuschlagen? Oder möglichst viele superscharfe Sex-Bomben ins Bett zu kriegen? Wie so oft bietet das Leben keine einfachen Antworten. Guter Sex trägt zwar eindeutig zur Qualität des Daseins bei; unfreiwillige Askese und nicht gehabte Orgasmen untergraben nachweislich das Wohlbefinden. Aber die Erfahrung der sexuellen Wonne bringt auch eigenen Kummer, den es ohne sie nicht gäbe. »Die Wollust der Kreaturen ist gemischt mit Bitterkeit«, stellte bereits der mittelalterliche Mystiker Meister Eckart fest.

Ein tragisches Moment der Sexualität besteht darin, dass in Paarbeziehungen nach und nach das Feuer der Leidenschaft verglimmt. »Und wenn sie nicht gestorben sind, dann leben sie noch heute.« Im Märchen und in den Mythen der populären Kultur dreht sich alles um die erregenden Momente der Begegnung und des sich Verliebens (Phase A), während die alltägliche Routine einer Beziehungskiste (Phase B) im besten Falle für eine Klamotte im Stil von »Eine schrecklich nette Familie« taugt. Auch die Psychologie kommt auf Basis der Daten nicht um den Schluss herum, dass bei Sex und Leidenschaft »im Dauerbetrieb« der Paarbindung oft kräftig der Lack abgeht.

Langfristige Beziehungen und besonders die Ehe haben in Hinsicht auf die Erotik schon lange einen schlechten Ruf. Der Dichter Gottfried Benn beispielsweise konstatierte: »Die Ehe ist eine Institution zur Lähmung des Geschlechtstriebes.« Auch Frauen wie die amerikanische Autorin Erica Jong stimmen zuweilen in das Lamento ein. Sex in der Ehe werde fade, »wie Schmelzkäse, sättigend, macht dich sogar fett, aber ohne Kitzel für die Geschmacksnerven, ohne bittersüßen Reiz, ohne Gefahr«. Dass solche Bemerkungen nicht an den Haaren herbeigezogen sind, hat die Psychologin Kirsten von Sydow von der Universität Hamburg mit einer umfassenden Literaturübersicht belegt.[24]

Was den puren Geschlechtstrieb angeht, unterstreichen ihre Befunde unzweifelhaft den globalen Abwärtstrend. Die Bedeutung der Sexualität nimmt stärker ab als die der Zärtlichkeit: »Während bei drei Viertel der jungen Paare Sex wichtig ist, und auch für Paare im mittleren Alter dieses Thema bedeutsam ist, gilt das nur noch für einen kleinen Teil der alten Paare.« Die Zärtlichkeit, die anfangs für 63 Prozent große Bedeutung hatte, nimmt auch bei 44 Prozent der älteren Paare einen hohen Stellenwert ein. Das sexuelle Interesse von Männern wie von Frauen am Partner nimmt mit zunehmender Dauer der Beziehung ab. Das männliche Interesse – zumindest das am Koitus – ist anfangs größer, aber es geht dann auch stärker zurück, so dass Paare um die 60 meist beide nur noch geringes Interesse am Geschlechtsverkehr haben.

Dieser Schwund der Libido wird auch als »Coolidge-Effekt« bezeichnet. Der Name Coolidge bezieht sich auf den 30. US-Präsidenten Calvin Coolidge (1872–1933). Nach einer auch in der Fachliteratur oft kolportierten Anekdote besuchte Mr. Coolidge einst mit seiner Gattin eine Farm, wo Mrs. Coolidge auf einen Hahn aufmerksam wurde, der gerade eine Henne bestieg. Als man ihr mitteilte, der Hahn vollzöge diesen Akt bis zu zwölfmal am Tag, soll sie geantwortet haben: »Sagen Sie das meinem Mann!« Als der Präsident von den Wundertaten erfuhr, fragte er: »Immer mit der gleichen Henne?« Nachdem ihm versichert wurde, es sei jedes Mal eine andere, entgegnete er: »Sagen Sie das meiner Frau!«

Aus der Sicht der Evolutionsbiologie stellt der Coolidge-Effekt eine rationale Strategie zur Steigerung der genetischen Fitness dar: Weil die Männchen ihren Fortpflanzungserfolg durch den wiederholten Sex mit dem gleichen Weibchen nicht mehren können, existiert in ihrem Gehirn ein Mechanismus, der ihre Libido nach einer Weile auf eine lukrative Alternative – die neue Kuh – umlenkt. Sexuelle Abwechslung und die Verfügbarkeit von »Frischfleisch« können also bis zu einem gewissen Maß die männliche Refraktärzeit aushebeln. Davon profitieren vermutlich auch die männlichen Prostituierten, bei denen der Sex durch den ständigen Partnerwechsel nie zur Routine verkommt.

Wenn der bereits erwähnte Refraktärzeit-Blocker Cabergolin aus der Studie von Schedlowski die in ihn gesetzten Erwartungen erfüllt, dann steht vielleicht in Zukunft ein Mittel zur Stabilisierung heterosexueller Beziehungen zur Verfügung. Es ist einfach eine Tatsache, dass viele Langzeitbeziehungen unter dem Fluch des Coolidge-Effektes besonders für Männer mit der Zeit ihren sexuellen »Pfiff« einbüßen. Eine Droge, die dem Routinesex den längst verlorenen Reiz der Neuheit zurückbringen würde, könnte mit Sicherheit viele angeschlagene Beziehungen retten.

Der Coolidge-Effekt lässt sich auch in Zahlenwerten fassen, berichtet die Psychologin von Sydow. »Im ersten Jahr des Zusammenlebens sinkt die koitale Aktivität von zweieinhalb- bis dreimal pro Woche auf knapp zweimal, danach nimmt sie über zwei bis drei Jahre weiter ab.« Was den weiteren Verlauf angeht, sind die Ergebnisse widersprüchlich. Die meisten Studien stellen einen weiteren, allerdings verlangsamten Niedergang der Libido fest. Nur sieben Prozent aller verheirateten Amerikaner geben an, ihren »ehelichen Pflichten« viermal wöchentlich oder öfter nachzukommen, ermittelt der Psychologe Roy Baumeister von der Case Western University.[25] Genau doppelt so viele räumen dagegen ein, sie hätten im vergangenen Jahr höchstens ein paarmal oder überhaupt keinen Intimverkehr gehabt. Bei homosexuellen und lesbischen Pärchen geht die Koitusfrequenz mindestens genauso stark zurück. Und das ist keine Altersfrage, denn nach einer Scheidung stürzen sich Wiederverheiratete mit frischem Elan in den sexuellen Clinch.

Abgesehen von der reinen Quote nimmt häufig auch die Begeisterung ab. Länger als 10 Jahre Verheiratete scheinen Sex weniger zu genießen als frisch Vermählte. Laut Baumeister räumen drei Fünftel aller männlichen und vier Fünftel aller weiblichen Ehe-Veteranen ein, sie hätten schon ohne jeden Enthusiasmus – nur um ihrer besseren Hälfte einen Gefallen zu tun – Sex habt. »Die wenigsten Paare sind mit der Mini-Dosis Sex zufrieden, geschweige denn glücklich«, offenbarte der »Stern« in einer einschlägigen Titelgeschichte.[26] Ein andermal fing das Magazin die trübe Stimmung in deutschen Ehebetten atmosphärisch ein: »Überdruss vielleicht am sexuellen Eintopf, der in vielen vermeintlichen Musterehen ihr ebenso fad schmeckt wie ihm. Man weiß genau, was kommt, wenn der Partner nach dem Zähneputzen ins Ehebett steigt, kann jeden Schnaufer mitschnaufen. Begeisterung auch für den 2345. Beischlaf vorzutäuschen, fällt Frauen naturgemäß leichter. Sie müssen nichts hochkriegen, können sich einfach hinlegen, gelegentlich gekonnt seufzen und dabei an George Clooney denken.«[27]

Im alten China wurden den Damen der höheren Gesellschaft die Füße bis zur Hochzeitsnacht fest zugebunden. Wie es heißt, ging vielen frisch gebackenen Ehemännern alleine beim Anblick der entblätterten Sehenswürdigkeit einer ab. Es ist aber extrem unwahrscheinlich, dass dieses erotische Schaustück auch nach fünf Ehejahren noch die gleiche orgastische Resonanz erzielte, meint Baumeister: Besonders für Männer erlangt Sex erst durch den Reiz der Neuheit und der Abwechslung seinen aufputschenden Appeal. Weil dieses erregende Moment jedoch früher oder später der abstumpfenden Wirkung des Coolidge-Effektes zum Opfer fällt, sind die Herren der Schöpfung einer tragischen Dynamik ausgeliefert.

Die stärkere Begierde zu empfinden bedeutet auch, dass deren

Nichterfüllung viel mehr Pein und Frustration erzeugt. Männer denken öfters an Sex und empfinden öfters sexuelle Erregung. Sie sehnen sich nach einer größeren Zahl von Geschlechtspartnern und geschlechtlichen Erfahrungen. Sie schwelgen häufiger in sexuellen Phantasien und legen sehr viel häufiger Hand an sich selbst. Innerhalb von Beziehungen wollen sie früher und häufiger zur Sache kommen. »Männer lieben die Idee, einfach nur so zum Spaß mit einer Frau ins Bett zu gehen, inklusive mit einer Frau, mit der sie keine langfristige Beziehung wünschen«, erläutert Baumeister. »Vom Standpunkt dieser Männer aus bereitet Sex Vergnügen, und Sex mit neuen Partnern bereitet besonders viel Vergnügen. Warum sollte man es also nicht miteinander treiben, ohne sich gleich fest zu binden? Zum Leidwesen der Männer können die meisten Frauen diesen Standpunkt nicht teilen.«

Der männliche Sexualtrieb ist dazu verdammt, nicht befriedigt zu werden. »Die Crux besteht darin, dass der durchschnittliche Mann gerne Sex mit vielen Frauen hätte, aber die meisten dieser Frauen wollen keinen Sex mit ihm.« Selbst wenn er sich die sexuelle »Zwangsjacke« einer monogamen Bindung überstülpt, gerät er wahrscheinlich an eine Partnerin, die »es« weniger nötig hat als er. »Wenn er den Lebensstil des Singles mit seinen potenziellen Möglichkeiten für Affären und One-Night-Stands aufgibt und sich der einen Frau verpflichtet, erlebt er trotzdem die Erfüllung seines Geschlechtstriebs nicht.« Das Ergebnis ist ein andauernder Kampf mit Mangel und sexueller Frustration. Als holländische Psychologen eine Skala des sexuellen Zwangs entwickelten, die den Kampf mit den eigenen Begierden widerspiegelt, erzielten Männer viel höhere Werte als Frauen.

Nicht einmal reiche und berühmte Männer, die viel mehr Chancen bei den Frauen haben, sind von diesem frustrierenden Schicksal ausgenommen. Der Gewöhnungseffekt hat zur Folge, dass auch diese »Glückspilze« ihren sexuellen Status quo nach einer Weile nicht mehr sonderlich erregend finden. Die Welt der Männer besteht vermutlich aus einer Menge von Leuten, die einander beneiden, bringt es der Psychologe Baumeister auf den Punkt. »Der junge Mann, der nie Sex hatte, will ihn mit mindestens einer Frau. Der Mann, der einen Partner hatte, wünscht sich zwei oder drei. Der Mann, der sechs hatte, liebäugelt womöglich mit zehn. Der Mann, der Sex mit fünfzig Frauen hatte, strebt vielleicht siebzig oder hundert an. Der Mann, der nur Oralsex kennt, begehrt vermutlich ›richtigen‹ Verkehr.«

Selbst die Männer, die von einem Bett zum anderen hüpfen, kriegen sexuell den Hals nie voll. Auch den vermeintlich Glücklichen läuft nach einer Weile die Begierde davon. Die »Orgasmussucht« der Männer wird im Kerne nie erfüllt. »Sie stehen unter dem Fluch, einen großen Teil ihres erwachsenen Lebens in einem chronischen Zustand sexueller Frustration zu verbringen. Sie sind dazu verdammt, geil zu sein.« Dazu kommt, dass viele Männer auf die übertriebenen »Erfolgsberichte« ihrer Geschlechtsgenossen und auf die aufgebauschten Sex-Darstellungen in den Medien hereinfallen. Jeder glaubt, dass alle anderen es hinter seinem Rücken auf Teufel komm heraus treiben. Am Ende muss das eigene Geschlechtsleben völlig unbefriedigend erscheinen. »Man bekommt nicht einmal so viel wie andere Männer, so dass man sich unterprivilegiert fühlen muss.«

Verheiratete Männer und Singles sehen einander mit scheelen Augen an: Aus dem Fenster des »Ehe-Gefängnisses« besticht das Sex-Leben der Singles durch Freiheit und Abenteuer. Singles empfinden dagegen angesichts des scheinbar »geregelten« Sexuallebens der Verheirateten den blanken Neid; es erscheint ihnen zuweilen wie ein Orgasmus-Schlaraffenland. Beide Parteien sind blind für die Schatten, die die Idylle auf der jeweils anderen Seite trüben. Der Single verkennt, wie sehr die sexuelle Leidenschaft unter der Routine des Beziehungstrotts erstarrt. Dem Verheirateten fehlt das Gespür dafür, wie viele trostlose Nächte sich ein Single auf der erfolglosen Suche nach einem Geschlechtspartner um die Ohren schlägt.

Nach Ansicht von Baumeister sind Männer durch ihre Sexualität in einem echten tragischen Konflikt gefangen. Durch ihre eigene Charakterschwäche verstricken sie sich in einer zerstörerischen Entwicklung. »Der männliche Geschlechtstrieb scheint prädestiniert zu sein,

Glück zu verhindern, weil er einer gefühlsmäßigen Tretmühle gleicht. Es kann sein, dass die männliche Sexualität niemals ein bleibendes Gefühl der Zufriedenheit erlaubt.« Männer mögen äußere Umstände wie die fehlende Kooperation der Frauen oder die Institution Ehe für ihre Frustration verantwortlich machen. Aber es sieht so aus, als ob ihnen letztlich jedes Arrangement Unzufriedenheit bringt. Und es sieht auch nicht so aus, dass eine völlige Abschaffung aller öffentlichen Sex-Reize – so wie die Mullahs und Taliban dieser Welt sie erzwingen wollen – die Tragik der männlichen Sexualität entschärfen würde.

Die Ergebnisse der psychologischen Forschung erwecken nicht gerade den Eindruck, als ob Frauen von der Gier nach Orgasmen genauso besessen sind wie Männer, gibt Baumeister zu bedenken. Alfred Kinsey entnahm seinen Untersuchungsergebnissen bereits vor über einem halben Jahrhundert, dass Junggesellen und Junggesellinnen die unvermeidlichen sexuellen »Durststrecken« in ihrem Leben unterschiedlich verarbeiten. Single-Männer, denen die Abwesenheit der Lustausbrüche emotional erheblich zu schaffen macht, überbrücken die quälende Lücke im Zweifelsfall durch exzessives Masturbieren. Single-Frauen dagegen scheinen die »Orgasmuslosigkeit« an sich in der Regel ziemlich locker und ohne gesteigertes Onanieren wegzustecken.

Männer sprechen über Frauen wie Frauen übers Essen

Baumeister und sein Team haben informell über ein Jahr lang Grüppchen von Männer und von Frauen bei ihren Konversationen belauscht. Es gab zwei Gesprächsthemen, bei denen immer wieder signifikante Geschlechtsunterschiede auftraten, resümiert der Seelenforscher: Essen und Sex. Die Art und Weise, wie Männlein und Weiblein diese beiden Sujets aufgreifen, wirft ein Licht auf den Stellenwert, den die Erotik in ihrem Leben einnimmt.

Die weiblichen Unterhaltungen übers Essen waren reich an exquisiten Details; immer wieder ließen Teilnehmerinnen eine lebhafte, leidenschaftliche Beschreibung einer wunderbaren Mahlzeit oder eines köstlichen Nachtisches vom Stapel, die sie einmal genossen hatten, während die anderen wehmütig dem Bericht der Sprecherin lauschten und die Wonnen in der Phantasie nachvollzogen. Dagegen waren die männlichen Gespräche über Nahrungsmittel pragmatisch und plump; es drehte sich meist darum, wie man problemlos und schnell an eine bestimmte Speise gelangen könnte.

Männer führten indes viel lebhaftere Diskussionen über das Thema Sex, das in den weiblichen Gesprächen eher selten vorkam. Wenn Frauen überhaupt über die körperliche Liebe sprachen, waren die Äußerungen eher vage und locker mit leichtem Gelächter durchmischt. Sie tischten den anderen nie ihre herausragenden Erlebnisse auf, wie sie es mit dem Essen taten und wie die Männer es mit dem Sex hielten. Die trugen einander lebhafte, detaillierte Sex-Schilderungen vor, genossen jene der anderen und warteten auf die Chance, ihre eigenen noch einmal Revue passieren zu lassen. Dabei begnügten sie sich auch nicht mit zarten Euphemismen oder ausweichender Sprache: Beim Sex nahmen Männer kein Blatt vor den Mund.

Ausgiebig erörterten sie die physischen Reize einzelner Frauen, die sie kannten. Selbst Wissenschaftler auf einer größeren Konferenz berieten sich darüber, wie bestimmte Frauen nackt aussehen oder sich im Bett anstellen würden. Frauen tun dies zwar gelegentlich auch, aber nicht so oft und mehr zum Spaß als mit wollüstigem Unterton, meint Baumeister. »Wenn wir die Sexgespräche der Männer mit den Nahrungsgesprächen der Frauen vergleichen, gibt es größere Ähnlichkeit: Männer reden über Frauen wie Frauen übers Essen.«

Für diesen Unterschied dürfte es triftige Gründe geben: Männer sind sehr erpicht auf Sex, aber sie bekommen ihn nicht oft genug und in ausreichender Vielfalt. Essen nimmt im Leben vieler Frauen einen ähnlichen Stellenwert ein: Sie schätzen es sehr, können es sich aber nicht in der gewünschten Quantität und Qualität zu Gemüte führen. »Die Notwendigkeit, sich zu zügeln, verbunden mit dem Glauben, dass andere in der beneidenswerten Position sind, ihren Begierden nachzugeben, ist ein zentrales Problem mit Sex für Männer und mit Lebensmitteln für Frauen.«

Besonders jüngere Männer können ungeheure Mengen Essen in sich hineinstopfen, ohne fürchten zu müssen, dass sie zunehmen, krank werden, Respekt verlieren oder einen anderen Preis bezahlen. Junge Frauen fühlen dagegen den Druck, schlank zu sein und abzunehmen, so dass das Schlemmen für sie zu einer meist unmöglichen, aber unwiderstehlichen Attraktion wird. »Beim Essen sind Männer in der glücklichen Position, zu haben, was sie wollen, während Frauen chronische Frustration und Selbstverleugnung erleiden müssen. Beim Sex sind die Rollen umgetauscht: Frauen können haben, was sie wollen, aber Männer können es nicht.« Vielleicht würde es den Frauen helfen, die Schwierigkeiten der Männer mit der Monogamie zu verstehen, wenn sie die Nahrungsanalogie berücksichtigen, empfiehlt der Psychologe: »Die monogame Ehe ist für Männer ähnlich, als würde man seine Lieblingsspeise jeden einzelnen Tag für den Rest seines Lebens verzehren. Natürlich will man diese Mahlzeit zu sich nehmen, und zwar oft, aber hin und wieder wäre etwas anderes nett, einfach wegen dem sinnlichen Genuss der Vielfalt.«

Sünder sind gesünder

Nach diesem Abstecher in Versagung und Tragik zurück auf die Sonnenseite der Libido. Die Erfahrung sexueller Höhepunkte verleiht nicht nur der Psyche Flügel; nach den besten Daten, über die Wissenschaftler verfügen, wirkt sie auch körperlich wie eine Form von Bodybuilding. »Alles, was ich mag, ist unerlaubt, macht dick oder ist bei Mäusen krebserregend«, beklagt sich ein Leitartikel im renommierten »British Medical Journal«. In der gleichen Ausgabe dieser Zeitschrift wird jedoch auch eine frohe Botschaft verkündet: Der Orgasmus – manchmal auch als »kleiner Tod« bezeichnet – bietet dem »großen Tod« Paroli.[28] Die periodische Triebabfuhr gehört demnach zu den wenigen Lastern, die uns nicht vorzeitig ins Grab befördern, sondern unseren Aufenthalt auf Erden verlängern. Mindestens zwei Orgasmen pro Woche erhöhten nämlich deutlich die Lebenserwartung von Männern im Vergleich zu solchen, die sich weitgehend abstinent verhielten. Es ließ sich sogar eine Dosis-Wirkungs-Beziehung im Sinne von »je öfter, desto besser« ausmachen.

Die Auswirkungen von Sex auf die Gesundheit wurden bisher selten studiert, abgesehen von den Krankheiten, die durch den intimen Kontakt übertragen werden können, rekapituliert das Fachblatt »Sexualmedizin« den Stand der Forschung.[29] Das könnte daran liegen, dass Untersuchungen zur Lebenserwartung fast immer an älteren Bevölkerungsgruppen und von älteren Forschern vorgenommen werden, argwöhnt der Autor. »Die schwindende Libido der Untersucher – die wohl der der Untersuchten entspricht – lässt offenbar das gesamte Gebiet uninteressant erscheinen.«

Doch es kommen auch ein paar erfreuliche Ausnahmen vor. An der Duke University in den USA begann in den 50er Jahren des vergangenen Jahrhunderts eine Langzeitstudie, bei der 270 Männer und Frauen über einen Zeitraum von 25 Jahren begleitet wurden. Ergebnis: Je öfter die Männer zum Orgasmus kamen, umso mehr Lebensjahre konnten sie dem Kalender abtrotzen. Die Frauen lebten dagegen um so länger, je intensiver sie ihre sexuellen Höhepunkte genossen. Bei den Männern zählt offenbar hauptsächlich die Quantität der Orgasmen, während es bei den Frauen in erster Linie auf deren Qualität ankommt. Der US-Psychologe Lewis Terman begann in den 20er Jahren, das Leben von über 1500 hochbegabten Kindern zu verfolgen. Sein Kollege Daniel Seldina hat kürzlich das Schicksal der verheirateten Frauen in dieser Stichprobe ausgewertet.[30] Zumindest bei diesen talentierten Frauen ging eine höhere Orgasmusfrequenz mit einer höheren Lebenserwartung einher. Niemand weiß, ob die körperliche Aktivität beim Koitus, der emotionale Lustgewinn oder beides den Ausschlag gibt.

Eine schwedische Fünf-Jahres-Studie aus dem Jahr 1981 fand, dass bei Männern ein früher Abschied von sexueller Betätigung mit einem vorzeitigen Sterberisiko verbunden war. Katholische Geistliche und Nonnen verabschieden sich bekanntlich aus Prinzip vom Geschlechtsverkehr. Amerikanische Mediziner haben die Lebenserwartung von 10.026 männlichen Klerikern untersucht. Das Zölibat schien ihrer Gesundheit nicht zu bekommen: Sie wurden überdurchschnittlich früh von ihrem Schöpfer abberufen, vornehmlich als Folge einer Verkalkung der Blutgefäße. Interessanterweise starben sie auch häufiger an Leberzirrhose. Die Nonnen lebten indes etwas länger als das Bevölkerungsmittel; die Forscher führen dies auf ihren verminderten Nikotinkonsum zurück.

Die Studie im »British Medical Journal« bildet den vorerst anspruchsvollsten Höhepunkt dieser Forschungsrichtung. Der Epidemiologe George Davey Smith von der britischen University of Bristol nahm zwischen 1979 bis 1983 rund 2500 Männer im Alter von 45 bis 59 Jahren in seine Langzeitstudie auf. Seit dem Beginn der Untersuchung führt Smith akribisch über Todesfälle und Todesursachen bei seinen Probanden Buch, die auf Herz und Nieren getestet wurden. Beim letzten Check-up hatten 150 Teilnehmer das Zeitliche gesegnet. Von jenen, die viele Orgasmen verbuchen konnten, waren aber nur halb so viele verstorben wie von denen, die weniger als einmal im Monat den höchsten Punkt der Lust erreichten. Auch die Dosis-Wirkungs-Kurve ließ wenig Zweifel offen: Je häufiger die Liebeslust, desto niedriger das Sterberisiko.

Der Gerontologe Michael F. Roizen von der University of Chicago hält diese Ergebnisse für »den stärksten Beweis, dass Sex uns helfen kann, jünger zu werden und jünger zu bleiben«.[31] Indem man zweimal wöchentlich Liebe macht, kann man sich nach seinen Berechnungen fast zwei zusätzliche Lebensjahre dazu verdienen. Wenn man die »Dosis« auf einen Koitus am Tag erhöht, klettert der Bonus auf acht gewonnene Jahre empor. Aus diesen Ergebnissen ließen sich sogar vorbeugende Maßnahmen ableiten, hebt George Davey Smith mit einem gewissen Amüsement hervor. Vergleichbar mit der Empfehlung, mehr Obst und Gemüse zu essen oder häufiger Sport zu treiben. Nur dass man in diesem Fall zumindest bei Männern wahrscheinlich mit einer höheren »Therapietreue« rechnen kann.

Bei einer neueren Analyse ihrer Sterbestatistiken deckte die Gruppe von der Bristol University eine verblüffende Beziehung auf.[32] Von den Männern, die sich selten (weniger als einmal pro Tag) rasierten, hatte der Tod im Verlauf der Beobachtungsperiode 45 Prozent heimgeholt. Dagegen gaben nur 31 Prozent der Männer, die sich einmal oder häufiger pro Tag die Barthaare schnitten, den Löffel ab. Dabei stellte sich auch heraus, dass die Probanden, die sich nur unregelmäßig rasierten, im Durchschnitt kleiner waren, häufiger ledig blieben, mehr rauchten, eher unteren Schichten angehörten und – last not least – seltener einen Orgasmus erlebten. Überdies konnte die Studie belegen, dass Männer mit geringem Flaum eher zu Herz-Kreislauf-Krankheiten wie Herzinfarkt und Hirnschlag neigten als Männer mit kräftigem Bartwuchs. Die Forscher nehmen an, dass Männer, die sich häufig rasieren, einen stärkeren Bartwuchs und ergo auch einen höheren Spiegel an männlichen Geschlechtshormonen aufweisen. Umgekehrt wird der seltene Griff zum Rasierapparat mit einer niedrigen Marge an Androgenen in Verbindung gebracht. Die Forscher haben dabei verschiedene Merkmale von »gesundem Lebensstil« kontrolliert und festgestellt, dass der Einfluss des Rasierens erhalten bleibt.

Wer häufig dem Ruf seines Triebes folgt, verschafft sich damit nicht nur eine höhere Lebenserwartung; wie es aussieht, springt dabei auch ein jugendlicheres Aussehen heraus. Wissenschaftler am Royal Edinburgh Hospital in Schottland nahmen über einen Zeitraum von 10 Jahren 3.500 Versuchspersonen ins Visier.[33] Eine Gruppe von Juroren musterte die Teilnehmer durch einen Einwegspiegel und sollte dann das Alter jeder Zielperson erraten. Jene Frauen und Männer, deren Alter regelmäßig um sieben bis 12 Jahre unterschätzt wurde, wurden als »Superjunge« kategorisiert. Eines der wichtigsten Merkmale, das diese vom Zahn der Zeit Verschonten auszeichnete, bestand in einer regsamen Geschlechtlichkeit. Im Durchschnitt hatten Superjunge dreimal die Woche einen Koitus, während der Durchschnitt bei der Kontrollgruppe zweimal die Woche betrug. Weiterhin zeigte sich, dass Superjunge durch ein besonders unverkrampftes und bejahendes Verhältnis zu ihrer sexuellen Identität aus der Masse herausragten.

Häufige sexuelle Aktivität schiebt offenbar auch dem Ausbruch von Brustkrebs einen Riegel vor. Darauf deutet eine französische Untersuchung an Frauen, die zum Teil bereits ein Mammakarzinom entwickelt hatten. Die Krebskrankheit trat gehäuft bei Probandinnen auf, die selten – weniger als einmal im Monat – Geschlechtsverkehr hatten. Man vermutet, dass während des Orgasmus und in sexuellen Erregungszuständen Hormone ausgeschüttet werden, die den bösartigen Wucherungen entgegentreten. Selbst Männer, die ebenfalls manchmal Brustkrebs entwickeln, können vom schützenden Effekt der Lusthormone profitieren. Bei einer Studie in Griechenland kam dieser Trend ans Tageslicht: Je häufiger die betroffenen Männer zum Orgasmus kamen, desto seltener wurden ihre Brustdrüsen von Tumoren befallen.

Auch die Selbstbefriedigung leistet nach dem Ergebnis australischer Forscher einen Part bei der Krebsbekämpfung. Sex mit der ersten Person Singular war lange Zeit als Auslöser von Blindheit und Rückenmarkschwund verschrien. Doch solche Ammenmärchen sind längst als Propaganda entlarvt. Wie das britische Wissenschaftsmagazin »New Scientist« berichtet, senken junge Männer, die mehrmals pro Woche selbst Hand an sich legen, deutlich ihr Risiko für Prostatakrebs.[34] Ein Team australischer Wissenschaftler verglich Daten zu Sexualpraktiken von rund 1000 Prostatakrebs-Patienten mit denen von 1200 gesunden Männern im Alter zwischen 20 und 50 Jahren. Das Ergebnis: Wer in seinem zweiten Lebensjahrzehnt öfter als fünf Mal pro Woche ejakuliert, hat ein um rund ein Drittel geringeres Krebsrisiko.

Die beteiligten Mediziner nehmen an, dass durch die ständige Neubildung von Samenflüssigkeit Krebs erregende Substanzen aus der Prostata herausgeschwemmt werden. »Je öfter die Leitungen durchgespült werden, umso weniger Schädigendes bleibt darin hängen«, erklärt Graham Giles, einer der Autoren der Studie. Zudem rege Masturbation Prostatazellen dazu an, auszureifen. Das mache sie für Karzinogene weniger anfällig. Eine aktuelle Studie zum weiblichen Brustkrebs hatte Ähnliches nahe gelegt. Häufiges Stillen senke das Krankheitsrisiko, heißt es darin. Die unablässig neu produzierte Muttermilch spüle möglicherweise krebserregende Substanzen heraus. Ob die Deutsche Krebshilfe Männer künftig zum Onanieren anhält?

Kranke Herzen können Sex verschmerzen

Nach einem Herzinfarkt haben viele Männer Angst davor, den Geschlechtsverkehr wieder aufzunehmen. Sie fürchten, die körperliche Anstrengung und die Erregung beim Orgasmus könnte ihrer angeschlagenen »Pumpe« zum Verhängnis werden. Wie der Androloge und Dermatologe Frank-Michael Köhn von der Technischen Universität München dem »Spiegel« anvertraute, verzichten mehr als 50 Prozent der Infarktpatienten aus Unwissenheit über mögliche Risiken lieber gleich ganz aufs Liebemachen.[35] »Kaum einer traut sich, seinen Arzt zu fragen, wann und wie oft er wieder dürfe«, sagt der Androloge. Zusätzlich sei der Stammtisch Quell völlig verquerer Vorstellungen von Alterssexualität: »Die einen verstecken ihren Frust in zynischen Kommentaren wie ›Was soll ich mit 65 mit einer Erektion, die stört ja doch nur bei der Gartenarbeit‹; die anderen protzen – ›mindestens dreimal pro Woche‹ – mit der unverminderten Kraft ihrer Herrlichkeit.«

Auch die Empfehlungen der Ärzte an ihre Rat suchenden Herzpatienten hatten lange Zeit den naiven Charme von alten Bauernregeln. »Beide Partner sollten ausgeruht sein und einige Stunden nach den Mahlzeiten verstreichen lassen«, empfahl etwa Barry Franklin, Kardiologe aus Royal Oak im US-Staat Michigan. Seine Kollegen priesen die Vorzüge von Masturbation und Kuschelsex: »Petting, Zärtlichkeit oder ein geflüstertes Liebeswort sind erotische Abenteuer auf ihre ganz eigene Art« – so die amerikanischen Rehabilitationsmediziner William Garner und Harry Allen.

Nach den neuesten Befunden ist die Besorgnis der Patienten und ihrer Heiler jedoch völlig unbegründet: Die körperliche Belastung beim Geschlechtsakt ist nicht höher als bei vielen harmlosen Alltagsaktivitäten, etwa beim Fahrradfahren und beim Treppensteigen. Der Herzexperte Morris N. Kotler vom Albert Einstein Medical Center in Philadelphia hat zehn Studien ausgewertet, in denen die körperliche Belastung durch Sex bei Gesunden und bei Patienten mit einer Herzkrankheit untersucht worden ist.[36] Die Probanden waren mit Geräten ausgerüstet worden, mit denen sie zu Hause beim Geschlechtsverkehr ihren Puls und zum Teil auch ihren Blutdruck aufzeichnen konnten.

Wie sich herausstellte, reagiert der Kreislauf der Patienten auch nicht anders als jener der Herzgesunden. Beim Orgasmus könne der Puls zwar vorübergehend bis auf Werte von 120 bis 140 Schlägen pro Minute steigen und der Blutdruck um 40 bis 100 Millimeter auf der Quecksilbersäule in die Höhe schießen. Doch der Anstieg ist nur halb so stark wie beim Golfen; der Organismus verausgabt sich dabei auch nicht stärker als bei leichten Hausarbeiten. Die kurzzeitige Belastung – die Werte normalisieren sich nämlich innerhalb von zwei Minuten nach dem Orgasmus – sei für Patienten mit einer koronaren Herzerkrankung unbedenklich. Und weil, wie Androloge Köhn sagt, Sex bei Älteren nicht ganz so stürmisch abläuft wie bei den 20-Jährigen, gibt es unterm Strich »nur ein geringes Risiko, dass der Herzpatient bei sexueller Betätigung kardiovaskulär entgleist«.

Mit einigen bizarr anmutenden Experimenten haben die Forscher zudem ausbaldowert, ob bestimmte Stellungen beim Liebesspiel koronar geschwächten Männern besonders zu schaffen machen. Laut »Spiegel« galt die »Male on bottom«-Stellung (MOB), bei welcher der Mann unten liegt, als besonders kreislaufschonend. Acht Probandenpaare, die sich insgesamt 16-mal beim MOT (»male on top«) und 19-mal beim MOB voll verkabelt im Schlafzimmer vergnügten, räumten mit diesem Mythos auf. Fazit der Untersuchung: Die maximale Herzrate für MOT beim Orgasmus lag bei 114 Schlägen, die für MOB bei 117. Ein koronar signifikanter Vorteil der MOB-Position wäre daher nicht feststellbar.

Das Infarktrisiko sei in den ersten zwei Stunden nach dem Geschlechtsverkehr im Vergleich zu sonst nur etwa um das Zweieinhalbfache erhöht – bei einem Ausgangswert von etwa eins zu einer Million. Eine Berliner Studie hatte schon 1975 den »Tod beim Sex« auf Platz fünf der unerwarteten Herztode verwiesen – nach Straßenverkehr, Arbeitsunfällen, Streit und blutigen Raufhändeln. Nur etwa ein Prozent aller »unerwartet eintretenden Todesfälle« von Männern ereignen sich beim Geschlechtsverkehr.

»Verbotener« und »schmutziger« Sex scheint das Risiko allerdings zu steigern. »Mors in coitu« – der Tod während des sexuellen Höhepunkts – galt lange als spezielles Risiko von Fremd- und Bordellgängern. In Japan demonstrierte eine Untersuchung bereits 1963: Nur sieben von 34 Verstorbenen, die der Tod beim Geschlechtsakt heimgesucht hatte, waren »in den Armen ihres eigenen Partners« verblichen. 1976 unterstrich die erste deutsche Studie die unheilvollen Nebenwirkungen verbotener Lust: Von 30 Koitustoten hatte es gerade mal drei im Ehebett erwischt. Gewagtere, und damit emotional und physisch belastendere Techniken, Verkehr mit fremdem Partner oder gar Sodomie könnten tatsächlich als starke Stressoren wirken, bestätigte der Mediziner Sven Anders von der Universität Hamburg.[37] Zu viel zugemutet hatte sich zum Beispiel ein 57-jähriger, koronarkranker Gynäkologe, der im Stall seines Hofgrundstücks bei einem Stutenfohlen tot aufgefunden wurde, den Unterleib entblößt, mit Schmutz an den Genitalien. Diagnose: Akutes Linksherzversagen bei Reinfarkt.

Je nachdem, wie man es sieht, ist der Liebestod im Lotterbett vielleicht die schönste Art, von der Bühne des Lebens abzutreten. Rolf Eden, ein alternder Berliner Playboy, der als schillernder Discoeigentümer und durch seine unzähligen Sex-Eskapaden von sich reden machte, setzt alles daran, den kleinen und den großen Tod zusammen zu legen: Die Frau, die als letzte mit ihm ins Bett steigt, soll von ihm 250.000 Euro erben. Er könne sich keinen schöneren Tod vorstellen, gestand der Lebemann der »Bild Zeitung«, als in den Armen einer attraktiven jungen Frau, am liebsten unter 30. »Ich will im schönsten Moment meines Leben dahinscheiden. Erst noch einmal ganz viel Spaß mit einer schönen Frau, dann wilder Sex, ein letzter Orgasmus – und dann endet alles mit einem Herzinfarkt, und dann bin ich weg.«

Egal, welche Hausmittelchen Ihre Großmutter gegen Grippe, Schnupfen und Erkältung empfahl; die Wissenschaft gibt jetzt eine völlig andere Anregung zum Aufpeppen der Immunabwehr: Sex. Wie der Psychologe Carl J. Charnetski von der Wilkes University in Pennsylvania bei seiner Untersuchung an 111 Vordiplom-Studenten entdeckte, bringt der Geschlechtsverkehr die körpereigenen Abwehrkräfte in den Atemwegen auf Vordermann.[38] »Wir haben herausgefunden, dass Personen, die ein oder zweimal die Woche Sex haben, deutlich höhere Levels an Immunoglobulin A (IgA), einer Form von Antikörpern, aufweisen als Personen, die durchschnittlich weniger als einmal Sex pro Woche haben.« IgA ist eine Art chemischer Kampfstoff, mit dem die Immunzellen Schleimhäute und Atemwege vor Krankheitserregern schützen.

Studenten, die ein- bis zweimal die Woche Liebe machten, hatten 30 Prozent mehr Antikörper im Speichel als der Mittelwert. Aber selbst ihre Kommilitonen, die sich weniger als einmal die Woche mit ihrem Geschlechtspartner vergnügten, wiesen immer noch etwas höhere IgA-Spiegel auf als die völlig abstinente Vergleichsgruppe. Die Rechnung »je mehr Sex, desto mehr Abwehrkräfte« geht allerdings in dieser einfachen Form nicht auf: Bei den Teilnehmern, die dem Koitus dreimal die Woche oder öfters frönten, fielen die Immunoglobulin-Werte wieder ab. Sie lagen etwa auf dem Niveau der Enthaltsamen. Beim Sex wird das Immunsystem einer Fülle von Mikroorganismen ausgesetzt, vermutet Charnetski. Dieser »Feindkontakt« kurbelt wahrscheinlich die Produktion der Antikörper an. Warum sehr viel Sex den IgA-Ausstoß nicht noch weiter anstachelt, bleibt indes ungeklärt. »Mein Gefühl ist, dass die Studenten in der Gruppe mit dem sehr häufigen Sex in einer obsessiven oder emotional gestörten Beziehung leben, die ihnen viel Stress bereitet«, vermutet Charnetski. »Wir wissen, dass Stress und Sorgen den IgA-Pegel nach unten treiben.«

Bal-Samen gegen Schwangerschaftshindernisse

Es wurde bereits ausdrücklich darauf hingewiesen, dass unsere Spezies sexuell sehr viel aktiver ist, als für den puren Akt der Fortpflanzung notwendig ist. Manche Praktiken, wie die besonders von Männern gerühmte »französische«, sind scheinbar völlig unfruchtbare Auswüchse unserer erotischen Genusskultur. Doch wie jetzt verblüffende Ergebnisse der Forschung beweisen, trägt ausgiebiger Kontakt mit dem männlichen Ejakulat bei der Frau maßgeblich zu einer gesunden und erfolgreichen Schwangerschaft bei. Danach hat häufiger Geschlechtsverkehr, abgesehen vom ganz individuellen Lustgewinn, einen bedeutsamen Vorteil: Die Frau gewöhnt sich an das Sperma des Mannes. Dadurch werde die Gefahr reduziert, dass sich ihr Körper im Falle einer Schwangerschaft gegen die fremden Proteine des Partners zur Wehr setzt.

Viele Störungen der Schwangerschaft gehen auf eine Weigerung des mütterlichen Immunsystems zurück, das Ungeborene und den Mutterkuchen, die »Plazenta« zu akzeptieren. Die vom Vater stammenden Antigene werden in diesem Falle aggressiv als »fremd« bekämpft. Wenn sich diese Abstoßungsreaktion sehr früh in der Schwangerschaft ereignet, wird der Embryo völlig abgelehnt, was seine Einnistung verhindert und eine totale Unfruchtbarkeit zur Folge hat. Wenn die Arbeit des Immunsystem etwas länger dauert, muss die Schwangere mit wiederholten Fehlgeburten rechnen. Zuweilen nimmt die Abstoßung so milde Formen an, dass sie sich ausschließlich gegen die Plazenta richtet.

Aber auch dieser fehlgeleitete Schutzreflex kann schlimme Folgen haben, wie die »Prä-Eklampsie« beweist. Bei dieser akuten Erkrankung, die mit Blutdruckkrisen, Nierenversagen und lebensbedrohlichen Krämpfen verbunden ist, werden auffallend viele fötale Zellen im Blutstrom der Mutter gefunden. Eine Forschergruppe um den Reproduktionsmediziner Gustaaf Dekker von der University of Adelaide in Australien führt diese Krise auf einen Übergriff des mütterlichen Immunsystems gegen die Plazenta zurück. Eine der besten Strategien, um solchen fatalen Abstoßungsreaktionen vorzubeugen, besteht nach den Beobachtungen der Forscher darin, reichlich Kontakt mit Samen zu pflegen – und sei es auch in Form von Fellatio.[39]

Die Wissenschaftler waren von der Beobachtung ausgegangen, dass der männliche Samen einen »Balsam« zur Besänftigung des mütterlichen Immunsystems enthält. In den ersten 15 Stunden nach dem Koitus patrouillieren unzählige Zellen des Immunsystems in der Gebärmutter und sondieren misstrauisch die eingedrungenen Spermien. Insbesondere nach mehrmaligem Kontakt mit den Agenten der Abwehr gelingt es den Spermien jedoch meist, ihre friedlichen Absichten zu demonstrieren. Wenn diese Überzeugungsarbeit misslingt, können massive Abstoßungsreaktionen bis hin zum gefürchteten anaphylaktischen Schock auftreten. Schon ein Tropfen Ejakulat auf dem Schenkel kann bei den betroffenen Frauen Beulen auslösen. Das Problem lässt sich zuweilen nur durch einen Wechsel des Partners beheben.

Die australischen Reproduktionsmediziner haben sogar Anzeichen gefunden, dass dieses Problem bei gewissen »gefährlichen Männern« verstärkt auftritt. Beim Durchforsten von 1,7 Millionen Geburtsakten stellte sich heraus, dass der Geschlechtsverkehr mit diesen Männern das Risiko einer Prä-Eklampsie um das Doppelte erhöht. Auch eine Studie an alleine lebenden Frauen, die mehrfach schwanger wurden, stützte die Theorie. Von den Gebärenden, die vor der letzten Schwangerschaft über ein Jahr Geschlechtsverkehr mit dem Vater des Kindes hatten, zogen sich nur fünf Prozent die Krankheit zu. Von den Frauen, die erst ein paar Monate mit dem Vater des Kindes schliefen, ereilte es dagegen 40 Prozent.

In der Folgezeit häuften sich dann die Beweise, dass ausgiebiger Kontakt mit dem (gesunden) Samen eine gesunde Schwangerschaft unterstützt. So hat sich in den letzten Jahren herausgestellt, dass die Erfolgsquote der künstlichen Befruchtung steigt, wenn das Ehepaar gleichzeitig auch Geschlechtsverkehr hat. Beim Benutzen von Kondomen, die den Kontakt mit dem Samen reduzieren, geht andererseits die Wahrscheinlichkeit für eine Prä-Eklampsie in die Höhe.

Es ist eine altbekannte Tatsache, dass die orale Zufuhr von Stoffen die Abstoßung dieser Stoffe durch das Immunsystem reduziert. Nur so wird es möglich, dass wir täglich gigantische Mengen von fremdem Eiweiß mit der Nahrung aufnehmen, ohne dass unser Immunsystem in Form einer Allergie rebelliert. Bei Mädchen, die eine Zahnspange aus Nickel trugen, ruft Nickel später viel seltener eine Allergie hervor.

Nach dem gleichen Muster setzt Fellatio offenbar eine orale Toleranz gegen Sperma in Gang. 82 Prozent aller Frauen, die ihre Schwangerschaft erfolgreich abschlossen, so ermittelte Dekker in seiner Studie, hatten Fellatio praktiziert. Von den Schwangeren mit Prä-Eklampsie hatten dagegen nur 44 Prozent diese Sexpraktik angewandt. Zu allem Überfluss fiel der reproduktionsmedizinische Nutzen von Oralsex am größten aus, wenn die Frauen das Ejakulat herunterschluckten statt es »ungenutzt« wieder auszuspucken. Fellatio ist also vielleicht doch keine nutzlose Vergeudung von Samengut, sondern könnte auch vom Klerus als flankierende Maßnahme zur Fortpflanzung abgesegnet werden. Beim »Blasen« könnte sogar noch ein unerwarteter Nebennutzen für die Zahngesundheit herausspringen, gibt das Magazin »Forbes« zu bedenken.[40] »Samenflüssigkeit enthält Zink, Kalzium und andere Minerale, die geeignet sind, den Zahnverfall zu bremsen.«

Ein aktives Sexualleben mit häufigem Orgasmus leistet der reproduktiven Gesundheit der Frau auch in anderer Hinsicht gute Dienste, wie einer umfangreichen Übersichtsarbeit zu entnehmen ist.[41] Nach einer Erhebung der Mayo-Klinik leidet jede fünfte Frau, die sich wegen eines unerfüllten Kinderwunschs in ärztliche Behandlung begibt, an einer so genannten »Endometriose«, von der mindestens zwei Prozent aller Frauen im gebärfähigen Alter betroffen sind. Bei dieser Krankheit siedeln Zellen der Gebärmutterschleimhaut am falschen Platz: auf dem Bauchfell, der Gebärmutter, den Eileitern, auf und in den Eierstöcken, hinter der Gebärmutter, auf Blase oder Darm. Hauptkennzeichen sind massive Zyklusschmerzen, Schmerzen beim Geschlechtsverkehr, beim Wasserlassen und Stuhlgang, chronische Unterbauchschmerzen – und ungewollte Kinderlosigkeit.

Bei einer systematischen Studie an über 2000 Frauen fanden amerikanische Mediziner Anzeichen, dass sexuelle Betätigung während der Menstruation vor dem Ausbruch dieses Frauenleidens schützt. Insbesondere jene Frauen, die es gewöhnt waren, zum Zeitpunkt ihrer Monatsblutung Orgasmen zu haben, entwickelten die Störung besonders selten. Folgerung der Autoren: Irgendetwas an Koitus und Orgasmus verleiht den Frauen einen Schutzeffekt. Jede Erklärung wäre zur Zeit reine Spekulation. Vielleicht trägt der Koitus dazu bei, dass der Körper sich der Menstruationsflüssigkeit besser entledigen kann. Der gleiche Akt verhilft den Frauen aber auch zu einer besonders regelmäßigen Zykluslänge: Bei den Probandinnen, die mindestens dreimal wöchentlich Geschlechtsverkehr hatten, trat die Regel in viel gleichmäßigeren Intervallen auf als bei ihren weniger aktiven Geschlechtsgenossinnen. Auch eine krampflösende Wirkung des Orgasmus ist nicht ausgeschlossen: Rund zehn Prozent aller Frauen, die angaben, in den letzten drei Monaten masturbiert zu haben, wollten damit in erster Linie Menstruationskrämpfe lindern.

Früher machten sich viele werdende Eltern Sorgen, der Geschlechtsverkehr während der Schwangerschaft könne dem Ungeborenen schaden. Doch diese Bedenken sind längst ausgeräumt. Nach den Ergebnissen einer groß angelegten Langzeitstudie dämmt die erotische »Schwangerschaftsgymnastik« sogar das Risiko von Frühgeburten ein. Frauen, die zum Zeitpunkt der Befragung – zwischen der 29. und 36. Woche der Gravidität – sexuellen Aktivitäten frönten, trugen ihre Leibesfrucht häufiger fristgerecht aus. Selbst jene Frauen, die sich ihre Höhepunkte »solo« verschafften, kamen in den Genuss dieses positiven Effekts. Der Drang zum Masturbieren tritt übrigens besonders häufig auf, wenn der weibliche Körper von einer Harnwegsinfektion befallen ist. Wahrscheinlich versuchen die Frauen instinktiv, die Keime mit dem antibakteriellen Schleim zu bekämpfen, der sich beim Orgasmus in ihrem Fortpflanzungstrakt bildet.

Nicht direkt eine Krankheit, aber doch ein ziemliches Ärgernis stellt der Schluckauf dar. Die Heimsuchung des Menschen, dessen Zwerchfell sich immer wieder schmerzhaft zusammenzieht und der alle paar Sekunden ein lautes »Hick« vernehmen lässt. Der Volksmund kennt Mittel im Überfluss, einen Schluckauf zu kurieren. Zu den klassischen Empfehlungen etwa zählt, den Atem anzuhalten oder durch ein Taschentuch zu atmen. Einige Leute haben ihre Schluckauf-Heilmethode sogar urheberrechtlich schützen lassen. Ein wesentlich angenehmeres Heilverfahren legen die beiden israelischen Ärzte Roni und Aya Peleg nah: den sexuellen Höhepunkt.[42]

Die Mediziner hatten einen 40-jährigen Mann in Behandlung, bei dem nach der medikamentösen Behandlung von Rückenschmerzen ein hartnäckiger Schluckauf ausgebrochen war. Er konnte nicht mehr schlafen und arbeiten und wurde von panischen Angstzuständen attackiert. Nach vier Tagen hatte sich das Leiden nicht die Spur verbessert, dann praktizierte der Mann mit seiner Frau Geschlechtsverkehr. Just im Augenblick des Orgasmus ließ der »Dämon« von seinem Zwerchfell ab. Dieser therapeutische Effekt der Wollust ist in der medizinischen Literatur noch nie zuvor beschrieben worden, und es bleibt vorerst offen, ob die »Behandlung« auch beim weiblichen Geschlecht anschlägt.

Der Höhepunkt als Breitensport

Sex hat einiges mit sportlicher Betätigung gemeinsam: Die Herzfrequenz und der Blutdruck steigen, das Atemvolumen wird größer. Das Liebesspiel bis zum Orgasmus verbraucht Energie, und das bleibt nicht ohne Wirkung. Beim Koitus verbrennt der Körper bereits 150 bis 200 Kalorien, steigende Tendenz beim Höhepunkt. Das ist ungefähr die gleiche Energiemenge, die man bei einem flotten zwanzigminütigen Spaziergang oder einer beherzten Partie Squash abfackelt. Britische Forscher haben einmal nachgerechnet, dass man sechs Big Macs dadurch »abarbeiten« kann, dass man ein Jahr lang jede Woche dreimal Geschlechtsverkehr hat. Beim Liebemachen treten muskuläre Kontraktionen auf, die das Becken, die Oberschenkel, das Gesäß, die Arme, den

Hals und den Brustkorb trainieren. Die Zeitschrift »Men's Health« ging sogar so weit, das Bett als das größte Übungsgerät zu bezeichnen, das je erfunden wurde.

Das Rezept funktioniert aber auch umgekehrt: Wer Sport treibt, hat mehr Appetit auf das Liebesspiel. Joggen wirkt sexuell stimulierend – zumindest auf Männer. Das hat Jim White, Leiter der Sportabteilung der Universität San Diego in Kalifornien bei einem wissenschaftlichen Test herausgefunden.[43] White ließ 115 Männer täglich 20 Minuten laufen und registrierte danach bei allen Testpersonen einen erheblichen Anstieg ihres sexuellen Verlangens. Selbst die Herren in den »besten Jahren« berichteten von einem spürbar stärkeren, teils doppelt so großen Gelüst als vor der Trainingsphase. Das Ergebnis überraschte, denn eigentlich sind die Athleten nach den absolvierten Kilometern zunächst geschlaucht.

Zunächst wirkt Laufen sogar sexuell hemmend, da während des Trainings die Durchblutung der Geschlechtsorgane herabgesetzt wird – der Körper benötigt die gesamte Energie andernorts. Aber in der Erholungsphase hinterher ist dann auch der Rest des Körpers bereit: Die Körpertemperatur ist leicht erhöht, die Genitalien erhalten nun mehr Lebenssaft. Willi Heepe, niedergelassener Sportmediziner und ärztlicher Betreuer des Berlin-Marathons, erklärte gegenüber »Psychologie heute«: »Dauerlauf befähigt zu einer längeren Gangart beim Sex. Der bessere Hormonhaushalt kurbelt die Spermaproduktion an, und auch die Erholungsphase nach einem Orgasmus ist kürzer. Dies gibt eine gewisse Selbstsicherheit, so dass man auch rückwirkend von der Psyche profitiert. Das funktioniert wie ein positiver Pingpongmechanismus.«

Die körperliche Ertüchtigung eignet sich auch vorzüglich als »Aphrodisiakum« für die Damenwelt. So rät die amerikanische Psychiatrieprofessorin Eileen Palast ihren Geschlechtsgenossinnen zum sportlichen Liebeselixier: »Sitzen Sie nicht einfach da und feiern ein Candlelight Dinner. Gehen Sie raus und tun Sie etwas!«[44] Palast ist Teil eines kleinen Kaders von Forschern, die daran arbeiten, den mysteriösen Prozess der weiblichen sexuellen Erregung zu entwirren. Eines ihrer zentralen

Ergebnisse: Sport aktiviert nicht nur das vegetative Nervensystem; er »wärmt« Frauen auch für die sexuelle Stimulierung vor.

Die Washingtoner Psychologin Cindy Meston ließ Frauen 20 Minuten auf einem Übungsfahrrad bei 70 Prozent der maximalen Pulsfrequenz radeln. Anschließend erzeugte ein kleiner erotischer Filmclip bei diesen Probandinnen eine stärkere sexuelle Erregung als bei untrainierten Frauen. Der gleiche Effekt ließ sich auch bei Frauen wiederholen, bei denen ein »niedriger Geschlechtstrieb« festgestellt worden war. Nur Frauen mit Orgasmusstörungen kamen durch die Leibeserziehung nicht in Fahrt. Sport alleine reichte übrigens nicht, um die weibliche Libido zu wecken. Frauen, die sich nach dem Radeln einen Clip über die Antarktis ansahen, legten kein gesteigertes Verlangen an den Tag. Erst in Kombination mit einem erotischen Anreiz macht Körperkultur Appetit auf Sex. Zu exzessiv betrieben, kann Sport auch Sex verhindern. Paradebeispiele sind Leistungssportlerinnen, die jahrelang keine Menstruation haben und in ihrer Sexualität und Orgasmusfähigkeit gestört sind. Bei Männern wiederum droht die Impotenz.

Der Weg zur sportlichen Spitzenleistung ist mit Askese und Enthaltsamkeit gepflastert – dieses Klischee schwirrt immer noch in den Köpfen vieler Trainer und Manager herum. So verhängte der brasilianische Trainer Luiz Felipe Scolari bei der WM in Südkorea und Japan ein totales Sexverbot für seine Fußballmannschaft. Für die Kicker, die damit nicht zurechtkamen, hatte er deutliche Worte parat. Viele Trainer würden ihre Crew am liebsten kasernieren. Die geistige Basis für dieses Denken lieferten die antiken Philosophen. Der Verlust von Körpersäften wurde als Schwächung angesehen und das Sperma als der »Schaum des besten Blutes« und ein Überschuss an Nahrung. Platon glaubte, Sperma sei ein Ausfluss aus dem Rückenmark. Man fürchtet sexuelle Aktivität könne das zentrale Nervensystem verändern und das Gehirn austrocknen. Klare Botschaft: Wer seinen Körper zu Höchstleistungen bringen will, muss auf Sex verzichten.

Als der Physiologe Loren Cordain vom Fachbereich Gesundheit der Universität Colorado diese Maxime vor ein paar Jahren unter die Lupe nehmen wollte, musste er feststellen, dass es im gesamten Wissensschatz der Forschung nur eine einzige, winzige empirische Untersuchung dazu gab.[45] 1968 hatte ein Sportmediziner bei 14 Ex-Athleten getestet, ob die Griffstärke der Hände am Morgen nach einer Liebesnacht verringert ist. Resultat: Nach der nächtlichen Wollusterfahrung konnten die Probanden genauso fest Händedrücken wie nach sechs Tagen Orgasmus-Abstinenz.

Um diese Aussage auf eine gesichertere Basis zu stellen, gab Cordain eine Neuauflage der Studie in Auftrag, diesmal aber mit einer ganzen Palette von zusätzlichen physiologischen Messverfahren. Auch jetzt zeigten die Versuchsteilnehmer nicht den geringsten Anflug einer »Orgasmusschwächung«. Alle messbaren Aspekte ihrer sportlichen Leistungsfähigkeit – von der Ausdauer bis zum Gleichgewichtssinn – waren nach der Liebesnacht unverändert. Die Untersuchung müsste zwar noch bei Frauen und mit einer größeren Probandenzahl nachvollzogen werden; aber aus sportmedizinischer Perspektive besteht laut Cordain vorerst ganz gewiss kein Anlass, Leistungssportlern von sexueller Betätigung abzuraten.

Nichtsdestotrotz wird es immer wieder Athleten geben, die große Stücke auf den Segen der Askese halten. Muhammad Ali, die Boxlegende, hängte vor jedem Fight an die große Glocke, er habe sechs Wochen lang keinen Sex gehabt. »Wenn du es eine Zeit lang nicht bekommst«, gab er kund, »dann wirst du böse und gemein, und es macht aus dir einen großen Krieger.« Aber vielleicht war das auch nur eine Masche, um seinem Widersacher in spe einen Schrecken einzujagen. Am Ende sah sich der Herausforderer genötigt, seinerseits Verzicht zu üben, während sich Ali klammheimlich im Bett vergnügte.

Wahrscheinlich lohnt es sich sogar für Sportler, die für den Erfolg eine gute Portion Wut benötigen, sich vor dem Wettkampf im Bett auszutoben. Der Schlüssel ist das Niveau des männlichen Geschlechtshormons Testosteron, das die Wissenschaftler mit Libido und Aggressivität in Verbindung bringen. Schon lange wurde vermutet, dass die Pegel bei sexuell aktiven Männern (und Frauen) höher sind. Den entscheidenden

Beweis konnte kürzlich der Mediziner Emmanuele Jannini von der italienischen Universität von Aquila erbringen.[46] Gegen die langfristige Impotenz, unter denen seine über 80 Probanden litten, zog Jannini mit den verschiedensten psychologischen und physiologischen Therapien zu Felde. Er half der blockierten Manneskraft unter anderem mit einer Vakuumpumpe, mit Viagra und mit einem therapeutischen Stufenprogramm für den Liebesakt auf die Sprünge.

Nach drei Monaten Behandlung, die keine Hormongabe beinhaltete, war bei den geheilten Männern ein dramatischer Anstieg des Testosterons zu verzeichnen und bei ihren nur mit Teilerfolg therapierten Leidensgenossen immerhin eine leichte Zunahme. Bei jenen Männern, deren Therapie nicht anschlug, machten die Drüsen jedoch weiterhin Kurzarbeit. Da die Testosteronkonzentration alleine vom Ausmaß der sexuellen Aktivität abhing und nicht von der Quelle der Impotenz oder der Art der Behandlung, glaubt Jannini, dass er Ursache und Wirkung trennen kann. »Es ist die Wiederherstellung der sexuellen Aktivität, die das Testosteron auf normale Ebenen anhebt.« Er vermutet, dass das Testosteron sich im Körper dem Niveau der sexuellen Aktivität anpasst. »Wenn ein Mann Geschlechtsverkehr hat, veranlasst ihn sein Testosteron, sich den nächsten Verkehr zu wünschen.« Nach seiner Meinung können auch Sportler aus diesen Befunden eine Lektion ableiten: Die Entscheidung für oder gegen Sex hängt davon ab, ob die jeweilige Sportart Aggression erfordert. Bei Profiboxern oder Rennfahrern mag ein Schäferstündchen also durchaus als »Doping« wirken, während der Nutzen für Eiskunstläufer und Turniertänzer eher fraglich bleibt.

In der Sportlerszene kursieren ohnehin diverse Geschichten über olympische Athleten, die sich in der Nacht vor dem Gewinn der Goldmedaille bei einem ausgelassenen Schäferstündchen amüsierten. Ein Sprinter verbesserte sogar unmittelbar nach dem Masturbieren den Weltrekord im Kurzstreckenlauf. Und beim New York Marathon gab es einen männlichen Teilnehmer, dessen Freundin ankündigte, dass sie die Stadt verlassen musste. Flugs verzog er sich mit ihr in ein Hotelbett und nahm dann unverzüglich das Rennen wieder auf.

Beim Kommen Schädelbrummen

Hier soll aber nicht der Eindruck entstehen, dass Sex dem Wohlbefinden und der Leistungsfähigkeit immer und überall nur zuträglich ist. Darum sei eine gefürchtete Ausnahme genannt: Der Sexualkopfschmerz. Für die meisten Menschen erschöpft sich der gedankliche Zusammenhang zwischen Kopfschmerz und Sexualität darin, dass das eine (von Frauen) vorgetäuscht wird, um das andere zu verhindern. Männern, die beim Koitus über plötzliche Migräne klagen, kann man diesbezüglich eher Glauben schenken: Die Herren der Schöpfung werden nämlich drei mal so häufig vom Sexualkopfschmerz heimgesucht wie Frauen. Zu diesem Ergebnis gelangte ein Forscherteam um den Neurologen Achim Frese von der Universität Münster.[47]

Normalerweise treten die Beschwerden sehr plötzlich auf – meist zeitgleich mit dem Orgasmus – und nehmen mitunter sehr schwere Formen an. »Wir stellten fest, dass die Mehrheit der Patienten unter ›explosionsartigen‹, sehr starken Schmerzen litt. Diese setzten plötzlich ein, meist während des sexuellen Höhepunkts. Bei den anderen Betroffenen kam es zu dumpfen Schmerzen, die vor dem Orgasmus kontinuierlich stärker wurden.«

Die Forscher nehmen an, dass etwa eine Person unter 100 zumindest einmal in ihrem Leben darunter leidet, bei manchen treten die Kopfschmerzen jedoch regelmäßig auf. Bei 16 Prozent aller Patienten, die ihre Impotenz mit Viagra bekämpfen, löst das Potenzmittel schmerzhaftes Pochen im Schädel aus. Die genauen Ursachen für das »Naturereignis« Sexualkopfschmerz werden noch nicht vollständig verstanden, angenommen wird jedoch, dass möglicherweise die erhöhte Blutzufuhr und die Erweiterung der Blutgefäße während des Sexualakts dafür verantwortlich zu machen sind. Der Sexualkopfschmerz steht nicht in Zusammenhang mit bestimmten Partnern oder Sexualpraktiken. Am häufigsten tritt er bei jungen Menschen auf, bevorzugt in der Altersgruppe zwischen 20 und 25 Jahren.

Typischerweise setzen die Attacken ihren Opfern beim Koitus mit dem Lebenspartner oder bei der Selbstbefriedigung zu. Rund 50 Prozent der Patienten hatten festgestellt, dass sie Schmerzanfälle vermeiden konnten, wenn sie die Intensität der sexuellen Erregung nur langsam steigerten. Manchen Betroffenen wurden zur Vorbeugung Beta-Blocker verschrieben – dabei handelt es sich um Präparate, die normalerweise bei Menschen mit Migräne eingesetzt werden – andere bekamen das Schmerzmittel Indomethacin verabreicht.

Als gäbe es eine ausgleichende Gerechtigkeit, kann der Orgasmus vielen Migränikern aber auch eine Linderung ihrer peinigenden Beschwerden bringen. Das haben die Mediziner Randolph W. Evans und James R. Couch von der Kopfschmerzklinik an der Southern Illinois University bei einer Studie an 83 Patientinnen herausgefunden.[48] Bei der Hälfte dieser Frauen wirkte der sexuelle Höhepunkt wie ein Kopfschmerzmittel. In ungefähr 50 Prozent der Fälle, in denen der Orgasmus half, schenkte er den Betroffenen völlige Schmerzfreiheit. Der analgetische Effekt war zwar schwächer als jener der »Triptane«, der hochkarätigsten Migränemittel. Aber dafür setzte er wesentlich schneller ein. Möglicherweise besteht Kopfschmerz in einer Entladung von Nervenströmen im Gehirn, und der Orgasmus löst eine Art Gegenentladung aus. Schlussfolgerung der beiden Ärzte: »Wenn eine Frau sagt, ›Nicht heute Abend, mein Kopf tut weh‹, schlägt sie vielleicht eine der wirksamsten Therapien in den Wind.«

Mann kann es auch übertreiben

Die sexuelle Lust ist eine Wohltat für Geist und Körper, aber kann man des Guten vielleicht auch zu viel tun? Rein physiologisch hängt die Antwort davon ab, ob sie Männlein oder Weiblein sind, erklärten die Experten dem Magazin »Forbes«.[49] Frauen könnten Sex wohl kaum »überdosieren«, dozierte Claire Bailey von der Universität von Bristol. Regelmäßiger Verkehr trage nicht nur zur Stützung von Bauch und Gesäß der Frau bei, sondern könne auch ihre Körperhaltung verbessern.

George Winch Jr., Geburtshelfer und Gynäkologe in Elko, Nevada, schließt sich der Diagnose an: »Wenn eine Frau noch nicht in den Wechseljahren und ansonsten gesund ist, dürfte auch ein außergewöhnliches Maß an sexueller Aktivität kein Problem darstellen. So lange keine Geschlechtskrankheit auftritt und es keine unbeabsichtigte Schwangerschaft gibt.«[50] Nur »Schmierungsprobleme«, die sich in vaginalen Abschürfungen äußern, könnten Frauen hin und wieder zu schaffen machen.

Frauen, die völlige sexuelle Abstinenz üben, gehen einige Risiken ein. Nach den Wechseljahren gehört besonders die vaginale Atrophie dazu. Winch hat eine Patientin mittleren Alters, von der er sagt: »Sie ist in drei Jahren keinmal intim gewesen, einfach nicht daran interessiert. Ihre Scheidenöffnung wird durch den Nichtgebrauch enger. Diese Kondition kann zu Dyspareunie, zu mit dem Verkehr verbundenen Schmerzen führen. Ich habe ihr empfohlen, sich einen Vibrator zuzulegen, weil ihr sonst ein Funktionsverlust droht.«

Männer können im Bett definitiv das gesunde Maß überschreiten, meint François Eid, Urologe an der Cornell University, besonders seitdem es Medikamente wie Viagra gibt, die ihnen mehr Standfestigkeit verleihen, als gut für sie ist. »Der Penis ist wunderbar strapazierfähig. Aber wenn man seinem Gewebe zuviel zumutet, kann sogar bleibender Schaden entstehen.«[51] Wenn ein junger Mann zu energisch sei und er groben Sex bevorzuge, bestehe die Gefahr, schwellfähige Strukturen zu verletzen. Die neuen Mittel erhöhten die Steifheit und ermöglichten es dem Mann, einen zweiten und dritten Orgasmus zu haben, ohne eine Pause einzulegen.

»Ich sehe es bei Profifootballspielern«, berichtet Eid. »Sie benutzen Viagra, weil sie sexuell so aktiv sind. Was sie ihrem Körper antun, ist vernunftlos.« Nach seiner Darstellung gibt es gute Gründe, warum der Penis unter natürlichen Bedingungen eine Periode der Schlaffheit durchmacht. »Das ist, als wenn er eine Verschnaufpause einlegt. Das Blut in seinem Innern wird mit Sauerstoff aufgefüllt.« Während einer Erektion fließt dagegen kaum Blut in das kostbarste Stück des Mannes.

Beim Stoßen kann der Druck so stark ansteigen, dass dort überhaupt kein Blutfluss mehr stattfindet. Wenn man seinem Glied keine Ruhe gönnt, erleidet das Muskelgewebe einen Sauerstoffmangel, der im Priapismus enden kann, einem krankhaften und peinigenden »Dauerständer«. Die Zellen fangen an, zu degenerieren. Der Druck steigt weiter, während die Blutversorgung immer mehr abnimmt. »Am Ende stirbt der Muskel, und es bleiben Narben zurück. Dies wird allgemein als ein medizinischer Notfall angesehen«.

Sex triumphiert über Angst

Dass Ängste und Sorgen generell den Sextrieb untergraben und automatisch zur »toten Hose« führen, ist nur eine Ente aus dem Jägerlatein der Seelenklempner. Es macht natürlich Sinn, dass uns eine akute Bedrohung an Leib und Leben vorübergehend auf die Libido schlägt und unsere gesamte Aufmerksamkeit fesselt. Bereits Fred Feuerstein musste beim Ansturm eines Säbelzahntigers die Hände von seiner Wilma lassen; andernfalls hätte ihn seine Geilheit um sein Leben und um alle weiteren Fortpflanzungschancen gebracht. Doch wenn die unmittelbare Gefahr vorüber ist, sollte die Fleischeslust sofort wieder fröhliche Urstände feiern: Hätte unseren Ahnen im Neandertal noch Monate nach der Attacke durch eine Raubkatze oder einen feindlichen Clan der Schock lähmend in den Genitalien gesessen, hätte die Evolution sie längst als »Blindgänger« abserviert.

Dies belegt auch das Phänomen des »Post-Desaster-Sex«. Nach den Attentaten auf das World Trade Center im Herbst 2001 bekannten mehrere Menschen, sie hätten bei aller Angst und allem Grauen unwillkürlich Lust auf Sex bekommen. Nicht trotz, sondern wegen des Schreckens, erklärt die Anthropologin Helen Fisher von der Rutgers University in New Jersey.[52] In solchen Notlagen hätten Menschen das Bedürfnis nach Nähe und Liebe. »Außerdem wird ihnen ihre Sterblichkeit bewusst.« Möglicherweise sei Sex da eine Art Instinkthandlung zur

Arterhaltung. Unter dem Stichwort »Terror-Sex« kann der geneigte Leser im Internet eine Reihe von gelehrten Abhandlungen abfragen. Die Kondomverkäufe nahmen sprunghaft zu, Partnervermittlungen erfreuten sich plötzlich verstärkter Nachfrage und die Alleinstehenden und Fremdgänger überfüllten die örtlichen Single Bars. Pepper Schwartz, Soziologe an der Universität von Washington ist davon überzeugt, dass Zeiten großer Sorge starke Emotionen produzieren, die Leute veranlassen, sich eher zu verlieben, öfter miteinander zu schlafen und bereitwilliger zu heiraten. »Der Geschlechtsakt beinhaltet die sehr elementare, ursprüngliche Empfindung, lebendig und mit anderen verbunden zu sein. Wenn man die Leute fragt, wie sie sterben wollen, antworten viele, beim Liebemachen oder während eines Orgasmus. Durch ein Trauma hervorgerufene Leidenschaft: ›Ich lebe wirklich‹. Es gibt eben eine Euphorie, einen Triumph in der Sexualität.« Helen Fisher sagt, dass ihr die Katastrophen-Libido-Beziehung zuerst während des Erdbebens in Los Angeles auffiel, als viele Leute gestanden, eine andere Art des Bebens erfahren zu wollen.

Dass umgekehrt auch der Gedanke an Sex in der Folge eine stärkere Beschäftigung mit dem eigenen Tod in Gang setzt, konnte die Psychologin Jamie L. Goldenberg von der Universität von Colorado mit einem Experiment beweisen.[53] Nachdem sich ihre Versuchspersonen gedanklich entweder auf eine romantische Beziehung oder auf körperlichen Sex konzentriert hatten, sollten sie Wortfragmente ergänzen. Beispielsweise konnte ki__ed entweder zu dem neutralen Wort kicked oder aber dem schlimmeren killed vervollständigt werden. Deutliches Ergebnis: Die vorangegangene Beschäftigung mit der fleischlichen Lust führt zu mehr todesbezogenen Gedanken als das Nachdenken über romantische Gesichtspunkte. »Sex kann als Bedrohung wahrgenommen werden, weil uns seine körperlichen Aspekte an unsere animalische Natur erinnern und somit letztlich an unsere Sterblichkeit und die Unausweichlichkeit des Todes«, erläutert die Psychologin.

Wie aber gelingt es emotional stabilen Menschen, die sexuellen

Wonnen auszukosten, ohne dabei von der fixen Idee der eigenen Vergänglichkeit überwältigt zu werden? Sie versuchen, die Niederungen der Wollust mit abstrakten Werten und Sinn »aufzuladen«. Aus Forschersicht ist Liebe das Mittel der Wahl, um Sex zu legitimieren: »Romantische Liebe transformiert Sex von einem schlichtweg simplen, animalischen Akt hin zu einer komplexen, symbolischen und kulturellen Form menschlicher Erfahrung.«

7. Eros gleich Zero

Was man gegen Störungen der Orgasmusfähigkeit tun kann

Mit dem Sex verbinden die meisten Menschen die Hoffnung auf die größte Sinnesfreude, die sie sich in ihrer Vorstellungskraft überhaupt ausmalen können. Wenn diese Wonne ausbleibt oder die in sie gesetzten Erwartungen nicht erfüllt, macht sich daher beißende Enttäuschung breit. Die Herren der Schöpfung wollen vermutlich gar nicht wahrhaben, dass bei ihnen unter der Bettdecke jemals eine technische Panne auftreten könnte. Sie sind so sehr darauf erpicht, ihr Image als echte Kerle aufrechtzuerhalten, dass sie nie auf die Idee kommen, ihr »Johannes« könnte einmal Hilfe brauchen.

Dass Menschen so große Stücke auf die Qualität ihres Sexuallebens halten, hat sicher evolutionsbiologische Gründe. Die natürliche Auslese hat solche Empfindungen begünstigt, die die Motivation zum Fortpflanzungsakt erhöhen, während Erbfaktoren, die ihre Träger sexuell desinteressiert sein lassen, systematisch aus dem Genpool beseitigt wurden. Von dem Ergebnis kann man sich zum Beispiel beim Streifzug durch eine Buchhandlung überzeugen, betonen die beiden amerikanischen Evolutionsbiologen Randolph M. Nesse und George C. Williams.[1] »Die langen Reihen von Büchern zur Sexualtherapie dokumentieren eine traurige Wahrheit. Sexuelle Probleme sind keine Angelegenheit, die von Zeit zu Zeit ein paar Leute betrifft, sondern sie beschäftigen viele Leute einen Großteil ihrer Zeit.«

Diese wohlmeinenden Schriften und Ratgeber haben ein gemeinsames Merkmal: Praktisch jedes Opus enthält ein Kapitel über den vorzeitigen Orgasmus bei Männern und ein weiteres über den verzögerten oder ausbleibenden Orgasmus bei Frauen. »Es gibt nie ein Kapitel über zu frühe Orgasmen bei Frauen oder zu späte Orgasmen bei Männern und keine Erklärungen darüber, warum Männer und Frauen sich in dieser Hinsicht unterscheiden.« Über den gleichen Gegensatz kommt übrigens auch der britische Schriftsteller Hanif Kureishi in seinem Drehbuch zum Kinofilm »Sammy und Rosie tun es« ins Grübeln. Dort beschreibt er den heterosexuellen Koitus als »die Geschichte, wo die Frau die ganze Zeit versucht zu kommen, es aber nicht schafft, und der Mann die ganze Zeit versucht, nicht zu kommen, es aber auch nicht schafft«.

Wenn ein gütiger Schöpfer unseren Gefühlsapparat gestaltet hätte, würde man doch wohl eine Koordination des männlichen und weiblichen Orgasmus erwarten dürfen. Etwaige »Betriebsstörungen« müssten dann bei beiden Geschlechtern die gleiche Form annehmen. Doch in der Realität wirkt die »Lustsynchronisation« wie das Werk eines Stümpers: Nicht nur, dass die Orgasmen von Männlein und Weiblein fast stets auseinander fallen; dazu kommt, dass das »Ah« und »Oh« bei Männern durchgängig früher und sicherer erfolgt. Das Hauptproblem der Frau besteht schlicht und einfach darin, überhaupt einen Orgasmus zu bekommen. Ihre Reaktion auf dieses Dilemma reicht vom verzweifelten Bemühen, ständig Orgasmen zu erleben, bis zur Erleichterung, keine erleben zu müssen.

Wir sind eben doch Ergebnis der natürlichen Auslese, und dieses Naturprinzip führt nun einmal die Erhöhung unseres Fortpflanzungserfolges – und nicht die Maximierung unserer erotischen Erfüllung – im Schild. Wenn ein Mann seine Ejakulation sehr lange zurückhalten könnte, würde dies zweifellos der weiblichen Lust zugute kommen. Aber wenn irgendetwas dazwischen käme oder seine Partnerin vor ihm befriedigt wäre und es dabei bewenden ließe, würden seine Spermien ihren angestrebten Zielhafen nicht erreichen. Die gleichen Gesetzmäßigkeiten prägen laut Nesse und Williams auch das Timing des weiblichen Höhepunkts. »Eine Frau, die sehr rasch einen Orgasmus bekommt, bricht den Geschlechtsverkehr gelegentlich vielleicht ab, bevor ihr Partner ejakulieren konnte, und damit hätte sie weniger Nachwuchs als eine Frau mit einer weniger schnellen Reaktion.«

Möglicherweise existiert in den Köpfen der Männer auch ein Mechanismus, der den Samenausstoß in bestimmten Situationen beschleunigt. Zu vorzeitiger Ejakulation kommt es in erster Linie bei jungen Männern, insbesondere in spannungsgeladenen, Angst einflößenden Situationen. Anthropologen, die Jäger-und-Sammler-Kulturen untersuchen, berichten, dass die Liaison eines jungen Mannes häufig missbilligt wird und ihm gefährlich werden könnte, wenn ein älterer Mann sie entdeckte. Auch bei unseren haarigen Vettern, den Affen, dürfen untergeordnete Männchen beim Kopulieren oft keine Zeit verlieren. Sonst laufen sie Gefahr, dass der »Oberaffe« ihnen einen Rüffel erteilt. Unter solchen Umständen könnte ein verkürzter Geschlechtsakt als vorteilhafte Anpassung dienen.

Die Kränkung durch den »inneren Zuschauer«

Es gibt einen seelischen Komplex, der das Zeug besitzt, die sexuelle Genussfähigkeit bereits im Keime zu ersticken. Masters und Johnson, die ersten, die diesem psychogenen Liebestöter Aufmerksamkeit schenkten, nannten ihn den »inneren Zuschauer«. Ihren Versuchspersonen kam es manchmal so vor, als wenn sich ein Teil ihres Verstandes abkapselte und sie beim Sex kritisch beäugte. Der Voyeur in ihrem Kopf betätigte sich keineswegs als Jubelkulisse, sondern ließ immer wieder ätzende und abfällige Bemerkungen vom Stapel. Einem Mann, der von Impotenzängsten gepeinigt wurde, flüsterte die innere Stimme zu »Der bleibt nicht hart« oder »Gleich sackt er zusammen«. Eine Frau, die mit Orgasmusstörungen zu kämpfen hatte, bekam zu hören »Das dauert zu lange« oder »Gleich hat er die Nase voll von dir«.

Mit seinen ewigen Sticheleien verschlimmert der innere Zuschauer sexuelle Störungen oder leistet gar ihrer Entstehung Vorschub. Diese psychische Instanz wird von Sozialpsychologen als »objektive Selbstaufmerksamkeit« bezeichnet. In dem Augenblick, in dem man den »Lichtkegel« des Bewusstseins auf das eigene Ego richtet, kommen nach Ansicht der Psychologen automatisch gewisse Vergleichsprozesse in Gang. Man ruft sich die Werte und Standards wach, denen man sich verpflichtet fühlt und hält den tatsächlichen Ist-Zustand dagegen. Auf welchen Aspekt der Person man dabei auch gerade achten mag, es werden fast immer Diskrepanzen zu den eigenen Idealvorstellungen offenbar. Die daraus erwachsene Selbstkritik schürt unangenehme Gefühle und ruiniert die Genussfähigkeit.

Im Prinzip ist der innere Zuschauer ein nützlicher Bundesgenosse, der uns hilft, Unvollkommenheiten zu überwinden und konstruktive Veränderungen einzugehen. Er hat sogar die Macht, uns vor sexuellen »Dummheiten« zu bewahren. Wenn jemand im Begriff ist, seinen Partner zu betrügen oder ungeschützten Sex mit einem Fremden zu praktizieren, kann das Flüstern (»Halt, was mache ich hier bloß?«) die richtigen Weichen stellen. »Die Selbstaufmerksamkeit würde der Person dann helfen, ihre gegenwärtigen Taten mit idealen Standards (wie Treue oder Sicherheit) zu vergleichen, und Handlungen zu vermeiden, die später bedauert werden müssen«, gibt der Psychologe Roy Baumeister von der Case Western University zu bedenken.[2]

Das Problem liegt darin, dass der innere Zuschauer lediglich eine Art »Vetorecht« besitzt: Er kann nur eingeleitete Verhaltensprogramme »abwürgen«, er ist aber nicht in der Lage, aktiv zu gewünschten Ergebnissen beizutragen. »Der bewusste Verstand kann (normalerweise) nicht bewirken, dass der Penis sich aufrichtet, dass die Scheide angefeuchtet wird oder dass ein Orgasmus auftritt. Diese Dinge hängen von automatischen und animalischen Reaktionen ab. Wenn der selbstbewusste Verstand übernimmt, bricht der ganze Prozess zusammen.« Skrupellose Möchtegern-Casanovas sind daher notorisch bemüht, Frauen einen Schwips zu verpassen, um sie leichter herumzukriegen. Alkohol baut Hemmungen ab, indem es den lästigen Nörgler in uns ertränkt. »Wenn man auch nur ein paar Drinks intus hat, achtet man nicht mehr so stark auf sich selbst und die Folgen der eigenen Taten für das Selbstkonzept.« Für die Männer selbst ist der »Spiritus« indes ein zweischneidiges Schwert, weil er die Standfestigkeit ihrer Erektion gefährdet.

Dass der Orgasmus im Scheinwerferlicht der Selbstaufmerksamkeit oft kopfscheu wird, lässt auch die Befragung von 15.000 Besuchern der Internetseite www.queendom.com erkennen. Bemerkenswerterweise machte das innere Auge Männern mit Orgasmusstörungen – einer Minorität unter ihresgleichen – stärker zu schaffen als den viel zahlreicheren weiblichen Opfern dieses Lustdefizits. 70 Prozent aller blockierten Phallusträger gaben an, dass die kritische Selbstbeschau ihnen häufig den Weg zum sexuellen Höhepunkt versperre. Dagegen führten nur 46 Prozent der Frauen mit Orgasmusstörungen ihre Probleme auf den Allesschlechtmacher im Hinterkopf zurück. 10 Prozent aller Frauen waren überzeugt, dass die böse Stimme ihnen niemals das Vergnügen im Bett rauben könnte. Von den Männer teilten nur 3,4 Prozent diese Zuversicht.

Die blockierte Gesellschaft

Vor einem halben Jahrhundert befreiten die Pioniere der modernen Sexualforschung den Orgasmus aus der Tabuzone und schleuderten ihren Zeitgenossen die Wahrheit über einen verleugneten Aspekt des Alltagslebens ins Gesicht: Wir sind geil, wir haben Sex, wir empfinden Wollust, und wir turnen stöhnend bis zum Höhepunkt. Aus dem Wunsch, die Normalität dieser verpönten Ekstase zu unterstreichen, schossen die Bahnbrecher zum Teil etwas übers Ziel hinaus. Für ihre richtungweisenden Experimente zur sexuellen Reaktion etwa rekrutierten Masters und Johnson ausdrücklich Probanden (und besonders Probandinnen), die mit einer unbeeinträchtigten Orgasmusfähigkeit gesegnet waren. Alle Rückschlüsse aus dieser unrepräsentativen Stichprobe, monierten diverse Kritiker, liefern unweigerlich ein beschönigendes und verzerrtes Bild.

Ausgerechnet jetzt, da in den Medien die letzten Schamschwellen fallen und der Intimverkehr zum öffentlichen Spektakel wird, kommt eine ausgesprochen unbefriedigende Seite unserer Triebstruktur ans Tageslicht: Wir sind oft überhaupt nicht geil, haben keinen Sex, empfinden keine Lust dabei und erreichen trotz verzweifelter Bemühungen auch keinen Höhepunkt. »Sexuelle Probleme sind eine Volkskrankheit«, bestätigt Uwe Hartmann, Sexualforscher von der Medizinischen Hochschule Hannover.[3] »In 80 Prozent der Fälle werden sie weder von den Ärzten noch von den betroffenen Patienten angesprochen.« Nach seiner Erfahrung gehören sexuelle Störungen zu den »am stärksten unterbehandelten Krankheitsbildern«. Zu sehr, moniert Hartmann, war die Sexualtherapie bisher auf Ängste und überhaupt auf psychologische Komplexe und Neurosen fixiert: »Wir müssen die Biologie der Lust besser verstehen.«

Das ganze Ausmaß der Malaise wurde im Februar 1999 zum ersten Mal richtig deutlich, als der Soziologieprofessor Edward O. Laumann von der University of Chicago im hoch angesehenen Ärzteblatt »Journal of the American Medical Association« (JAMA) die nachträgliche Auswertung des »National Health and Social Life Survey« veröffentlichte.[4] 1749 Frauen und 1410 Männer im Alter von 18 bis 59 hatten in 90-minütigen Interviews Rede und Antwort über alle erdenklichen Gesichtspunkte ihres Sexuallebens gestanden. Es wurde ungewöhnlich viel Gewicht auf Repräsentativität gelegt, und die Interviewer unternahmen große Anstrengungen, um den Befragten durch ständiges Nachbohren auch unangenehme und peinliche Details aus der Nase zu ziehen. Damit dürfte es sich um die solidesten Daten zum menschlichen Sexualverhalten handeln, die heute verfügbar sind.

Unter anderem wurde erhoben, ob im vergangenen Jahr für mindestens zwei Monate eines von sieben aufgeführten sexuellen Problemen bestanden hatte. Bejahte der Interviewte mindestens eine der sieben Vorgaben, wurde er in die Kategorie »sexuelle Dysfunktion« aufgenommen. Die Ergebnisse der Studie gelangten mit einem Knalleffekt an die Weltöffentlichkeit: Sage und schreibe 43 Prozent aller erwachsenen Frauen haben demnach eine sexuelle Störung. Bei den Männern beläuft sich die Quote auf immerhin 31 Prozent, obwohl die Forscher lediglich 20 Prozent erwartet hatten.

Bei den weiblichen Befragten steht ein Mangel an sexuellem Verlangen mit 22 Prozent Häufigkeit an erster Stelle, gefolgt von einer Beeinträchtigung der sexuellen Erregbarkeit. Männer leiden am häufigsten – zu 21 Prozent – unter vorzeitigem Samenerguss, während die früher als »Impotenz« verschriene erektile Dysfunktion nur fünf Prozent den Spaß am Sex vergällt. Außerdem öffnet sich zwischen den Geschlechtern eine tiefe Kluft: Während Männer überwiegend erst mit zunehmendem Alter in die Bredouille kommen, haben Frauen in ihrer Jugend die größten Sexprobleme; das Älterwerden beschert ihnen oft ein Mehr an Lustgewinn. Wieder einmal hat die Evolution die Passung von Männlein und Weiblein verbockt: Ausgerechnet die Jugend, in der die Männer vor Triebdruck überkochen, verleidet vielen jungen Frauen das Liebesspiel. Doch wenn die weibliche Libido erst einmal ihre Fesseln sprengt, macht zunehmende Schlappheit die Männer einsatzunfähig.

Es wurde jedoch auch heftige Kritik an der Laumann-Studie geübt. Die Psychiatrieprofessorin und Psychologin Sandra Leiblum etwa hält in Bezug auf weibliche sexuelle Störungen die Ziffer von 43 Prozent für weit überzogen.[5] »Ich glaube, dass es bei einer Menge von Frauen Unzufriedenheit und vielleicht auch Unlust gibt, aber das heißt doch nicht, dass sie eine Krankheit haben.« Und der Direktor des Kinsey-Instituts der Universität Indiana, John Bancroft, findet den Begriff »Dysfunktion« in diesem Zusammenhang schlicht irreführend. Eine Hemmung des sexuellen Verlangens könne in vielen Situationen eine gesunde und durchaus funktionale Reaktion von Frauen auf Stress, Müdigkeit oder abschreckende Verhaltensmuster ihrer Partner sein.

»Der Gedanke ist zwar fürchterlich, aber wahrscheinlich handelt es sich noch um eine Unterschätzung«, kontert der Autor der Studie. »Die Leute überschlagen sich nicht gerade, um mitzuteilen, dass sie impotent sind.« Zudem hatte Laumann nur die Antworten von jenen Befragten ausgewertet, die im Vorjahr auch tatsächlich sexuell aktiv gewesen waren. Vielleicht existiert eine hohe Dunkelziffer von Zeitgenossen, die sich vor Versagensängsten erst gar nicht auf das Glatteis des Intimverkehrs begeben.

Möglicherweise kann eine in Deutschland durchgeführte Studie der Urologischen Klinik in Köln weiteren Aufschluss geben.[6] Die Untersucher hatten Fragebögen an je 10.000 Männer und Frauen im Alter zwischen 30 und 80 geschickt. Das Fazit gibt den schlimmsten Befürchtungen Recht. Denn: Insgesamt 59,2 Prozent der Frauen gaben an, an einer sexuellen Dysfunktion zu leiden. Dagegen konzedierten »nur« 21 Prozent der Männer Probleme im Bett. Wie die Studienergebnisse aber ebenfalls demonstrieren, ähneln sich bei beiden Geschlechtern die Risikofaktoren für den Lustverlust. Es sind in erster Linie nicht psychische Einflüsse, sondern Diabetes mellitus, Bluthochdruck und Gefäßerkrankungen. Daneben konnte auch eine deutliche Beziehung zu depressiven Störungen festgestellt werden.

Die erste großangelegte Studie über das Sexualverhalten der Australier zeichnet sogar ein noch desolateres Bild.[7] Von den 19.307 Befragten gestanden 72 Prozent der Frauen und 48 Prozent der Männer, im letzten Jahr »sexuelle Schwierigkeiten« gehabt zu haben. Und zwar kein einmaliges Missgeschick, sondern eine Fehlfunktion, die wenigstens einen Monat lang währte. Die Unfähigkeit zum Orgasmus zu gelangen belegte bei Frauen mit rund 30 Prozent den ersten Rang.

Frau ohne Unterleib

Bereits die im Vergleich noch moderaten weiblichen Störungsraten der Laumann-Studie waren bei Feministinnen und sozialkritisch engagierten Kommentatoren auf heftigen Widerspruch gestoßen. Sie reagierten allergisch auf die Tatsache, dass der Soziologieprofessor öffentlichkeitswirksam dem umstrittenen neuen Konzept der »weiblichen sexuellen Dysfunktion« (female sexual dysfunction oder kurz FSD) den Rücken stärkte. Was die Kritiker daran fuchste, brachte der Medizinjournalist Ray Moynihan Anfang 2003 in einer Kampschrift für das Ärzteblatt »British Medical Journal« auf den Punkt.[8]

Aus Gier nach wirtschaftlich so erfolgreichen Lifestyle-Medikamenten wie Viagra hätten die großen Pharmafirmen sich mit Ärzten verschworen, die Krankheit »weibliche sexuelle Dysfunktion« zu erfinden, um dann ein Heilmittel dagegen zu entwickeln. Damit hätten sie die althergebrachte Reihenfolge, wonach ein Medikament zur Heilung bestehender Krankheiten entwickelt werde, auf den Kopf gestellt. Der Artikel lief auf den Vorwurf hinaus, dass die Pharmafirmen sich verschworen hätten, mangelnde Libido, die bei vielen Frauen eine völlig natürliche Reaktion auf belastende Lebens- und Partnerschaftssituationen sei, einfach zu pathologisieren.

Noch vor zwei Jahrzehnten war die Forschergemeinde zerstritten über die Frage, was denn bei Frauen genau unter einer »sexuellen Dysfunktion« zu verstehen sei. Frauen haben keine Erektionen, an denen man das »Funktionieren« des sexuellen Erregungsprozesses ablesen könnte. Und überhaupt scheint die weibliche Sexualität physisch wie psychisch verstörend komplizierter als die des Mannes. Um bei lustlosen Frauen Milliardengewinne abzusahnen, entschloss sich die Industrie angeblich, das neue Krankheitsbild FSD zu konstruieren, und zwar auf einer Reihe von Konferenzen, die größtenteils von der Pharmaindustrie gesponsert wurden. So seien 18 der 19 Autoren, die 1998 eine Definition der Krankheit ausarbeiteten, direkt oder indirekt finanziell mit der Pharmaindustrie verschwägert. Studienleiter Laumann etwa fungiert als Berater für den Viagra-Hersteller »Pfizer«. Durch die künstliche »Medikalisierung« ihrer Probleme würden lustlose Frauen zum Pillenschlucken überredet und so andere Therapiemöglichkeiten vernachlässigt.

Das Konzept der FSD setzt sich aus insgesamt vier Symptomkomplexen zusammen, die isoliert oder in Verbindung auftreten können:

Die sexuelle Erregung fehlt: Im Kopf werden zwar erotische Phantasien entworfen, aber die Verbindung zu den Genitalien ist unterbrochen. Die Befeuchtung der Vagina ist gering.

Sex führt nie zum Orgasmus: Der Höhepunkt wird unterdrückt oder bleibt gänzlich aus.

Schmerzen: Allgemeine genitale Schmerzen und Scheidenkrämpfe machen den Geschlechtsverkehr unmöglich oder äußerst schmerzhaft.

Lustverlust: Es gibt kein Verlangen nach Sex; sexuelle Phantasien und Gedanken, die das Liebesspiel vorbereiten, bleiben aus. Die früher als »Frigidität« abgestempelte Störung kann bis zur Aversion gegenüber jeglichen sexuellen Berührungen ausarten.

»Kann die Natur so schlecht eingerichtet sein, dass angeblich 43 Prozent aller Frauen – fast die Hälfte der weiblichen Bevölkerung – ›sexuell funktionsgestört‹ sind?« fragt sich das Schweizer Nachrichtenmagazin »Weltwoche« da ungläubig.[9] Fortpflanzungsprobleme könnten nicht damit gemeint sein, sonst läge die Geburtenrate noch tiefer, als sie es ohnehin tut. Gemeint sein müssen also »erotische« Defizite. »Damit wären wir also wieder bei der Firma Pfizer, die ein Medikament zu entwickeln versucht, das das weibliche Verlangen stimuliert.« Offenbar wird nun die jahrtausendealte Suche nach dem wahren Aphrodisiakum auf eine wissenschaftliche Basis gestellt.

Doch diese Vision ruft bei feministischen Kritikerinnen nur Widerwillen hervor. »Solche Produkte stigmatisieren die weibliche Sexualität und bringen Frauen dazu, eine Tablette einzuwerfen, wenn sie eigentlich eine bessere Beziehung und mehr sexuelle Aufklärung benötigen«, schreibt das Magazin »Progressive« und zitiert dazu die Autorin Susie Bright: »Kein Trank oder keine Tablette zeigt Ihnen, wo Ihre Klitoris sitzt; keine Creme klärt Sie über Ihre unbewussten erotischen Phantasien auf.«[10] Eine andere, anonym bleibende Stimme drückt die Vorbehalte noch krasser aus: »Die meisten Frauen brauchen Viagra nicht. Sie brauchen nur eine Tablette, die ihre Männer in Johnny Depp umwandelt.«

Das Argument lässt sich natürlich leicht umdrehen: Eine Tablette, die alt gediente Ehefrauen in kurvenreiche Porno-Queens umwandelt, könnte zweifellos auch die eine oder andere männliche Orgasmusstörung beheben. Differenzierter trägt die feministische Sexologin Leonore Tiefer aus New York ihre Polemik gegen das angebliche »Kidnapping« der weiblichen Sexualität vor. Die Industrie, meint die Kritikerin, sei einem plumpen, männlichen und phallusorientierten Modell der sexuellen Lust verhaftet. »Vom feministischen Standpunkt ist das eine äußerst dürftige Vorstellung vom sexuellen Potenzial der Frauen«, klagt Tiefer. »Frauen wollen Romantik, Zärtlichkeit, Vergnügen, Vertrautheit. Ihnen genügen andere Formen sexueller Befriedigung völlig. Die Penetration steht nicht ganz oben auf ihrer Wunschliste.«[11]

Die Behauptung, sexuell gestörte Frauen litten »in Wirklichkeit« unter Problemen mit der Partnerschaft oder einem unsensiblen Bettgefährten wird indes auch durch ihre ständige Wiederholung nicht richtiger. Diese Argumentation wirkt zwar pfiffiger und verständnisvoller als der platte Verweis auf die Biologie, aber auch verführerisch plausible Einsichten können sehr weit von der Realität entfernt sein. An der Medizinischen Hochschule Hannover hat die Arbeitsgruppe »Weibliche Sexualität« 46 Frauen mit »eingeschlafenem« Verlangen mit 100 sexuell »normal« empfindenden Geschlechtsgenossinnen verglichen. Bemerkenswerte Bilanz im Fachblatt »Sexualmedizin«: »Als ein eher überraschendes Ergebnis stellte sich die von den Patientinnen als recht gut eingestufte Qualität ihrer Partnerschaft dar.«[12]

Zweifel an den seelischen Ursachen von Sexualstörungen werden ohnehin immer lauter. Nach Ansicht der renommierten Bostoner Urologin Laura Berman haben höchstens 20 Prozent der Patientinnen rein psychogene Sexualleiden. »Meist werden sie aber von organischen Störungen ausgelöst.«[13] Der englische Sexologe Martin Cole pflichtet nach einem Arbeitsleben an der Seelenfront ernüchtert bei: »Wir waren auf dem Holzweg. Die meisten sexuellen Störungen wurzeln im Körper.« Für Männer gelte dieses Verdikt erst recht. »Viagra hat in den ersten fünf Jahren, seit seiner Markteinführung 1998, mehr Probleme gelöst als die ganze Psychotherapie in 100 Jahren.«[14]

Industriekritiker, die in scheinbar humaner Pose immer wieder die psychischen Ursachen von Sexstörungen hochhalten, übersehen zudem, das man mit dem gleichen Argument in den 50er Jahren des vergangenen Jahrhunderts die medikamentöse Behandlung von Schizophrenie und Depression hinauszögerte, die den Betroffenen schließlich beträchtliche Erleichterungen bringen sollte. Später wurden »impotente« Männer mit den selben Vorurteilen malträtiert, ärgert sich der Londoner Arzt Thomas Stuttaford.[15] »Oft jagte man den unglücklichen Patienten, die bereits an einem unerkannten physischen Problem litten, auch noch Schuldgefühle ein, indem man ihnen einredete, dass sie sich im Unterbewusstsein nur an ihren Großmüttern, Müttern, Schwestern, Ehefrauen oder sogar an Vätern rächten.«

Beim Viagra-Hersteller Pfizer kann man die Vorwürfe ebenfalls nicht nachvollziehen. Die Kritik erweise »all jenen Frauen einen Bärendienst, die tatsächlich an einer Störung ihrer Sexualfunktion leiden«, sagt Pressesprecher Jean-Christophe Britt.[16] Diese könnte man auch nicht übermäßig medikalisieren. »Wenn einem nichts weh tut, wendet man sich auch nicht an einen Arzt«, glaubt Britt. Auch die Kulturkritikerin Ellen Willis schlägt sich auf die Seite von Pfizer: »Wenn ich Kopfschmerzen habe, kann das auch größere soziale Ursachen haben, aber in der Zwischenzeit nehme ich schon einmal ein Aspirin.«[17]

Mehr oder weniger unausgesprochen setzen die Kritiker der Pharmaindustrie auch voraus, dass orgasmusgestörte Frauen oder penisschlaffe Männer bei einem klassischen, psychologisch orientierten Sexualtherapeuten besser aufgehoben wären als bei einem »seelenlosen« Pillendreher. Neue Studien legen jedoch nahe, dass diese Form der Behandlung bei weitem nicht die hochgesteckten Erwartungen erfüllt, die früher an sie herangetragen wurden, resümiert die kanadische Psychologiekritikerin Tana Dineen.[18] Allein ein Drittel aller Paare wirft normalerweise bereits vor dem Abschluss einer begonnenen Sextherapie das Handtuch. Von jenen, die durchhalten, erfahren zwar ungefähr 60 Prozent eine gewisse Besserung. »Mit dem erotischen Feuerwerk, das viele Hilfesuchende sich in ihrer Phantasie ausmalen, endet die Behandlung aber auf keinen Fall.«

Die in früheren Kapiteln zusammengetragenen Ergebnisse der Grundlagenforschung wecken ohnehin große Zweifel, dass die Schwierigkeiten von Frauen, einen sexuellen Höhepunkt zu erreichen, generell auf das Konto von Beziehungskonflikten oder irgendwie abstellbaren sozialen Problemen gehen: In allen bisher untersuchten Kulturen haben Evas Töchter notorische Schwierigkeiten, das fragile evolutionäre Potenzial ihrer Orgasmusfähigkeit nach Herzenslust auszuschöpfen. Selbst einfühlsame und liebevolle »Traumtypen«, die mit allen Wassern des Kamasutra gewaschen sind, können ihren Bettgefährtinnen nachweislich keine Garantie auf den Orgasmus bieten. Nicht einmal Johnny Depp verfügt in dieser Hinsicht über einen Zauberstab! Und manche Frauen finden sogar nur bei einem chauvinistischen »Männerschwein« sexuelle Erfüllung.

Wir Menschen betrachten es im allgemeinen als einen Segen, dass wir die Fähigkeit haben, unsere »eingebauten« Unvollkommenheiten durch unsere kulturellen und technischen Errungenschaften auszubügeln. Was wäre so schlimm daran, wenn es den Pharmaherstellern nur endlich gelänge, die weibliche Sexualität mit einem funktionierenden chemischen Lustmacher zu »tunen«? Es bliebe den betroffenen Frauen schließlich selbst überlassen, ob sie sich wirklich diesem Doping unterziehen wollen. Wer diesen Ansatz generell schlecht macht, manövriert sich letztlich nur in die Rolle des Spielverderbers.

Die einzige reale Gefahr besteht darin, dass die Pharmaindustrie es schaffen könnte, plötzlich rigorose neue Maßstäbe für »gesund« und »krank« durchzusetzen. Ihr liegt natürlich daran, über weibliche Orgasmusstörungen den Krankheitsstatus zu verhängen, denn nur so kann sie das Sponsoring ihrer teuer entwickelten Medikamente durch die Krankenkassen erwarten. Möglicherweise mit dem Effekt, dass jeder Anflug von Unlust Frauen fortan Minderwertigkeitskomplexe und Krankheitsangst einjagt. Psychologen und Feministinnen machen es sich wiederum zu leicht, wenn sie das Schreckgespenst einer Pathologisierung der weiblichen Unlust ausmalen. Es wäre schön, wenn alle Beteiligten die Störung der weiblichen Sexualität etwas unverkrampfter angingen. Schließlich kann auch jeder nachvollziehen, dass Menschen sich nach Mitteln gegen Alterserscheinungen oder Schönheitsfehler sehnen, ohne dass man diese Makel gleich zu Krankheiten erhebt.

Chemischer Schub für den lahmen Trieb

Mit Viagra, dem Inbegriff aller Potenzmittel, haben die Pharmakologen schon einmal ein blaues Wunder vollbracht. Bis Anfang 2003 bescherte der chemische Penisaufrichter seinem Hersteller Pfizer einen Umsatz in Höhe von anderthalb Milliarden Dollar. Viagra ist Marktführer unter den Steifmachern und hat seine Erzeuger an die Spitze der pharmazeutischen Industrie katapultiert. In jeder Sekunde werfen vier Männer irgendwo auf der Welt einen blauen Diamanten ein. In Deutschland konnte Pfizer seit der Markteinführung ungefähr 26 Millionen Stück absetzen. Das Molekül hat eine Revolution in der Behandlung der erektilen Dysfunktion bewirkt. Alles, was es vorher gab, war liebestötend und romantikkillend, egal ob erektionsfördernde Spritzen zur Injektion in den Penis, Vakuumpumpen oder winzige Pillen, die in die Harnröhre eingeführt werden mussten. Durch Viagra ist der Kampf gegen die Tücke des Objektes dezent geworden.

Die von vielen Kulturkritikern beschworenen abträglichen Konsequenzen für das Geschlechterverhältnis sind ausgeblieben. »Wer vorher kein Macho war, ist auch keiner geworden«, kommentiert Diplompsychologe Uwe Hartmann von der Medizinischen Hochschule Hannover.[19] »Und wer vor Viagra kein guter Liebhaber war, ist es nun auch nicht.« Da die Pille nur die hydraulischen Probleme bei der Versteifung löst, kann sie nichts gegen das Fehlen sexueller Erregung tun. Wer sich nur an Frauen in Strapsen erregt, wird auch mit Viagra Strapse brauchen, wer schwul ist, wird sich weiter an Männer halten, und wer keine Lust auf Sex hat, dem hilft die Potenzpille auch nicht weiter. Wer seine Frau verabscheut, wird sie auch mit der Pille nicht begehren.

Trotz des unleugbaren kommerziellen Erfolges sind längst nicht alle Erwartungen aufgegangen. So blieben die Umsatzzahlen deutlich hinter den anfangs veranschlagten fünf bis 10 Milliarden Dollar jährlich zurück. Alleine in Deutschland hatte der Hersteller ursprünglich auf vier bis maximal 12 Millionen Männer mit erektiler Dysfunktion getippt. Geht man von der untersten Schätzung aus, führt sich jeder impotente Bundesbürger im Jahr gerade einmal 1,3 Potenzpillen von Pfizer zu Gemüte. Wahrscheinlich fielen die ersten Hochrechnungen zu dramatisch aus, weil praktisch jeder gezählt wurde, dessen Ständer auch nur gelegentlich schon mal hängen blieb. Dazu kommt, dass die Orgasmushilfe aus unergründlichen Ursachen rund einem Drittel aller »Schlappschwänze« keinen Nutzen bringt.

Viagra verrichtet heute aber auch schon eine ganze Reihe von außergewöhnlichen Sonderdiensten, mit denen in dieser Form niemand gerechnet hätte. Dank dem chemischen Inhaltsstoff Sildenafil brauchen männliche Pornodarsteller kaum noch Ruhepausen zwischen den einschlägigen Schlüsselszenen. In der Schwulenszene spielen sich neuerdings gestandene ältere Herrschaften wie 15-jährige Casanovas auf. An den Zentren für künstliche Befruchtung werden die Samenspender vor dem Transfer mit Viagra gedopt, weil bei ihnen sonst vor Erwartungsdruck die Erektion ausbleibt. In Discos, Clubs und an anderen Stätten der Geschlechterbegegnung haben die Drogendealer Viagra längst in ihr Sortiment aufgenommen. Medizinisch verspricht die Potenzpille ungeahnten Extranutzen: Nach dem Ergebnis von Tierversuchen beschleunigt Sildenafil die Heilung nach dem Schlaganfall. Auch unfruchtbare Frauen können auf den Segen Viagras hoffen: Die Pille stärkt die Auskleidung des Uterus, deren Schwäche oft für gescheiterte Schwangerschaften verantwortlich ist. Drei von vier Frauen, die wegen dieses Problems keine Kinder bekommen konnten, erlebten in einer kleinen amerikanischen Erkundungsstudie nach der Gabe von Viagra erstmals Mutterglück.

Selbst Pflanzen und Tiere profitieren von dem Verhärtungsmittel. Viagra könnte das Rhinozeros vor der Ausrottung bewahren: Sein pulverisiertes Horn, das im asiatischen Raum als patentes Potenzmittel gilt, scheint allmählich der Konkurrenz von Pfizer zu weichen. In einigen Zoos will man Pandas, Tigern und anderen paarungsunwilligen Männchen mit Viagra auf die Sprünge helfen. Bei Schnittblumen, Gemüse und Früchten verlängern zwei bis drei Milligramm in Wasser aufgelöstes Sildenafil erheblich die Frische.

Schließlich hat Viagra auch noch die wissenschaftliche Grundlagenforschung zum Koitus angekurbelt. Erst mit Schützenhilfe des blauen Diamanten erlangten freiwillige männliche Versuchspersonen die Standfestigkeit, es in der unbehaglichen Röhre eines Computertomographen mit einer Partnerin zu treiben und auf dem Gipfel der Lust 12 Sekunden stillzuhalten. So konnten die Forscher zum ersten Mal genau verfolgen, wie sich Männlein und Weiblein unter der Gürtellinie anatomisch vereinigen. Quintessenz: Ganz anders, als es das Universalgenie Leonardo da Vinci in seinem Bildnis »Der Geschlechtsakt« porträtierte, dringt der Penis keineswegs kerzengrade in die Scheide ein. Vielmehr schlägt die Manneszierde auf halber Strecke einen kühnen Winkel von 120 Grad und nimmt die Form eines Bumerangs an.

Was die Partnerinnen der mit Viagra aufgemöbelten Mannsbilder angeht, skizzieren speziell Psychotherapeuten seit den ersten Ankündigungen der Wunderdroge ein ungutes Szenario: Mit einem Mittel, das ohne Rücksicht auf die Paardynamik Potenzprobleme der Männer behebe, leiste die Industrie deren Frauen einen Bärendienst. Manche Frauen erlebten die Pille für den Mann als lästigen Wiedereinstieg in ein ungeliebtes Ancien Régime, kommentierte der »Spiegel«.[20] Wie die Therapeutin Karen Donahey von der Northwestern University dem Nachrichtenmagazin berichtete, hatten sich viele Frauen sexuell mit der Impotenz ihres Gatten gut arrangiert. In funktionierenden Partnerschaften hatten die Paare Formen des sexuellen Miteinanders gefunden, die den Frauen gut behagte. Kaum hatte der Mann Viagra im Blut, ging alles wieder – hau ruck! – nach der Rein-raus-Methode. Auch Oswalt Kolle, Altmeister der Sexualaufklärung in Deutschland, sah 1998 mit Viagra den Schrecken Einzug ins Schlafzimmer halten. »Meine Horrorvision«, so Kolle, »ist der jahrelang impotente Mann, der nun heimlich eine Pille schluckt und plötzlich in der Tür steht mit dem Brunstschrei: Schau mal, Liebling, hier steht was für dich.«

Doch die Alarmrufe aus den Medien halten dem kritischen Test nicht stand. An der Universität Mainz hat ein Team von Psychiatern 105 Viagraschlucker und deren bessere Hälften zu den verschiedensten Aspekten ihrer Beziehung befragt.[21] Keines der lebhaft entworfenen Schreckensszenarien war eingetreten. Im Gegenteil: Dank Sildenafil hatten die Paare weniger »Zoff«, waren zärtlicher zueinander und erfreuten sich eines stärkeren Gefühls der Verbundenheit. Übrigens wird die Hälfte aller Rezepte für Viagra überhaupt nicht erneuert. Vermutlich dämmert es den Betroffenen, dass es bei ihnen nicht einfach an Standvermögen hapert. Jene, die die Potenzpille rasch wieder absetzen, sind älter und führen Ehen, in denen sich asexuelle Muster eingeschlichen haben. »Männer, bei denen Viagra nicht fruchtet, sind jene, die denken, dass es ihr Alter zurücknimmt und sie wieder 20 macht«, erklärt der amerikanische Sextherapeut Barry W. McCarthy.[22] »Viagra funktioniert bei Männern, die es in ihre Beziehungen integrieren.«

Dabei sollte Viagra ursprünglich auch zur Behandlung von Erregungs- und Orgasmusstörungen bei Frauen zugelassen werden. Klitoris und Scheidenwand könnten mit Viagra besser durchblutet, die Vagina nachhaltiger befeuchtet werden. Tatsächlich bestätigte sich, dass »rosa« Viagra die Zirkulation in Klitoris und Vagina erhöht und überdies vertragen wird. Doch allem Anschein nach reichen pralle Schwellkörper allein nicht aus, um eine Frau in Wallung zu bringen. »Statistisch gesehen profitierten unsere Patientinnen von Viagra, aber nicht mehr als von Placebos«, sagt Rosemary Basson vom Vancouver General Hospital, die 500 Frauen über zwölf Wochen beim Viagra-Test beobachtete.[23] »Viagra wirkt im Unterleib und nicht im Kopf«, bestätigt die Sexualtherapeutin Ulrike Brandenburg von der Aachener Universitätsklinik. »Für die Frauen aber ist das Gehirn die wichtigste erogene Zone.«[24]

Nicht alle wollen sich indes mit diesem Verdikt zufrieden geben. So halten die beiden Urologinnen Laura und Jennifer Berman dagegen, dass Sildenafil einem bestimmten Patientinnen-Typus eben doch zu mehr Lust verhilft – nämlich jenen Frauen, die zumindest in der Vergangenheit viel Vergnügen fanden am Sex, deren Hormonspiegel normal ist und deren Sexualproblem nicht auf gestörte Partnerschaft oder gar Missbrauch zurückgeführt werden könne. Bei diesen Frauen kurbele das Potenzmittel nachhaltig die Erregung im Genitalbereich an. 67 Prozent von ihnen, so wollen die Geschwister herausgefunden haben, erreichten mit Viagra leichter den Höhepunkt.[25]

Im Frühjahr 2003 ist die Konkurrenz mit rivalisierenden Anti-Impotenzpillen auf den europäischen Markt geprescht. Mit »Levitra« von Bayer und »Cialis« von Eli Lilly sind jetzt zwei alternative Penisaufrichter erhältlich, deren Wirkung am gleichen molekularen Schalter ansetzt. Der Cialis-Wirkstoff »Tadalafil« soll, ähnlich wie Viagra, den unbewegten Mann in Bewegung bringen. Nur dass die Wirkung viel schneller einsetzt und länger hält. »Während Viagra erst nach einer Stunde anschlägt und gerade mal vier Stunden wirkt, funkt es bei Cialis schon nach 16 Minuten, und der Effekt hält 24 Stunden an«, malt der US-Börsenexperte Tony Butler die flexiblere Anwendung aus. Und weil Nahrung der Wirkung von Cialis keinen Abbruch tut, lässt sich problemlos ein romantisches Dinner vor dem Showdown einrichten. Doch ein Manko der Vorgängerdroge kann auch Cialis nicht beheben: Obwohl es zuverlässig das Zepter der Männlichkeit beflügelt – auch bei der schwierigen, durch Diabetes bedingten Impotenz – ist der Therapieversuch bei Frauen mit Orgasmusstörungen fehlgeschlagen.

Bayer setzt mit Levitra und dessen Wirkstoff »Vardenafil« auf ein besseres Nebenwirkungsprofil. Das Molekül bindet sich treffsicherer an das Enzym im Schwellkörper und löst damit an anderen Orten weniger unerwünschte Nebenwirkungen aus. Kopfschmerzen, Sehstörungen und Herzprobleme sollen damit endlich der Vergangenheit angehören. Der Hamburger Urologe Hartmut Porst hat in einer Studie mehr als 150 Patienten vor die Wahl gestellt.[26] Demnach bevorzugen 45 Prozent Cialis, 30 Prozent nehmen lieber Levitra und nur 13 Prozent ziehen das gute alte Viagra vor. Porst zieht einen eindeutigen Schluss daraus: »Diese Daten zeigen, dass es in den nächsten zwei Jahren zu einer Neuverteilung des Marktes kommen dürfte.« Nach Angaben von Pfizer führt Viagra derzeit mit einem Marktanteil von 50 Prozent die Verkaufsstatistik an, danach folgen Cialis mit 25 Prozent und Levitra mit 14 Prozent.

Für einen anderen, neu zugelassenen Potenzverstärker ist der Zug aber offensichtlich schon abgefahren. Mit Pauken und Trompeten hatten die beiden Pharma-Unternehmen Abbott und Takeda Erektionspillen mit dem Wirkstoff »Apomorphin« auf den Markt geworfen. Im Gegensatz zu Viagra, das nur »unten« wirkt, setzt Apomorphin im Gehirn, am oberen Ende der Erektionskette an. Die Arznei, die ursprünglich zur Behandlung der Parkinson-Krankheit und als Brechmittel eingesetzt wurde, verstärkt im Hypothalamus die Impulse, die bei erotischen Reizen ins Rückenmark geleitet werden und dem Penis Auftrieb geben. Doch die Phallus fördernde Wirkung von »Ixense« (Takeda) und »Uprima« (Abbott) ist bei dem von Impotenz geplagten Kundenkreis kläglich durchgefallen. »Nur bei leichten erektilen Dysfunktionen, meistens bei psychischen Ursachen, scheinen die Apomorphin-Pillen tatsächlich zu wirken«, erläutert der Baseler Männerarzt Thomas Gasser.[27] Der mit Heroin verwandte, aber von Suchtpotenzial freie Wirkstoff bringt es gut zweieinhalb Jahre nach dem Start bloß auf einen Marktanteil von knapp fünf Prozent. »In neun von zehn Fällen wollen die Männer etwas anderes verschrieben bekommen«, berichtet der Österreicher Urologe Walter Weissenbacher. Vielleicht auch, weil als unerotische Nebenwirkung außer Übelkeit und Schwindel unkontrollierbares Gähnen droht.

Möglicherweise kann erektionsunwilligen Penissen schon in naher Zukunft durch eine besonders nebenwirkungsarme Form der Gentherapie auf die Sprünge geholfen werden. In unserm Körper zirkulieren winzige Mengen des Reizgases Stickstoffmonoxid, das dort als Botenstoff fungiert und schon in kleinen Konzentrationen die Blutgefäße prall ausdehnen lässt. Für diese Entdeckung erhielt Louis Ignarro von der University of California 1998 den Medizinnobelpreis zuerkannt. Jetzt injizierte der Wissenschaftler betagten Ratten Adenoviren in den Penis, die durch einen gentechnischen Eingriff die Fähigkeit besaßen, ein Enzym zu produzieren, das an der Herstellung von Stickstoffmonoxid beteiligt ist. Binnen 24 Stunden hatten die eingespritzten Nützlinge das Wirtsgewebe mit ihrem Schwellungsvermögen infiziert. Plötzlich verfügten die behandelten »Oldtimer« nicht nur über ungewöhnlich starke Erektionen, mit denen sie selbst Jungnager in den Schatten stellten. Ihr Glied sprach nun auch besonders lebhaft auf die Gabe viagraartiger Potenzmittel an. Bei einem Männlein unserer Spezies würde diese genetische Turbo-Ladung mehrere Wochen lang ihren Dienst verrichten.

Neuer Kick mit der Libidopille

»Als ich Prozac nahm, hätte sogar Jennifer Lopez im Negligé mich absolut kalt gelassen«, klagte ein depressiver Freund dem New Yorker Journalisten Andrew Solomon bei dessen Recherchen zu einer neuen Monographie über die Schwermutkrankheit. Tatsächlich ist dieser abtörnende Effekt der Antidepressions-Therapie kein Einzelfall. Bei 30 bis 40 Prozent aller Patienten, die ihre niedergeschlagene Stimmung mit Prozac oder einem der anderen umjubelten »selektiven Serotonin-Wiederaufnahme-Hemmer«, nach ihrem englischen Namen (reuptake inbibitors) kurz SSRI genannt, aufhellen, geht die Orgasmusfähigkeit den Bach hinunter. Gegen diesen Niedergang der Lüste richtet auch der blaue Diamant nichts aus. Der Penis-Muntermacher kann nur die Hydraulik des männlichen Geschlechtsorgans unterstützen, wenn »oben« im Seelenorgan Gehirn bereits sexuelle Erregung vorhanden ist.

Doch wenn die Zeichen nicht trügen, macht der neu entwickelte Wirkstoff VML 670 der britischen Pharmaschmiede Vernalis zumindest die lusthemmende Nebenwirkung der Antidepressiva wieder wett. Der sexuelle Kick, den diese »Libidopille« vermittelt, hat sich bereits bei Versuchen an Mäusen bewährt. Männchen bestiegen die Weibchen schneller und erreichten unverzüglich den Samenerguss. »Die Mäuse kamen einfach rascher zur Sache«, zieht Vernalis-Forscher John Hutchison süffisant Bilanz.

Wann immer ein Gedanke, eine Phantasie oder eine Wahrnehmung sexuelle Begierde schürt, zischt das Lustmolekül Dopamin durch das limbische »Vergnügungsviertel« tief unter der Schädeldecke. Doch wenn der »Liebestöter« Serotonin eine bestimmte Bindestelle, den 5-HT1A-Rezeptor in der gleichen Region aktiviert, wird der erregende Dopaminfluss abgewürgt. »Die SSRI's setzen 15 verschiedene Serotonin-Schalter in Gang«, erklärt Hutchison. »VML 670 dreht nur einen Schalter, den 5-HT1A-Rezeptor, wieder ab.«

Als VML 670 den Sicherheitstest an gesunden Probanden bestand, schnellte die Vernalis-Aktie schlagartig in die Höhe. Klinische Wirkungsstudien an Probanden, die Antidepressiva nehmen, sind bereits angelaufen. Bis zur Markteinführung dürfte aber noch etwas Zeit vergehen. Die Strategie, Chemie mit Chemie zu bekämpfen, törnt jedoch nicht alle Experten an. »Es wäre besser, Medikamente zu entwickeln, die diese Nebeneffekte gar nicht haben«, bemäkelt der Psychiater Allan Young von der University of Newcastle. Die Tatsache, dass allein in den USA und Europa jedes Jahr 100 Millionen Verschreibungen für Antidepressiva erfolgen, vermittelt eine Vorstellung von dem potenziellen Markt.

Für die Hoffnung, man könne einem schalen Liebesleben oder dem trögen Hausmannssex in einer abgestumpften Beziehung mit VML 670 auf die Sprünge zu helfen, lassen die Daten aber wenig Raum. »Bei unseren gesunden Versuchspersonen war keine Zunahme der Libido zu verzeichnen«, rekapituliert Hutchison trocken. »Das ist eine gute Nachricht, weil wir den normalen Sexualtrieb nicht verändern wollen.« Nichtsdestotrotz soll in Kürze die Sicherheit der Kombination von VML 670 plus Viagra getestet werden. Man ahnt wohl, dass ein Potenzial für nicht intendierte Anwendungen besteht. Dass VML 670 die Fähigkeit besitzt, die »klinisch tote« Libido von männlichen und weiblichen Prozac-Konsumenten zu reanimieren, hatte Vernalis durch puren Zufall entdeckt. Der Stoff sollte ursprünglich die Übelkeit ausschalten, die Krebspatienten während der Chemotherapie befällt. Doch viele der Leidgeplagten, die zugleich SSRI's einnahmen, waren von einer anderen Wirkung angetan: VML 670 brachte ihren durch die chemische Keule geknüppelten Sextrieb wieder auf Trab. Die Entdeckung von Viagra geht auf einen ähnlichen Zufall zurück. Sein Wirkstoff Sildenafil sollte ursprünglich die Schmerzen von Männern mit der Herzerkrankung Angina Pectoris lindern. Doch stattdessen warteten die behandelten Männer mit unerwarteten Erektionen auf.

Ein Stoff macht standfest

Was bei den einen als Liebestöter wirkt, lässt sich bei anderen so umfunktionieren, dass es die Ausdauer beim Liebesspiel steigert. Die, die zu früh kommen, profitieren von jenen, bei denen überhaupt nichts läuft. Antidepressiva der Prozac-Klasse würgen die Libido oft so stark ab, dass der Orgasmus ausbleibt oder bis ultimo aufgeschoben wird. Warum sollte man sich diese Sex-Bremse nicht zunutze machen, um die »Voreiligen« aufzuhalten? Jed Kaminetsky, Urologe an der New York University, hat die Beobachtung gemacht, dass sich viele Männer mit vorzeitiger Ejakulation erfolgreich an diesen chemischen Rettungsanker namens SSRI klammern. »Hier wird eindeutig ein Medikament eingesetzt, um aus seinen Nebenwirkungen Kapital zu schlagen und die vorzeitige Ejakulation einzudämmen. Unter den Männern, die dieses Mittel verwenden, sind meine glücklichsten Patienten, denn die vorzeitige Ejakulation ist nervenaufreibend, peinlich, und die Patienten sind verzweifelt.«[28]

Jeder, der seinen »Übereifer« mit Prozac, Anafranil oder einem anderen selektiven Serotonin-Wiederaufnahme-Hemmer bremsen will, sollte ein paar Regeln beachten. Die Dosis sollte unter der üblichen liegen, und am besten wird ein Antidepressivum nur in Intervallen eingesetzt. Wenn jemand weiß, dass er für eine Weile keinen Geschlechtsverkehr haben wird, tut er gut daran, das Medikament vorübergehend abzusetzen. Eine pharmazeutische Alternative besteht nach Erkenntnis der Schweizer »Sonntagszeitung« darin, eine halbe Stunde vor dem Koitus ein lokales Betäubungsmittel auf den Penis aufzutragen.[29] Das gleiche Präparat, das Kindern die Angst vor dem Spritzenpieks nimmt, verzögert die beschleunigte Samenentleerung. »Und dann bannt die weiße Creme statt Schmerzen die Leidenschaft.« Der Einsatz eines Kondoms ist unabdingbar, weil sich die Betäubung sonst auf die Scheide der Frau überträgt.

Der vorzeitige Samenerguss, in der Fachsprache »Ejaculatio praecox« genannt, gilt als die häufigste sexuelle Dysfunktion des Mannes. In der Altersgruppe zwischen 16 und 35 soll ein Drittel aller Männer betroffen sein. Einige Männer sind so erregt, dass ihnen bereits einer abgeht, bevor sich ihr Penis in der Scheide befindet. In diesem Fall macht sich im Bett Enttäuschung breit. Der Mann fühlt sich als Versager, der seine Partnerin nicht befriedigen kann, und die Frau vermutet einen egoistischen Liebhaber, der nur an seinen eigenen Orgasmus denkt. Am Anfang einer Therapie steht daher die Mitteilung an die Frau, dass der Mann sich nicht kontrollieren kann und dass das schnelle Kommen kein männlicher Egoismus ist. Viele Paare versuchen mehr oder weniger erfolgreich, das fehlende Durchhaltevermögen durch ein besonders ausgiebiges Vorspiel zu kompensieren.

Nach objektiven Maßstäben stehen die typischen Schnellschießer gar nicht so übel da, weiß die Sonntagszeitung. Bei einer Studie der Urologischen Klinik der Universität Köln gaben sexuell zufriedene Freiwillige im Alter von 25 bis 40 Jahren an, ungefähr 20 bis 30 Minuten nach Beginn des Sexualaktes zum Höhepunkt zu kommen; ihre Partnerinnen schätzen die Zeit auf 6 bis 12 Minuten. Gab man den Frauen dann eine Stoppuhr in die Hand, war die Ziellinie bereits nach drei Minuten überschritten. Die Kölner Ärzte machten den gleichen Versuch mit Männern, die an Ejaculatio praecox litten. Erstaunlicherweise kamen diese nur 29 Sekunden schneller als die sexuell zufriedenen.

Sexologen versuchen traditionell, die Unrast im Bett mit psychologisch orientierten Techniken zu bremsen. Unter dem hochgestochenen

Begriff »Sensate-focus-Übung« verbirgt sich zum Beispiel der uralte Rat: »Nimm es leicht und mach mal halblang«. Paare werden dazu ermuntert, jedem Drang nach Penetration zu widerstehen und sich Zeit zu lassen – oft Wochen – um sich einander nur zu berühren und dann allmählich auf sexuelles Streicheln umzusteigen. Der klinische Sexologe Peter Gehrig aus Zürich glaubt, dass jeder Mann die Ejaculatio praecox durch ein Training der Beckenmuskulatur im Zaume halten kann. Er müsse lernen, den Muskeltonus im Becken zu entspannen, tiefer zu atmen und den Körper sowie die Phantasien besser wahrzunehmen. Am besten könne man die Beckenbewegung beim Masturbieren einstudieren. Dabei sei es entscheidend, die Stimulation nicht wie sonst üblich durch »rubbelnde« Bewegungen mit der Hand zu machen, sondern die Hände mit Gleitmittel zu versehen und das Rein und Raus sowie Kreisen aus der Hüfte heraus zu proben.

»Oft wird den Männern geraten, während des Sex an etwas Widerwärtiges zu denken, aber solche antierotischen Strategien richten sich gegen das sexuelle Genießen«, sagt Gehrig. Doch mehr oder weniger scheinen die meisten sexologischen Techniken die Genussfreude zu trüben, konzedieren die amerikanischen Psychologen Kalman Glantz und Mary-Beth Moehl.[30] »Auch die Allmacht des Sensate-focus ist nicht unbegrenzt. Einige Männer finden es unerträglich, sich so sehr zurückzuhalten.« Zitat aus der Praxis: »Es ist völlig künstlich. Mein Verstand wandert herum. Ich kann mich überhaupt nicht auf den Sex konzentrieren.« Möglicherweise rauben die Techniken diesen Männern die Fähigkeit, sich ihren sexuellen Phantasien hinzugeben. Sie verlieren am Ende ihre Erektion und können gar nicht mehr weitermachen.

Die Suche nach dem perfekten Aphrodisiakum

Mit den verfügbaren Mitteln und Techniken gelingt es vielleicht noch leidlich, dem Nichtkönnen (von Männern) im Bett abzuhelfen. Doch gegen das Nichtwollen (bei Frauen) ist immer noch kein Kraut gewachsen.

Eine milliardenschwere Branche arbeitet daher zur Zeit fieberhaft am Anbohren einer Goldader – an der Entwicklung von Substanzen, die just dieses ungleich schwierigere Kunststück vollbringen sollen: die (weibliche) Lust auf den Sex zu wecken. Dank der neueren Erkenntnisse »stehen wir jetzt vor dem großen Durchbruch der sexuellen Verhaltensforschung«, glaubt der Hirnforscher Jim Pfaus von der Concordia University in Montreal.[31] Am Ende dieses Weges soll ein perfektes Aphrodisiakum stehen: eine Lustpille, die Männlein wie Weiblein gleichermaßen in Wallung versetzen würde – eine Art »Viagra fürs Gehirn«.

Schließlich wird die Lust – bei beiden Geschlechtern – im größten Sexualorgan, nämlich unter der Schädeldecke, entfacht. Erst wenn das Rotlichtzentrum Hypothalamus einen erotischen Reiz verspürt, wird ein wahres Feuerwerk von erregenden Signalen gezündet, das in Folge die Erektion auslöst und die genitale Durchblutung steigert. Die Industrie konzentriert sich daher auf eine ganz neue Pillengeneration. »Einige Substanzen sind wohl in Erprobung und für künstliche Aphrodisiaka wäre ein riesiger Markt vorhanden«, meint der Männerarzt Thomas Gasser. Auf eine Zulassung dieser Medikamente, so meint er, müsse man aber noch lange warten: »Die Behörden haben eine höllische Angst davor, dass ein Lustmord mit einem dieser Mittel passieren könnte und sie dafür zur Verantwortung gezogen werden könnten.«[32]

Die Vorstellung vom Aphrodisiakum, das die Begierde anheizt, die Erregung aufputscht und dem Orgasmus ungeahnte Intensität verleiht, hat seit eh und je die menschliche Phantasie beflügelt. Doch der Zauberstoff, dessen Name sich von der griechischen Liebesgöttin Aphrodite ableitet, ist bisher reines Wunschdenken geblieben. Zu allen Zeiten sind Leute durch Wälder und Wiesen gestreift, um Fauna und Flora nach Inhaltsstoffen für Liebeselixiere zu durchforsten. Getrocknete Ameisen in Olivenöl galten im Mittelalter als Geheimrezept gegen die Flaute im Bett; Araber und Europäer verspeisten Pulver aus zermahlenen Eidechsen; andere Kulturen bevorzugten Rhinozeroshorn, Tigerpenis, Alraune, Stierhoden oder Schlangenblut. »Den wissenschaftlichen Beweis für die aphrodisische Wirkung hat allerdings noch keines dieser

Reizmittel gebracht«, sagt Klaus Schalkhäuser, ehemaliger Vorsitzender des Bundesverbandes der Urologen.[33] »An die Wirkung dieser Mittel muss man vor allem glauben.«

Nicht einmal der Venezianer Giacomo Casanova, um dessen Standfestigkeit sich Legenden ranken, verfügte über ein funktionierendes Wundermittel. Dem unverwüstlichen Frauenfreund genügte Gulaschsuppe mit viel Paprika. Das vermeintliche Geheimrezept des Marquis de Sade ist nicht zur Nachahmung empfohlen. Er führte sich »Spanische Fliege« (Blasenkäfer) zu Gemüte, die das lebensbedrohende Zellgift Cantharidin enthält. Filmstar Errol Flynn, der angeblich Tausende von Frauen beglückte, pflegte sein Glied vor dem Einsatz mit Kokain zu bestäuben. Die amerikanische Wissenschaftsautorin Natalie Angier wiederum schwört auf die Sex-Magie der Hanfdroge Cannabis.[34] »Alle Frauen meiner Familie haben mithilfe von Potrauchen gelernt, zum Orgasmus zu kommen – meine Mutter, als sie bereits über dreißig war und vier Kinder hatte.«

Wenn die Zeichen nicht trügen, ist dem amerikanischen Pharmaunternehmen Palatin Technologies mit der Entwicklung des Wirkstoffs PT-141 jetzt die größtmögliche Annäherung an ein perfektes Aphrodisiakum gelungen. Mediziner vom Health Sciences Center an der Universität Arizona entdeckten sein Wirkprinzip zufällig beim Testen einer neuen Art Sonnenmilch. Sie hatten bleichgesichtigen Männern ein künstliches Bräunungsmittel verabreicht, um deren Pigmentbildung anzuregen. Nicht nur, dass sich die Hellhäutigen mit einem Male einer tiefen Bräune erfreuten. Plötzlich bildeten sich auch imponierende Schwellungen unter ihrer Badehose. Einer der Forscher – er hatte sich die erregende Paste aus reiner Neugier auf die Haut geschmiert – irrte sogar acht Stunden lang mit einem Ständer umher. PT-141 wirkt ähnlich wie das im Gehirn des Menschen vorkommende Hormon Melanotropin. Zu dessen vielfältigen Aufgaben gehört, dass es bei UV-Einstrahlung der Bräunung der Haut Vorschub leistet.

»Ich habe noch nie eine Droge gesehen, die so verdammt effektiv wirkt«, kommentiert Hirnforscher Jim Pfaus nach seinen Tierversuchen. In seinem Labor an der Montrealer Concordia University hat er Dutzende von Rattenpärchen jeweils in einen Käfig gesperrt und überwacht ihr Liebesleben mit einer Videokamera. »Die Bereitschaft der Weibchen, sich von den Männchen begatten zu lassen, steigt um das Drei- bis Vierfache, wenn ich ihnen zuvor PT-141 verabreiche«, sagt Pfaus. Mehr noch, die Substanz mache auch männliche Tiere rasend. Dr. Annette Shadiack, Direktorin der biologischen Forschungsabteilung von Palatin Technologies, hat das gleiche Resultat erzielt: »Unsere bisherigen Forschungsergebnisse beweisen, dass die Stimulierung der Melanotropin-Rezeptoren in den Hirnen weiblicher Ratten durch PT-141 gezielt ihre sexuelle Erregung und ihren Appetit auf sexuelle Aktivitäten steigert.« Obwohl noch unklar ist, ob das Liebesmittel anorgastischen Frauen tatsächlich zum sexuellen Höhepunkt verhilft, gibt es wenig Zweifel an der erotisierenden Wirkung. PT-141 wird gerade klinisch an Männern und Frauen getestet und könnte unter günstigen Bedingungen Ende 2005 zugelassen werden.[35]

Als Darreichungsform für PT-141 hat Palatin mit Bedacht das Nasenspray gewählt. »Eine Pille könnte man ja einer Frau heimlich in den Drink schmeißen und sie auf diese Weise liebestoll machen«, distanziert sich das Unternehmen von pubertären Sexphantasien. Doch wenn PT-141 tatsächlich »Lust auf Sex macht«, wie es auch Hirnforscher Pfaus vermutet, wäre die herbeigesehnte Sexpille in Wahrheit dann nicht eine Gefahr für die Menschheit? Könnte sie nicht Frauen und Männer in Triebtäter und Sex-Fanatiker verwandeln? Doch die Ergebnisse seiner Tierversuche stimmen Pfaus zuversichtlich, dass PT-141 immer nur dann wirkt, wenn sich die Tiere von Natur aus in einer Phase sexueller Aktivität befinden. Beispielsweise würden nur empfängliche Weibchen so wild auf den Stoff anspringen. Pfaus: »Bei Menschen würde PT-141 nur das Verlangen verstärken, wenn auch die Rahmenbedingungen stimmen.«

Der amerikanische Biochemiker James Watson, dem 1962 zusammen mit Francis Crick der Nobelpreis für die Aufdeckung der Struktur der DNS verliehen wurde, ließ sich im Zusammenhang mit PT-141 zu abenteuerlichen Äußerungen über die Beziehung von Sonnenlicht und Geschlechtstrieb hinreißen.[36] Er bot seinen Studenten Dias mit hübschen Bikiniträgerinnen dar und stellte ihnen Abbildungen verschleierter muslimischer Frauen gegenüber. Daran könne man sehen, so sein Kommentar, dass die Abschottung vor dem Sonnenlicht den Sexualtrieb unterdrückt. Weiterhin stellte er die These in den Raum, dass die Menschen in den nördlichen Klimazonen mehr Alkohol trinken, um den Verlust an Lebensqualität zu kompensieren, den ihnen der Entzug der Sonne zufügt.

Einem Antidepressivum, das in den USA unter dem Namen »Wellbutrin« kursiert, wird ebenfalls eine triebanregende Wirkung – besonders auf Frauen – nachgesagt. Seine Inhaltssubstanz, Bupropion-Hydrochlorid, kommt in Deutschland in höherer Dosis als Antiraucherpille Zyban daher. Lust und Ekel gehen bei diesem Psychopharmakon eine seltsame Ehe ein: Während Zyban den Appetit auf Sex erhöhen soll, mindert es das Bedürfnis nach Nikotin – die Lust auf den Genuss einer »Zigarette danach« verschwindet, weicht bei einigen Menschen sogar einem Ekelgefühl.

Testosteron, der Appetitmacher für die Frau

An die Sexualhormone werden bei der Suche nach dem sexuellen Appetitanreger besonders große Hoffnungen geknüpft. Neben dem weiblichen Hormon Östrogen, das Millionen von Frauen gegen Wechseljahr-Beschwerden wie Hitzewallungen einnehmen, rückt zunehmend das männliche Hormon Testosteron in den Mittelpunkt. Zwar schütten die weiblichen Eierstöcke nur ein Zwanzigstel der männlichen Hormondosis aus. Doch selbst als »Spurenelement« gibt der Macho-Grundstoff der weiblichen Libido den letzten Pfiff. Nach einer Eierstock-Entfernung büßen manche Frauen die Lust am Liebesakt gänzlich ein. Der Hersteller Solvay Pharmaceuticals, der mit »Estratest« ein Kombi-Präparat aus Östrogen und Testosteron vertreibt, erzielt damit bei den Betroffenen angeblich durchschlagenden Erfolg. Eine Patientin musste angeblich gleich nach der ersten Einnahme die Dosis halbieren, weil sie schon in Erregung geriet, wenn ihr nur ihr T-Shirt über die Brustwarzen glitt.

»Testosteron ist wirklich die vielversprechendste Neuentwicklung zur Belebung der sexuellen Reaktion«, meint Dr. Sandra Leiblum, Psychiatrieprofessorin und Direktorin des Zentrums für sexuelle und eheliche Gesundheit am Robert Wood Johnson Universitätskrankenhaus in Piscataway. »Es leistet für Frauen dasselbe, was Viagra für Männer tut.«[37] Lauri Romanzi, Gynäkologin an der New Yorker Cornell Universität, ein medizinisches Zentrum, hat begonnen, ihre Patientinnen auf Libido, Orgasmusstärke und Testosteronspiegel abzuchecken. »Frauen in ihren späten Vierzigern und frühen Fünfzigern, die über einen plötzlichen Abfall ihres sexuellen Appetites klagen und bei denen keine belastenden Lebensumstände und keine medizinischen Komplikationen vorliegen, weisen oft ziemlich niedrige Testosteronwerte auf.«[38]

Sexualforscher Gunter Schmidt aus Hamburg bremst die Euphorie. »Wir geben seit vielen Jahren Testosteron an Transsexuelle, die sich von biologischen Frauen zu Männern operieren lassen – und tatsächlich steigert sich auch deren Libido.« Aber das geht nach seiner Erfahrung nicht ohne Probleme ab: Was Transsexuelle als höchst erwünschte Wirkung verspüren – Bart, Körperhaare, tiefe Stimme und eine penisähnlich vergrößerte Klitoris –, das dürfte Frauen mit Libido-Problemen höchst ungelegen kommen. Doch solchen Widrigkeiten versuchen findige Pharmakologen mit angepassten Verabreichungsformen vorzubeugen. Romanzi wendet bei ihren Patientinnen niedrig dosiertes Testosteron als Vaginalzäpfchen an. Und auch die Anwendung als Hormonpflaster verhindert die unerwünschten Begleiterscheinungen. Ärzte am Cedars-Sinai Medical Center in Los Angeles verabreichten das Hormon Frauen in den Wechseljahren als Pflaster für den Unterleib. Trotz der indirekten Gabe konnten die Frauen »eine Zunahme der Libido und der sexuellen Funktion« ohne üble Nebenwirkungen wie Haarwachstum und Gewichtszunahme verbuchen.

Sogar der Flop bei der Viagra-Therapie von Frauen könnte auf das Konto eines Testosteronmangels gehen, spekuliert der Urologe Irwin Goldstein von der Boston University. Der Forscher entdeckte bei einer Studie an weiblichen Ratten, dass die Senkung des Testosteronspiegels die Entspannung der glatten Muskulatur in den Genitalien blockiert. Bei den hormonell »ausgetrockneten« Rättinnen erzeugte auch Viagra den erwarteten Schwelleffekt nicht. Viagra-Tests an Männern mit niedrigem Hormonspiegel hatten ebenfalls eine hohe Ausfallquote. Das sexuelle Erregungsdefizit seiner Patientinnen behandelt Goldstein daher mit dem Testosteronvorläufer DHEA, alleine oder in Kombination mit Viagra. »Mit DHEA ist der Viagra-Effekt wunderbar, ähnlich wie bei Männern« schwört der Urologe.[39] »Ich kann einer Frau jetzt endlich ins Auge sehen und ihr sagen, ich hätte mindestens eine 50-prozentige Chance, sie zu heilen.«

Die Sex-und-Hopp-Krankheit

Das typische »Sexneurotiker« leidet darunter, dass der Orgasmus bei ihm oder ihr entweder gar nicht auftritt oder nur ein Schatten seiner selbst ist. Aber gibt es von der Wollust auch eine Überdosis? Im ICD-10, der internationalen Diagnosefibel psychischer Störungen, wird immerhin neben dem verminderten auch das »gesteigerte sexuelle Verlangen« als Problem verbucht. Begriffe wie Liebes-, Lust-, Huren- und Geilsucht lassen sich bis ins 16. Jahrhundert zurückverfolgen. Der deutsche Psychiatriepionier Richard von Krafft-Ebing unterschied 1886 in seiner Psychopathia Sexualis zwischen dem »fehlenden«, dem »zur Unzeit auftretenden« und eben dem »übersteigerten« Geschlechtstrieb. In den USA halten Selbsthilfegruppen für »Sexsüchtige« wöchentlich mehr als 2000 Treffen ab. Nach dem Vorbild der Anonymen Alkoholiker nennen die Vereinigungen sich »Sexaholics anonymous« oder »Sex and Love Addicted Anonymous«. Neuen Mitgliedern wird dort zunächst »eine sexuelle Totalabstinenz von mindestens ein bis drei Monaten« empfohlen.

Die Grenze der Normalität definierte der Sexsucht-Therapeut Martin Kafka vor einigen Jahren mit der Maßeinheit »Total Sexual Outlet« (TSO), was schlicht die Anzahl der Orgasmen in einer definierten Zeiteinheit bedeutet. Martin Luther wollte zum Beispiel nur zwei sexuelle Höhepunkte pro Woche gelten lassen. »Zweimal die Woche gibt im Jahr 104, das schadet weder ihr noch mir.« Kafka hat das Limit heraufgesetzt. Als »hypersexuell« oder »sexsüchtig« wird nun erst ein wöchentlicher TSO-Wert von sieben bis acht über einen Zeitraum von einem halben bis einem Jahr gewertet. Wie die Orgasmen herbeigeführt werden, spielt dabei keine Rolle. Wie man merkt, hat die Diagnose einer psychischen Störung durchaus etwas Relatives: Was dem einen als Krankheit vorkommt, erscheint dem anderen als Inbegriff einer erfüllten Lebensführung.

Entscheidend ist wohl weniger die erhöhte Sexfrequenz als die Unfähigkeit, Befriedigung und Wohlbefinden nach dem Orgasmus zu empfinden, obwohl die Betreffenden zum Beispiel fünfmal am Tag masturbieren. »Mein 15-jähriger Sohn scheint einen starken Sextrieb zu haben«, schreibt eine Mutter im Internet-Forum an Dr. Kafka. Fast jeder aus der Familie habe ihn bereits einmal beim Onanieren erwischt. Sie selbst glaube, er habe absichtlich Löcher in seine Hosentaschen gebohrt, um sich jederzeit stimulieren zu können. Der amerikanische Arzt Patrick Carnes, der in den 80er Jahren die Sexsucht aus der Taufe hob, bebilderte das Konzept mit dem Fall einer »Nymphomanin«, die sich so heftig mit einem Vibrator befriedigte, dass sie sich Verbrennungen zuzog. Carnes hat den Suchtbegriff sehr weit gefasst. Seiner Meinung nach sind auch Menschen, die Sex zum Beispiel vornehmlich zur Selbstbestätigung praktizieren und dazu auch einmal mit einer oder einem Unbekannten ins Bett hüpfen, zumindest suchtgefährdet. An dieser Stelle scheint der Vergleich mit der Drogenabhängigkeit zu hinken. Sollen hier, wie der verstorbene Sexualforscher Ernest Bornemann meinte, bloß »restriktive gesellschaftliche Wertvorstellungen« verteidigt werden, indem man »abweichende« Praktiken zu psychischen Störungen erklärt?

Laut Carnes gehört auch zur Sexsucht, dass der Abhängige in einen

Teufelskreis gerät und immer stärkeren Tobak zur Befriedigung seiner Gelüste braucht. Am Anfang kommt er noch mit Masturbation und wahllosem Geschlechtsverkehr aus. Dann werden Voyeurismus und obszöne Telefonanrufe fällig. Im Endstadium lässt sich der pathologische Orgasmushunger nur noch durch sexuellen Missbrauch, Inzest und Vergewaltigung stillen. Doch mit diesem Spiralenmodell findet Carnes bei Psychologen und Psychiatern wenig Anklang. »In der Forschung gibt es keinerlei Anzeichen dafür, dass die sexuellen Bedürfnisse eskalieren und in Stufen extremer werden«, schreibt der amerikanische Sexologe Bryan Strong.[40] Es sei sehr verantwortungslos, eine Querverbindung zwischen Masturbation, Voyeurismus und Vergewaltigung herzustellen. »Carnes' These von den Stufen der Sexsucht ist ein klassisches Fallbeispiel für ein moralisches Urteil, das sich als wissenschaftliche Tatsache verkleidet.«

Überhaupt lehnen ernstzunehmende Wissenschaftler die Übertragung des Suchtbegriffes auf »nicht stoffgebundene« Bereiche des Lebens ab. Bei einer echten Sucht – zum Beispiel bei der Sucht nach Heroin – verändert die Droge die Hirnchemie. Sobald die Zufuhr des Stoffes ausbleibt, schlägt sich die veränderte Gehirnfunktion in Form von Entzugserscheinungen nieder. Zwar treiben auch die natürlichen Belohnungen des Lebens wie Essen und Sex den Pegel des Hirnbotenstoffes Dopamin in die Höhe. »Aber Drogen wie Heroin und Kokain heben den Dopaminpegel sehr viel intensiver an«, gibt der Rauschgiftforscher Roy Wise zu bedenken.[41] Ihr Dopamin anregender Kick, die Basis für die körperliche Abhängigkeit, ist etwa fünfmal stärker. Sexsüchtige bleiben daher auch von Entzugserscheinungen wie Durchfall oder Krämpfen verschont, wenn sie auf die herbeigesehnten Orgasmen verzichten müssen.

Beim Gros der forschend tätigen Psychologen ist Carnes mit seiner Idee der Sexsucht daher abgeblitzt. Natürliche Bedürfnisse wie Hunger, sexuelle Begierde oder auch einfach die Gier nach Konsum können zwar durchaus ein Gefühl der Getriebenheit erzeugen. Aber der geistige Sprung vom »unbedingt Wollen« in die Ess- Sex- oder Kaufsucht ist wahrscheinlich völlig überzogen. Wenn jemand sich selbst als sex- oder kaufsüchtig hinstellt, ist dies wohl eher eine geistige Verarbeitungsstrategie, mit der der Betreffende das Anrüchige an seinem eigenen Handeln bemänteln und vor sich selbst rechtfertigen will. Auf dem Höhepunkt des Lewinsky-Skandals soll übrigens der Plan bestanden haben, die Verfehlungen des Ex-Präsidenten Bill Clinton mit dem Hinweis auf seine angebliche Sexsucht herunterzuspielen. Am Ende hat vermutlich die Furcht vor dem unfreiwillig komischen Beigeschmack den Plan vereitelt.

Von einer echten Sexsucht kann höchstens die Rede sein, wenn die biologischen Sicherungen des Gehirnes durch eine Verletzung Schaden leiden. Die beiden Neurologen Russel Swerdlow und Jeffrey Burns von der University of Virginia haben unlängst die Fallgeschichte eines 40-jährigen verheirateten Lehrers veröffentlicht, bei dem als Folge eines Tumors im rechten »orbifrontalen« Stirnlappen plötzlich unwiderstehliche Sex-Obsessionen ausbrachen.[42] Der zuvor unbescholtene und als charmant geltende Mann legte auf einmal eine fanatische Vorliebe für Sexmagazine und Internet-Pornoseiten an den Tag. Bald war keine Frau in der Umgebung vor seinen unzweideutigen Avancen mehr sicher. Als er begann, auf pädophile Darstellungen abzufahren und er sich gar seiner eigenen Stieftochter unsittlich näherte, wurde er in Gewahrsam genommen. Noch vor der Gerichtsverhandlung machten Ärzte den Tumor im Kontrollzentrum für soziales und impulsives Verhalten dingfest. In der Klinik machte sich der Patient sofort an die Krankenschwestern heran. Als die Mediziner die Wucherung entfernten, bildete sich der Spuk zurück.

Der Londoner Verleger und Millionär Richard Davis wiederum hat den Schweizer Pharmakonzern Novartis auf Schadenersatz verklagt: Dessen Präparat »Norprolac« habe ihn in eine unstillbare Sexsucht und letztlich in den Ruin getrieben.[43] Das Drama nahm 1989 mit einer verstopften Nase seinen Lauf. Beim Arztbesuch wurde ein Tumor an der Hirnanhangsdrüse ermittelt. Obwohl die Geschwulst nicht bösartig war, nahm sie dem Patienten jegliche Lust auf Sex. Der Grund: Der Tumor brachte den Ausstoß von Prolaktin in Schwung. Prolaktin ist das Hormon, das beim Orgasmus ausgeschüttet wird und die darauf folgende Phase der Nichtansprechbarkeit (Refraktärzeit) bewirkt. Prolaktin macht Männer zuweilen impotent, wenn es in großen Mengen ausgestoßen wird.

Davis erhielt daraufhin den Prolaktinhemmer »Parlodel« verschrieben, der damals von dem inzwischen in den Konzern Novartis aufgegangenen Unternehmen Sandoz vertrieben wurde. Zum ersten Mal in seinem Leben hatte der Patient richtig Lust auf Sex. Doch gleichzeitig machte das Medikament einen Getriebenen aus ihm. Er konnte nachts nicht mehr schlafen, brauste mit seinem Bentley durch London, verausgabte sich in Stripbars und Bordells. »Jeder Tag«, erzählt er, »war für mich wie ein 24-Stunden-Kokaintrip.« Nach einem Jahr setzte sein Arzt das Mittel ab. Dem Patient wurde das als verträglicher geltende Nachfolgemedikament Norprolac verordnet. Doch unter dieser Medikation drehte er erst richtig auf: Er griff zwei Frauen an und wurde wegen Betrugs und Meineids zu einer Gefängnisstrafe verurteilt. Sein Unternehmen, das in Glanzzeiten einen Jahresumsatz von 13 Millionen Euro erzielte, musste am Ende Konkurs anmelden.

Schließlich verklagte Davis Novartis auf rund 8 Millionen Euro Schadenersatz. Die Prozessgegner einigten sich indes außergerichtlich; wie es heißt, erhielt der Kläger eine Abfindungssumme von ungefähr einer Million Pfund zugesprochen. Jetzt möchte Davis erreichen, dass das Produkt vom Markt genommen wird: »Tausende leiden wie ich.« Sein Tumor wurde mittlerweile operativ entfernt, seine Libido funktioniert normal, seine Geschichte soll jetzt die Welt aufrütteln. Er hat ein Buch verfasst und auch Hollywood schon an der Strippe gehabt. »Es muss ein Film daraus werden«, sagt er. »Ich habe da eine Mission.«

Wenn der Sexappeal schwindet

Egal, wie verbreitet veritable sexuelle Störungen auch sein mögen – für die meisten Menschen sind vermutlich viel eher der sexuelle Muff und die Fadheit in lang anhaltenden Zweierbeziehungen das Erotik-Hauptproblem. Es gehört zu den unangenehmsten Erfahrungen des Lebens, dass die atemberaubenden Momente sexueller Erregung durch den schäbigen Gewohnheitseffekt zur leidenschaftslosen Routine verkommen können. Die Illustrierte »Stern« hat in den vergangenen Jahren mehrfach in Titelgeschichten schwermütig über diesen tragischen Verlust des Prickelns und das Schalwerden der Fleischeslust räsoniert. »Natürlich: Sex kann in langen Beziehungen intensiver, anders, »besser« werden. Er kann aber vor allem seltener, schlechter, langweilig werden – oder gar nicht mehr stattfinden.«[44] »Wie begehrt man einander, wenn man sich schon ein Dutzend Jahre kennt, sich schreien, kotzen, pinkeln gesehen hat? Wie rubbelt man die Patina wieder weg, die sich dank Vertrautheit, Routine und Bequemlichkeit gebildet hat?«[45]

Was die Ursachen für den unerbittlichen Niedergang des Geschlechtstriebes angeht, steht die Illustrierte ziemlich ratlos da. Das Dilemma erscheint irgendwie als eine Art Gemeinheit des Schicksals, oder als ein gesellschaftlicher Missstand, den die Bundesregierung gefälligst beheben soll. Dabei hat die Evolutionsbiologie mit dem Coolidge-Effekt längst die wichtigste Triebfeder für den natürlichen Abbau der sexuellen Spannung aufgedeckt. Er besagt, dass die Lust auf Sex mit dem gleichen Partner mit der Zeit unweigerlich geringer wird. Besonders bei Männchen, die ihren Fortpflanzungserfolg durch wiederholte Besamung des gleichen Weibchens nicht mehren können, bringt der Anblick eines »neuen« Weibchens die verschüttete Libido auf Trab. In den Tierversuchen zum Coolidge-Effekt ist es nicht gelungen, einen ähnlichen Abstumpfungseffekt bei Weibchen nachzuweisen; ihr Elan für das Liebesspiel mit dem aktuellen »Besamer« scheint nicht zu versiegen, und sie legen auch keine erkennbare Vorliebe für Partnerwechsel an den Tag. Aber wir stehen mit unseren Kenntnissen erst am Anfang, betonen die

Forscher, und die Implikationen der Versuchsergebnisse für uns Menschen sind nicht absehbar.

Das Individuum, das gar nicht ahnt, dass sein Partner unter dem »Fluch« eines evolutionären Programms steht, wird vermutlich immer enttäuschter und wütender, weil der andere Verrat an der gemeinsamen Lust zu begehen scheint. Selbst jene, die den wahren Ursprung ihrer Frustrationen kennen, verfallen oft in Ressentiments und in mürrische Umgangsformen. Sie führen alle Reibereien in ihrer Beziehung genervt auf irgendwelche echten oder auch nur eingebildeten Charakterfehler des Gegenübers zurück. Der Coolidge-Effekt kann den famosesten Sexappeal so gründlich ruinieren, dass selbst die unattraktivste Person des anderen Geschlechtes mit einem Mal verführerischer erscheint als der eigene (und gut aussehende) Kompagnon.

Der antierotische Mechanismus der Gewöhnung wird noch dadurch verstärkt, dass sich alle Lebewesen in der »heißen« Phase der Partnerwerbung mit Nachdruck von ihrer anziehendsten Seite zeigen. Wenn Evas Töchter auf Freiersfüßen wandeln, versuchen sie dem Liebeskandidaten mit Kosmetik, Kleidung und Habitus den Kopf zu verdrehen, während Adams Söhne auf Brautschau durch allerlei Aufmerksamkeiten und Imponiergehabe Eindruck schinden. Doch wenn das Objekt der Begierde erst einmal »angebissen« hat, löst sich meist in Luft auf, was in der Sprache der Evolutionsbiologie dezent als »Paarungsaufwand« bezeichnet wird. Im fortgeschrittenen Stadium einer Beziehung ist der Bettgefährte oft nur noch ein schwacher Abglanz des strahlenden Verführers, dessen Anwesenheit einst die Schmetterlinge im Bauch zum Flattern brachte.

Ratgeberliteratur und Sextherapeuten warten mit diversen Empfehlungen auf, um die Glut unter der Asche wieder anzufachen. Doch auch dem »Stern« ist mittlerweile aufgegangen, dass die meisten Anregungen den Praxistest nicht bestehen.[46] »Wenn sie nach zehn Jahren Beziehung plötzlich will, er möge ihr den Hengst machen oder Honig von ihren Brüsten schlecken – fragt Mann sich da nicht, wo solch neue Ideen herkommen, hm? Etwa von einem Liebhaber?« Für die Wiederherstellung des verstummten erotischen Knisterns gibt es bislang leider kein Patentrezept. »Sextaugliche Situationen lassen sich nicht erzwingen: Wenn er über ihr schwarzes Negligé kichert, süffisant fragt ›Is' wat mit Oma?‹ oder seinen Ständer beim therapeutisch empfohlenen Paar-Masturbieren so bearbeitet wie die Biomöhre für Babys Brei, ist der Ofen aus, bevor's geknistert hat.«

Nicht einmal das oberste Gebot aller Sex-Ratgeber: »Du musst offen über deine Wünsche und Konflikte sprechen!«, ist uneingeschränkt empfehlenswert. Der Washingtoner Psychologieprofessor John Gottman, der seit 20 Jahren mit minuziösen Beobachtungen das Geheimnis glücklicher Ehen erforscht, steht dem Aufruf zur bedingungslosen Kommunikation skeptisch gegenüber.[47] »Viele lebenslange Beziehungen überleben glücklich, obwohl das Paar dazu neigt, Dinge unter den Teppich zu kehren.« Wenn zwischen den Partnern Verständnislücken klaffen, kann die Ausweitung der Kommunikation das Ganze schlimmer machen, geben die beiden amerikanischen Psychologen Kalman Glantz und Mary-Beth Moehl zu bedenken.[48] »Sie leistet dem Auftreten von schmerzhaften und zerstörerischen Interaktionen Vorschub.« Außerdem ist »mehr Reden« oft genau das, was Frauen wünschen, während Männer davor Panik haben. In unserer evolutionären Vorgeschichte haben Männer sich einen eher verschlossenen Kommunikationsstil zugelegt, weil ihnen das »Herauslassen« von Gefühlen beim Wettbewerb mit ihresgleichen zum Nachteil gereichte. Frauen, die in der Urzeit einen Beschützer brauchten, konnten sich dagegen das Zeigen von Schwäche leisten. Kein Wunder, dass viele Männer den Appell, ihrem Herzen Luft zu machen, als Aufforderung zu einer demütigenden Kapitulation wahrnehmen.

Was kann man tun, um dem gnadenlosen Coolidge-Effekt ein Schnippchen zu schlagen und der versiegten Wollust neues Leben einzuhauchen? Die perfekte Methode würde darin bestehen, den eingetretenen Gewöhnungseffekt komplett ungeschehen zu machen und den anderen aus unverbrauchten, jungfräulichen Augen zu betrachten. Als hätte man noch nie Sex mit ihm gehabt! Doch dazu müsste man erst in einem schier übermenschlichen Akt alle Spuren der gemeinsamen Biographie in den Synapsen löschen und würde dabei auch noch die gesamte über Jahre gewonnene Intimität verlieren. Das ist eine Strategie, die nur in der Einbildungskraft des Dichters fruchtet. In Isaac Bashevis Singers Geschichte »Schlemihls große Reise« begibt sich ein Einfaltspinsel aus dem mythischen Dorf Chelm auf eine Reise, verirrt sich und kehrt, ohne es zu wollen, nach Hause zurück. Er glaubt auf ein Dorf gestoßen zu sein, das durch einen verrückten Zufall seinem Heimatdorf aufs Haar gleicht. Dann trifft er auf eine Frau, die genauso aussieht wie die Ehefrau, derer er überdrüssig geworden ist, und findet sie atemberaubend.

Man kann natürlich auch gleich das Kind mit dem Bade ausschütten. Ganz radikal, indem man dem Partner, der einen sexuell nicht mehr »antörnt«, den Laufpass gibt. Aber mit dieser Lösung schneidet man sich nur ins eigene Fleisch. Wer bereit ist, seinen Lebensgefährten abzusägen, hat den Fluch des Coolidge-Effektes ohnehin längst hinter sich gelassen. Nur demjenigen, der noch stark an seinem Partner hängt, bereitet der Niedergang der sexuellen Anziehung Unbehagen. Vielleicht gelingt es tatsächlich, einen neuen Lover mit frischem Sexappeal an Land zu ziehen. Aber selbst wenn, kann man darauf zählen, dass das ganze traurige Theater früher oder später wieder von vorne anfängt. Dann ist man wieder da, wo man vorher war, und hat sich durch seinen Orgasmushunger vielleicht sogar die wunderbarste Beziehung seines Lebens verscherzt. Es ist zweifelhaft, ob man je wieder etwas Angemessenes findet, denn gute Beziehungen sind nun einmal sehr dünn gesät. Möglicherweise ist es sogar ein gutes Zeichen, wenn zwei Menschen es bis zum Eintreten des Coolidge-Effektes miteinander ausgehalten haben. Das könnte bedeuten, dass bei ihnen wenigstens die »Wellenlänge« stimmt.

Demjenigen, der seinen Partner behalten und trotzdem die verbotenen Früchte genießen will, bleibt nur das klassische Notventil des Seitensprungs. In seiner genialen Eleganz bietet es scheinbar die Möglichkeit, gleichzeitig das Neue zu erleben und das Alte zu bewahren. Wegen der offenkundigen Vorzüge nehmen Männlein und Weiblein diese Alternative in Scharen wahr. Genau genommen geben bei Befragungen mehr Männer zu, dass sie den Wunsch nach dieser Form der sexuellen Abwechslung hegen. Aber in der praktischen Umsetzung haben die Frauen es genauso faustdick hinter den Ohren. Männer legen es aber bei ihren Affären mehr auf die sexuelle Note an, während es Frauen verstärkt auf das Emotionale ankommt. Untreue erwächst keineswegs aus Beziehungsstress: Partner, die sich menschlich gut verstehen, gehen nachweislich genauso oft fremd.

Aber auch das außereheliche Vergnügen ist nicht ungetrübt. Man muss kein Tugendbold sein, damit einem die Illoyalität und das Unmoralische an diesem Akt den Spaß verdirbt. Ehebruch bedeutet nun einmal, dass man die geliebte Person betrügt. Es fällt schwer, die Vorstellung abzuwenden, als Nächstes könnte man selbst das Opfer dieses Verrates werden. Dazu kommt die ständige Furcht, dass die Affäre »platzt« und einem die Teile um die Ohren fliegen. Der Partner könnte einen schassen oder Gleiches mit Gleichem vergelten. Abgesehen davon muss man für die verbotene Lust in der Regel mit einem unglaublichen Aufwand an Logistik, Heimlichtuerei und Vertuschung bezahlen. Zudem besteht größte Gefahr, dass sich unkontrollierte Gefühle als Explosivstoff erweisen. Vielleicht verliebt man sich in den anderen, oder der Komplize bzw. die Komplizin entwickelt Besitzansprüche. Manche Frauen sollen es sogar darauf anlegen, »vergebene« Männer aus ihrer Beziehung »herauszusprengen«, weil sie diese als besonders angenehme Partner einschätzen. Am Ende kann daraus ein filmreifer Horrortrip im Stil von »Untreu« oder »Eine verhängnisvolle Affäre« erwachsen.

Um »pflegeleicht« einen »illegalen« Orgasmus abzustauben, können Männer besonders einfach die Dienste einer Prostituierten konsultieren. Wer für die körperliche Liebe bezahlt, begeht einen weniger schlimmen Verrat an den Gefühlen des Partners. Schließlich würde kaum jemand seinen Lebensgefährten wegen der leidenschaftlichen Gefühle für eine Liebesdienerin sitzen lassen. Die Intimität der Beziehung wird nicht so stark verletzt. Aber auch beim Bordellbesuch treibt man ein falsches Spiel mit seinem Gefährten; man könnte es kaum ertragen, wenn der andere es sich ebenfalls für Geld besorgen ließe. Zudem ist das älteste Gewerbe der Welt auch eines der teuersten: ein »geregeltes« Sexleben mit Freudenmädchen ist für die meisten fast unerschwinglich. Auf den Deal Sex gegen Geld steht ohnehin nicht jedermann: Manche haben nur Spaß am Liebesakt, wenn die Gegenseite den gleichen Genuss daraus zieht. Zwischen 15 und 18 Prozent aller erwachsenen Männer geben zu, dass sie hin und wieder den Service des Gunstgewerbes in Anspruch nehmen. Doch die wenigsten Freier verbindet mit der käuflichen Liebe eine besondere Leidenschaft. Der kleinere Teil des Klientels besteht aus schüchternen, sozial unbeholfenen Männern, die sich im Rotlichtmilieu ein wenig von der Intimität beschaffen, die sie am liebsten bei »normalen« Frauen erleben würden. Den größeren Part bilden zwischenmenschlich gefestigtere Männer, die im Bordell in erster Linie einen Ausgleich für die Eintönigkeit und den verlorenen Thrill im Ehebett anstreben. Beide Gruppen beklagen den hohen Preis, der ihre Begeisterung für den käuflichen Orgasmus erheblich mindert.

Eine Möglichkeit für Paare, dem unerfreulichen Coolidge-Effekt gemeinsam zu trotzen, besteht darin, sich »virtuellen« sexuellen Interaktionen auszusetzen. Man kann zum Beispiel Adressen frequentieren, wo sich viele lüsterne Singles aufhalten, die herumflirten und versuchen, jemand ins Bett kriegen. Die Nähe zu all den erotischen Schlüsselreizen und ausgeschütteten Hormonen kann den primitiven Teilen des Gehirns die Illusion suggerieren, man habe »wilden« Sex mit wechselnden Partnern gehabt. Eine Alternative ist, anderen Leuten beim Sex zuzuschauen, egal ob »live« oder im Pornofilm. Diese Party-Strategie lässt sich hervorragend dadurch ergänzen, dass man öfters mal etwas unabhängig voneinander unternimmt, wie es der »Stern« und die Sextherapeuten empfehlen.[49] »In angespannten oder eingeschlafenen Beziehungen, wo lange nichts lief, empfiehlt es sich eher, dass Mann und Frau mal getrennte Wege gehen und nur an sich denken: er zum Fußball in die Fankurve, sie zum Feiern und Lästern mit der besten Freundin.« Am nächsten Tag sollte man dann zusammen auf die Party gehen.

Dies ist sicher eine der harmlosesten und gütlichsten Lösungen, weil sie ohne realen Betrug auskommt und den Lebensgefährten aktiv in die Problembewältigung mit einbezieht. Aber auch sie ist kein Patentrezept. Es könnte sein, dass diese Tour mit unangenehmen Frustrationen endet. Weil es nicht gelingt, die aufgeschnappten sexuellen Energien auf den eigenen Partner umzulenken. Am Ende wird vielleicht peinigende Begierde auf ein verbotenes oder unerreichbares Lustobjekt geweckt, das der Partner nicht im Entferntesten ersetzen kann. Möglicherweise macht die aufgeputschte Erotik im Pornofilm nur schmerzlich bewusst, was einem im eigenen Liebesleben durch die Lappen geht.

Eine naheliegende Ergänzung zur Party-Strategie besteht darin, sich beim Liebesakt jemand anderen vorzustellen. Aber dadurch kommt wieder das Moment des Betrugs ins Spiel. Dabei kommt leicht der unappetitliche Gedanke auf, der Partner könnte dasselbe tun – wenn Nancy Friday recht hat, tun es ohnehin die meisten Frauen. Es fordert auch erhebliches Einbildungsvermögen und schauspielerisches Talent, die Phantasie lustvoll und ungestört bis zum Finale durchzuhalten. Schließlich ist die Vorstellung deprimierend, dass man den intimsten Moment des Zusammenseins nur noch durch die Vorspiegelung falscher Tatsachen genießen kann.

Die beiden Beteiligten können auch gemeinschaftlich aus einem fade gewordenen »Beziehungsgefängnis« ausbrechen und ihren Triebdruck in Swinger-Clubs, beim Gruppensex oder bei anderen einschlägigen Formen des Partnertausches ablassen. Die Vorstellung vom Ad-hoc-Sex mit wildfremden Partnern wirkt aber auf Männer sehr viel verlockender als auf Frauen. Das Problem des Mannes fängt also meist schon damit an, überhaupt eine willige »Komplizin« für solche Sexeskapaden zu finden. Wenn er Pech hat, nimmt sie ihm schon den Vorschlag zu diesem Abenteuer furchtbar übel. Weil das »Rudelbumsen« eher den evolutionär gewachsenen Fortpflanzungsinteressen des männlichen Geschlechtes entspricht, muss man in den Swinger-Clubs mit einem ausgesprochenen Männerüberschuss rechnen. So lautet im Internet die nicht untypische Beschwerde über ein solches Etablissement: »Zu viele wichsende Männer«. Es ist fraglich, ob männliche Besucher dort überhaupt eine reizvolle Sexgelegenheit finden können. Falls überhaupt etwas läuft, besteht Gefahr, von Eifersucht überwältigt zu werden, wenn man mit ansieht, wie der Partner es mit einem Fremden treibt.

Eifersucht dürfte auch der entscheidende Makel an der »offenen Ehe« sein, in der beide Partner einander Nebenbeziehungen und Seitensprünge zugestehen. Was für eine psychische Verfassung muss ein Mensch besitzen, um sich ungerührt damit abzufinden, dass der geliebte Partner die intimste körperliche Wonne mit jemand anderem teilt? Selbst wenn man diese anfängliche sexuelle Eifersucht bezwingt, kann es in einer offenen Ehe noch schlimmer kommen. Man muss damit rechnen, dass irgendwann wenigstens einer der Lebensgefährten private Momente und gefühlsbetonte Situationen mit seinem »Nebenpartner« verbringt. Es erscheint fast unmöglich, solche Vorkommnisse nicht als einen schrecklichen Affront gegen die Beziehung zu erleben.

Wenn einem dämmert, dass man diesem Kampf nicht gewachsen ist, kann man immer noch zum »Neutrum« werden. Der Rückzug in eine geschlechtslose Daseinsform ist sowohl eine Folge des Coolidge-Effektes als auch ein Mittel dagegen. Die unattraktivste und gleichzeitig doch beliebteste Form der »Problembewältigung« besteht darin, zu resignieren und sich in ein Halbleben aus geschlechtslosem Elend und abgeschriebenen Leidenschaften zurückzuziehen. Der »entsexte« Mensch macht sich mit der Zeit ein komplettes Desinteresse an erotischen Aktivitäten zu Eigen. Selbst Masturbation und »schmutzige« Phantasien werden weitgehend abgestellt, denn diese Dinge wirken wie symbolische Mahnungen an das Leben, das man einst hatte oder wonach man sich sehnte.

Als Deus ex Machina bietet sich zu guter Letzt noch die Möglichkeit, sich einer der großen Weltreligionen zuzuwenden. Dieser Weg lässt sich hervorragend mit der Methode Neutrum verbinden. Der Glaube, der die Lust verteufelt, stilisiert die Lustlosigkeit zur Tugend und nimmt ihr so den Stachel. Wenn Sie nun keine lüsternen Empfindungen für Ihren Partner mehr haben, ist dies nicht länger tragisch, sondern bedeutet nur, dass Sie den Betreffenden respektieren. Lüsterne Empfindungen für andere Menschen sind dagegen ab jetzt ohnehin Sünde und werden ethisch-moralisch abgewehrt. Das Problem ist nur, dass man sich mit dieser Wahl ein riesiges Ideengebäude voller Vorschriften und Denkverbote aufhalst. Eine Welt, die vor zügelloser Wollust überbordet, kommt nur in den Onanierphantasien der Knaben und in den Angstvorstellungen des Klerus vor. Wie jeder Mensch mit halbwegs intaktem Realitätssinn weiß, ist Ekstase im wirklichen Leben immer Mangelware. Ganz im Gegensatz zum Marxschen »Opium« Religion, von dem sich schon viele eine Überdosis reingezogen haben.

Epilog

Unterleib im Übermorgen: Die Zukunft der Lust

Der Sexualtrieb leistet uns bereits seit Äonen hervorragende Dienste. Jeder von uns ist der aktuelle Spross einer einzigartigen, individuellen Abstammungslinie. Jedes Glied in dieser Kette ist dem betörenden Ruf der Wollust gefolgt und hat sich dabei erfolgreich fortgepflanzt. Doch jetzt heißt es plötzlich, dass die stürmischen Veränderungen in der frühen Phase des neuen Milleniums diesen Ablauf gefährden. Unsere Welt macht soziale und technologische Umwälzungen durch, so die These, die nicht mehr mit unseren archaischen Impulsen zu vereinbaren sind.

So hat auf der einen Seite unsere sexualisierte und auf Orgasmus fixierte Spaßgesellschaft in den letzten Jahren mit fast allen Tabus gebrochen, konstatiert das Magazin »Psychologie heute«.[1] Von den Litfasssäulen locken entblößte Frauen in Spitzendessous und muskulöse Männer, bestenfalls mit einem Slip bekleidet. Im Fernsehen sind kopulierende Paare fast in jeder Vorabendserie zu sehen. Talkshowgäste debattieren über Masturbation, Analverkehr und Partnertausch oder nehmen mit freundlichem Interesse bizarren Intimschmuck in Augenschein. Pornovideos sind keine Schmuddelware mehr, sondern können in jeder Fußgängerzone für ein paar Euro erworben werden. Telefonsex ist eine neue, erfolgreiche Dienstleistungsbranche geworden und lockt mit neckischen Annoncen: »Für den kleinen sexuellen Hunger zwischendurch.«

Demgegenüber stellen die zahllosen neuen oder gerade in der Entwicklung befindlichen reproduktiven Techniken noch eine sehr viel größere Herausforderung für unsere steinzeitliche Triebstruktur dar, hebt der Evolutionsbiologe Robin Baker von der Universität von Manchester hervor.[2] Künstliche Befruchtung, Klonen, Leihmütter, Leihhoden, Kerntransfer, Gametenbanken, tiefgefrorene Embryonen und andere nie da gewesene Manipulationen, die allmählich zum Bestandteil unseres Fortpflanzungsverhaltens werden, versetzen viele zurückhaltende Gemüter in eine Schreckensstarre. Dazu kommt eine noch gar nicht absehbare Vielfalt von neuen Verhütungstechniken, die die klassische Querverbindung zwischen Lust und Fortpflanzung völlig entkoppeln werden.

»Die derzeit nur unvollkommene Trennung von Sex und Fortpflanzung wird in der ersten Hälfte des 21. Jahrhunderts zur ausschließlichen Realität«, prognostiziert Baker. Sex wird nur noch dem lustvollen Anlauf zum Orgasmus dienen. Hunderttausende von Jahren lang haben Frauen bei ihrer Partnerwahl die Versorgungsfähigkeit des Mannes für die Nachkommenschaft in den Vordergrund gestellt. Männer wiederum paarten sich mit Frauen, deren physische Beschaffenheit Gebärfähigkeit garantierte. Die kommenden Technologien werden diesen uralten Instinkten endgültig den Garaus bereiten. Auf der anderen Seite werden die neuen reproduktiven Technologien den Menschen eine einzigartige Entscheidungsfreiheit darüber gewähren, ob, wann, wie, mit wem und mit welchen genetischen Folgen sie sich vermehren. Als Nebeneffekt prophezeit Baker mehr sexuelle Freiheit als je zuvor, ein neues Zeitalter der Lust, eine bessere Neuauflage der sechziger Jahre.

Andere Zukunftsszenarien stellen dagegen die technologische Produktion von Lust in den Mittelpunkt. Im klinisch keimfreien Cybersex-Universum können Menschen ihre kühnsten sexuellen Wünsche erkunden, ohne sich der störanfälligen Interaktion mit einem Wesen aus Fleisch und Blut auszusetzen. Neueste Designerdrogen holen womöglich auch noch das letzte Quäntchen an sexueller Ekstase aus unserem Gehirn heraus.

In seiner Science-fiction-Filmkomödie »Der Schläfer« aus dem Jahr 1973 präsentiert Woody Allen eine Zukunftswelt, in der die Menschen sich ungeniert in einem »Orgasmatron« vergnügen. Das Gerät, dessen Aussehen an eine Telefonzelle erinnert, erledigt bei seinen Benutzern mit sanften Vibrationen die Triebabfuhr. In dem eher unbeabsichtigt komischen Film »Barbarella« treiben postmoderne Frauen Sex aus Spaß. Süchtig stopfen sie gleichzeitig Pillen in sich hinein, um schwanger zu werden. Die meisten Visionen über die Zukunft der Lust sagen eine fast schon autistische Welt vorher, in der die Sexualität zunehmend autoerotische Formen annimmt.

Die verschiedenen Entwürfe hinken nicht nur deshalb, weil sie sich in erster Linie aus dem männlichen Verständnis von Erotik speisen. Es ist auch einfach sehr unwahrscheinlich, dass der von Menschen geschaffene Fortschritt den seit Millionen Jahren bewährten Urtrieb aus seinen Bahnen wirft. Schon einmal ist eine sexuelle Revolution daran gescheitert, dass die archaischen Gefühle der Revolutionäre nicht mitspielen wollten. Niemals wird unsere Eifersucht den Partnertausch akzeptieren, und auch weiterhin stehen Besitzansprüche dem lockeren Wechsel und der Polygamie im Weg. Egal, welche technische »Lösung« der Lust auch kommen mag – am Ende hat vermutlich doch das Verlangen nach der zitternden Begegnung, nach Berührung, Nähe und nach dem Einswerden der schwitzenden Körper die Oberhand. »Die Zahl der Kombinationsmöglichkeiten zweier Körper ist begrenzt, in Tausenden Jahren Kopulationsgeschichte haben sich nur wenige Varianten als praktikabel herausgestellt«, schreibt der »Spiegel« in einem Sonderheft.[3] »Das berühmte Kamasutra zählt 64 Stellungen auf, und von denen führen die meisten nicht zur Ekstase, sondern zum Chiropraktiker.«

Auch der Sexualforscher Uwe Hartmann von der Universität Hannover weigert sich, das alte Tier in uns als Auslaufmodell zu sehen.[4] »Ich bin optimistisch und glaube nicht, dass die sexuelle Lust eine bedrohte Spezies ist. Wie immer wechselt sie ihre Masken, zeigt sich plötzlich wieder in einem anderen Outfit, wobei die Grundbedürfnisse und Motive der Menschen eher robust und antiquiert sein dürften. Wenn es den Menschen gelingt, sich von ihrer sexuellen Lust verwirren zu lassen, sich in ihr zu erkennen, wird sie ihr Faszinosum nicht verlieren.«

Anmerkungen

Vorwort

[1] Ellison Rodgers, Joann: Sex. A Natural History. A W.H. Freeman Book, Times Books, New York 2002
[2] DeBoer, Jason: Eschatology and Orgasm. http://www.absinthe-literary-review.com/archives/fierce5.htm
[3] Money, John: Orgasmology, the science of orgasm: Brain, genitals, phantom orgasm, clinical syndromes. In: Kothari, P./Patel, R. (Hg.) Proceedings of the First International Conference on Orgasm. VRP, Bombay 1991
[4] Masters, William H./Johnson, Virginia E.: Die sexuelle Reaktion. Akademische Verlagsgesellschaft, Frankfurt 1967

1. Der süße Lohn für die Reproduktion

[1] Nuland, Sherwin B.: Wie wir leben. Das Wunder des menschlichen Organismus. Kindler Verlag, München 1997
[2] Potts, Malcolm/Short, Roger: Ever since Adam and Eve. The evolution of human sexuality. Cambridge University Press, Cambridge 1999
[3] Levine, Roy J.: Human male sexuality: Appetite and arousal, desire and drive. In: Legg, Charles R./Booth, David (Hg.): Appetite. Oxford University Press, Oxford 1994
[4] Klusmann, Dietrich: Warum gibt es Gefühle? Eine Einführung in die Evolutionspsychologie.
www.uke.uni-hamburg.de/kliniken/medizinische_klinik/med_psych/mitarbeiter_pages/klusmann/ evoPsych.pdf
[5] Harris, Marvin: Menschen. Wie wir wurden, was wir sind. Klett Cotta Verlag, Stuttgart 1991
[6] Abramson, Paul R./Pinkerton, Steven D.: With Pleasure. Thoughts on the Nature of Human Sexuality. Oxford University Press, New York/Oxford 1995
[7] Morris, Desmond: Der nackte Affe. Knaur Verlag, München 1968
[8] Bahnsen, Ulrich: Triebkraft Sex. Facts, 7.10.1999
[9] Diamond, Jared: Warum macht Sex Spaß? Die Evolution der menschlichen Sexualität. C. Bertelsmann Verlag, München 1998
[10] Joseph, Rhawn: Sexually Forward. http://www.brain-mind.com/sexchapter.html
[11] Beach, F.A.: Human sexuality and evolution. In: Montagna, W./Sadler, W.A. (Hg.): Reproductive behavior. Plenum Press, New York 1974
[12] Shreeve, James, zitiert nach Bahnsen, Ulrich, siehe Anmerkung Nr. 8

[13] Diamond, Jared, siehe Anmerkung Nr. 9
[14] Vasey, Paul: Intimate sexual relationships in prehistory: Lessons from the Japanese macaques. World Archaeology, Bd. 29 (1998), S. 407-425
[15] Gardner, Richard A.: A Theory About the Variety of Human Sexual Behavior. http://www.rgardner.com/refs/bk40-1.html
[16] Grinde, Bjørn: Darwinian Happiness: Biological Advice on the Quality of Life. Journal of Social and Evolutionary Systems, Bd. 19 (1996), S. 249-260
[17] Abramson, Paul R./Pinkerton, Steven D., siehe Anmerkung Nr. 6
[18] Vonnegut, Kurt: Willkommen im Affenhaus. In: Vonnegut, Kurt: Geh zurück zu deiner lieben Frau und deinem Sohn. Erzählungen. Goldmann Verlag, München 1989
[19] Klusmann, Dietrich, siehe Anmerkung Nr. 4
[20] Barkow, Jerome H.: Happiness in Evolutionary Perspective. In: Segal, Nancy L./Weisfeld, Glenn E.: Uniting Psychology and Biology. American Psychological Association, Washington 1997
[21] Frederick, S./Loewenstein, G.: Hedonic Adaptation: from the Bright Side to the Dark Side. In: Kahneman, Daniel et al: Well-being: The Foundations of Hedonic Psychology. Russell Sage Foundation, New York 1999
[22] Baumeister, Roy F./Bratslavsky, Ellen: Bad is stronger than good. Review of General Psychology, Bd. 5 (2001), S. 323-370. Rozin, Paul/Royzman, Edward B.: Negativity Bias, Negativity Dominance, and Contagion. Personality and Social Psychology Review, Bd. 5 (2001), S. 296-320
[23] Abramson, Paul R./Pinkerton, Steven D., siehe Anmerkung Nr. 6
[24] Roberts, William A.: Are animals stuck in time? Psychological Bulletin, Bd. 128 (2002), S. 473-489
[25] Miller, Geoffrey F.: Die sexuelle Evolution. Partnerwahl und die Entstehung des Geistes. Spektrum Akademischer Verlag, Heidelberg/Berlin 2001
[26] Uhl, Matthias/Voland, Eckart: Angeber haben mehr vom Leben. Spektrum Akademischer Verlag, Heidelberg/Berlin 2002
[27] Freyermuth, Gundolf S.: Die Mutter aller Dinge. Von der Fotografie über das Telefon bis hin zu Gummivulkanisierung und Personalcomputer: Nicht Krieg, sondern Sex setzt neue Technologien durch. http://www-x.nzz.ch/folio/archiv/1999/01/articles/freyermuth.html
[28] Harris, Marvin, siehe Anmerkung Nr. 5
[29] Reynolds, Maura: Kandahar's Lightly Veiled Homosexual Habits. Los Angeles Times, 3. April 2002
[30] Baumeister, Roy F. et al: Freudian defense mechanisms and empirical findings in modern social psychology. In: Journal of Personality, Vol. 66 (1998), S. 1081-1124
[31] Schmidt, G.: Sexuelle Motivation und Kontrolle. In: Schorsch, E./Schmidt, G.(Hg): Ergebnisse zur Sexualforschung. Kiepenheuer & Witsch, Köln 1975

2. Jedem Tier sein Pläsier

[1] Alcock, John, zitiert nach Wright, Karen: The evolution of the big O. Discover, Vol. 13, Nr. 6 (1992), S. 52-57
[2] Pfaus, James G. et al: Conditioning and Sexual Behavior: A Review. Hormones and Behavior, Vol. 40 (2001), S. 291-321
[3] Sheffield, Fred D. et al: Reward Value of Copulation Without Sex Drive Reduction. Journal of Comparative and Physiological Psychology, Vol. 44 (1951), S. 3-8

[4] Sachs, Benjamin, zitiert nach Gallagher, Winifred: The Etiology of Orgasm. Discover, Vol. 7, Nr. 2 (1986), S. 51-58
[5] Baumeister, Roy E.: The social dimension of sex. Allyn & Bacon Verlag, Needham Heights 2001
[6] Symons, Donald: The Evolution of Human Sexuality. Oxford University Press, Oxford/New York 1979
[7] Ford, Clelland S./Beach, Frank A.: Das Sexualverhalten von Mensch und Tier. Colloquium Verlag, Berlin 1951
[8] Hagen, Wally und Horst: Die Sache mit dem Storch. Das Sexualleben der Tiere. Rasch und Röhring Verlag, Hamburg 1993
[9] Morgan, Elaine: Der Mythos vom schwachen Geschlecht. Wie die Frauen wurden, was sie sind. Fischer Verlag, Frankfurt 1972
[10] Wallen, Kim: The Evolution of Female Sexual Desire. In: Abramson, Paul R./Pinkerton, Steven D.(Hg.): Sexual nature, sexual culture. University of Chicago Press, Chicago 1995
[11] Pert, Candace B., zitiert nach Creedon, Jeremiah: The biology of joy. Scientists are unlocking the secrets of pleasure – and discovering what poets already knew. http://cafe.utne.com/lens/bms/pleasure/84bodybiopleasure.html
[12] Komisaruk, Barry R./Whipple, Beverly: How Does Vaginal Stimulation Produce Pleasure, Pain, and Analgesia? In: Fillingim, Roger B. (Hg.): Sex, gender, and pain. Progress in pain research and management, Vol. 17, Seattle 2000
[13] Motluk, Alison: How was it for her? New Scientist, Nr. 2197, 31.7.99
[14] Ford, Clelland S./Beach, Frank A., siehe Anmerkung Nr. 7
[15] Kinsey, Alfred C.: Das sexuelle Verhalten der Frau. S. Fischer Verlag, Berlin/Frankfurt 1953
[16] http://groups.google.com/groups?hl=de&lr=&ie=UTF-8&selm=3657B221.3CD71312%40earthlink.net
[17] Peterrson, Erik: False orgasm in female brown trout: trick or treat? Animal Behaviour, Vol. 61 (2001), S. 497-501
[18] Winterbottom, M./Burke, T./Birkhead, Tim: The phalloid organ, orgasm and sperm competition in a polygynandrous bird: the red-billed buffalo weaver (Bubalornis niger). Behavioural Ecology & Sociobiology. Vol. 50 (2001), S. 474-482
[19] Sambraus, H. H.: Das Sexualverhalten des Afrikanischen Straußes (Struthio camelus). Tierärztliche Praxis, Bd. 22 (1994), S. 538-541
[20] Burton, Frances D.: Sexual climax in female Macaco mulatto. In: Proceedings of the Third International Congress of Primatology, 1970. Basel, Karger 1971
[21] Potts, Malcolm/Short, Roger: Ever since Adam and Eve. The evolution of human sexuality. Cambridge University Press, Cambridge 1999
[22] Zuk, Marlene: Sexual Selections. What We Can and Can't Learn about Sex from Animals. University of California Press, Berkeley et al 2002
[23] Dixson, Alan F.: Primate Sexuality. Comparative Studies of the Prosimians, Monkeys, Apes, and Human Beings. Oxford University Press, Oxford et al 1998
[24] Miersch, Michael: Das bizarre Sexualleben der Tiere. Piper Verlag, München 2002
[25] Lloyd, Elisabeth A.: All About Eve: Bias in Evolutionary Explanations of Women's Sexuality. Proceedings of the Pittsburgh Workshop in History and Philosophy of Biology, Center for Philosophy of Science, University of Pittsburgh, March 23-24 2001.
http://eprints1.library.pitt.edu/archive/00000853/00/chapter_2.pdf
[26] Wilson, Glenn: The Coolidge Effect. An Evolutionary Account of Human Sexuality. William Morrow and Company, New York 1982

[27] Bagemihl, Bruce: Biological exuberance: Animal homosexuality and natural diversity. St. Martin's Press, New York 1999
[28] Ford, Clelland S./Beach, Frank A., siehe Anmerkung Nr. 7
[29] Dittrich, Lothar: Beobachtungen zur Masturbation bei Säugetieren im Zoologischen Garten. Zoologischer Anzeiger, Bd. 180 (1968), S. 299-312
[30] Sommer, Volker: Wider die Natur?: Homosexualität und Evolution. München, Verlag C.H. Beck 1990
[31] Kinsey, Alfred C., siehe Anmerkung Nr. 15
[32] Etzold, Sabine: Porno im Affenkäfig. Die Zeit, Nr. 12, 2003

3. Zwölf Sekunden Seligkeit

[1] Ellison Rodgers, Joann: Sex. A Natural History. A W.H. Freeman Book, Times Books, New York 2002
[2] Wallen, Kim: The Evolution of Female Sexual Desire. In: Abramson, Paul R./Pinkerton, Steven D.(Hg.): Sexual nature, sexual culture. University of Chicago Press, Chicago 1995
[3] Masters, William H./ Johnson, Virginia E.: Die sexuelle Reaktion. Akademische Verlags-Gesellschaft, Frankfurt 1967
[4] Robinson, Paul: The Modernization of Sex. Havelock Ellis, Alfred Kinsey, William Masters and Virginia Johnson. Harper & Row, New York 1977
[5] Habermehl, Werner: Sexualverhalten der Deutschen. Wilhelm Heyne Verlag, München 1993
[6] Tiefer, Leonore: Historical, scientific, clinical and feminist criticisms of »the human sex response cycle«. Annual Review of Sexual Research, Vol. 2 (1991), S. 1-23
[7] McLean, Paul, zitiert nach Gallagher, Winifred: The Etiology of Orgasm. Discover, Vol. 7, Nr. 2 (1986), S. 51-58
[8] Nuland, Sherwin B.: Wie wir leben. Das Wunder des menschlichen Organismus. Kindler Verlag, München 1997
[9] Pöppel, Ernst: Lust und Schmerz: Vom Ursprung der Welt im Gehirn. Siedler Verlag, Berlin 1993
[10] Mah, Kenneth: The nature of human orgasm: a critical review of major trends. Clinical Psychology Review, Vol. 21 (2001), S. 823-856
[11] Rosenbaum, Jerrold F./Pollack, Mark H.: Anhedonic Ejaculation With Desipramine. International Journal of Psychiatry in Medicine, Vol. 18 (1988), S. 85-88
[12] Beach, Frank A.: Comparison of the Ejaculatory Response in Men and Animals. Psychosomatic Medicine, Vol. 28 (1966), S. 749-765
[13] Money, John: Orgasmology. Relevance for Persons with Physical Disabilities. In: Haseltine, Florence P.: Reproductive Issues for Persons with Physical Disabilities. Brookes, Baltimore et al 1993
[14] Kinsey, Alfred C.: Das sexuelle Verhalten der Frau. S. Fischer Verlag, Berlin/Frankfurt 1953
[15] Bahnbrechendes aus der Orgasmusforschung. http://www.rp-online.de/news/wissenschaft/2002-0202/praecox.html
[16] Whipple, Beverly et al: Orgasm. http://www2.rz.hu-berlin.de/sexology/GESUND/ ARCHIV/SEN/CH19.HTM#b5-ORGASM
[17] Bohlen, Joseph/Wagner, Gorm, zitiert nach Gallagher, Winifred: The Etiology of Orgasm. Discover, Vol. 7, Nr. 2 (1986), S. 51-58
[18] Habermehl, Werner, siehe Anmerkung Nr. 5
[19] Levine, Roy J.: The Physiology of Male and Female Sexual Arousal. In: Payne-James, Jason

et al (Hg.): Forensic Medicine: Clinical and Pathological Aspects. G.M.M., San Francisco/London 2003-08-06
[20] Eisler, Riane: Sacred Pleasure. Sex, Myth and the Politics of the Body. Element, Shaftesbury et al 1995
[21] Kinsey, Alfred C., siehe Anmerkung Nr. 14
[22] Abramson, Paul R./Pinkerton, Steven D.: With Pleasure. Thoughts on the Nature of Human Sexuality. Oxford University Press, New York/Oxford 1995
[23] Davidson, J.M.: Important Questions and Trivial Answers in the Physiology of Climax. In: Kothari, P./Patel, R. (Hg.) Proceedings of the First International Conference on Orgasm. VRP, Bombay 1991
[24] Otto, Herbert A.: Neues vom Orgasmus. Sexualmedizin, Nr. 8 (1988), S. 464-467
[25] Freud, Sigmund: Drei Abhandlungen zur Sexualtheorie. In: Studienausgabe, Band V, S. Fischer Verlag, Frankfurt 1971
[26] Gallagher, Winifred: The Etiology of Orgasm. Discover, Vol. 7, Nr. 2 (1986), S. 51-58
[27] Levine, Roy J.: Physiology Update: Is prolactin the biological ›off switch‹ for human sexual arousal? Sexual and Relationship Therapy, Vol. 18 (2003) No. 2 (2003)
[28] Krüger, T.H.C. et al: Specificity of the neuroendocrine response to orgasm during sexual arousal in men. Journal of Endocrinology, Vol. 177 (2003), S. 57-64. Exton, M.S. et al: Coitus-induced orgasm stimulates prolactin secretion in healthy subjects. Psychoneuroendocrinology, Vol. 26 (2001), S. 287-294. Exton, M.S. et al: Cardiovascular and endocrine alterations after masturbation-induced orgasm in women. Psychosomatic Medicine, Vol. 61 (1999), S. 280-289. Tillmann, H.C.: Orgasmusinduzierte Prolaktinsekretion: Feedback Mechanismus für sexuelle Appetenz oder ein reproduktiver Reflex? Sexuologie, Vol. 9, Nr. 1 (2002)
[29] Miketta, Gaby: Bessere Orgasmen. Focus, Nr. 17 (2002)
[30] Krüger, Tillmann: Machs noch mal, Sam. Psychologie heute, Nr. 2 (2003)
[31] True Male Multiorgasmic Response – The Truth. http://www.multiorgasmic.com/ truth.htm
[32] Kinsey, Alfred C.: Das sexuelle Verhalten des Mannes. S. Fischer Verlag, Berlin/Frankfurt 1967
[33] Kinsey, Alfred C., siehe Anmerkung Nr. 14
[34] Miller, Edward M.: Fertility and a Mate's Signals of Continued Presence. The Mankind Quarterly, Vol. 38(1998), S. 237–278
[35] Waldinger, Marcel D./Schweitzer, Dave H.: Postorgasmic Illness Syndrome: Two Cases. Journal of Sex and Marital Therapy, Vol. 28 (2002), S. 251-255
[36] Rosenfeld, David Saul: Sleepsex: A Variant of Sleepwalking. Archives of Sexual Behavior, Vol. 27, Nr. 3, 1998
[37] Spiegel Online: Jagdszenen im Schlafzimmer. http://www.spiegel.de/spiegel/ 0,1518,259740,00.html

4. Nichts als Sex im Kopf

[1] Ellison Rodgers, Joann: Sex. A Natural History. A W.H. Freeman Book, Times Books, New York 2002
[2] LeVay, Simon: Keimzellen der Lust. Spektrum Akademischer Verlag, Heidelberg et al 1994
[3] Hubert, Walter: Psychotropic effects of testosterone. In: Nieschlag, E.B./Behre H.M. (Hg.): Testosterone: Action, Deficiency, Substitution. Springer-Verlag, Berlin 1990
[4] Dluzen, Dean/Ramirez, Victor D.: Measurement of Hormonal and Neural Correlates of Reproductive Behavior. In: Methods in Neurosciences, Volume 14 (1993)

[5] Stoleru, Serge et al: Neuroanatomical correlates of visually evoked sexual arousal in human males. Archives of Sexual Behavior, Vol. 28 (1999), S. 1-21
[6] Berridge, Kent C.: Pleasures of the brain. Brain and Cognition, Vol. 52 (2003), S.106-28
[7] Childress, Annarose, zitiert nach: Heinrich, Hansjörg: Warum wir so gerne aktiv sind. P.M. Perspektive 3/2003: Das Wunder Mensch
[8] Janssen, Hans-Peter, zitiert nach Heinrich, Hansjörg, siehe Anmerkung Nr. 7
[9] Fiorino, Dennis F./Phillips, A.G.: Dynamic changes in nucleus accumbens dopamine efflux during the Coolidge effect in male rats. Journal of Neuroscience, Vol. 17 (1997), S. 1849-1855
[10] Pöppel, Ernst: Lust und Schmerz: Vom Ursprung der Welt im Gehirn. Siedler Verlag, Berlin 1993
[11] Tiihonen, Jan et al: Increase in cerebral blood flow of right prefrontal cortex in man during orgasm. Neuroscience Letters Vol. 170 (1994), S. 241-243
[12] Holstege, Gert: Brain activation during human male ejaculation. Journal of Neuroscience, in press
[13] London, Edythe et al: PET Studies of Cerebral Glucose Metabolism: Acute Effects of Cocaine and Long-Term Deficits in Brains of Drug Abusers. *NIDA Research Monographs* 163 (1996), S. 146-158
[14] George, Mark S. et al: Brain activity during transient sadness and happiness in healthy women. American Journal of Psychiatry, Vol. 152 (1995), S. 341-351
[15] Passie, Torsten et al: On the function of groaning and hyperventilation during sexual intercourse: intensification of sexual experience by altering brain metabolism through hypocapnia. Medical Hypotheses, Vol. 60 (2003), S. 660-663
[16] Gainotti, Guido: Hemispheric Asymmetries in Representation and Control of Emotions: Evidence from Unilateral Brain Damage. In: Kaszniak, Alfred (Hg.): Emotions, Qualia, and Consciousness. Proceedings of the International School of Biocybernetics, Casamicdola, Napoli, Italy, 19-24 October 1998. World Scientific, Singapore et al 2001
[17] Janszky, Jozsef: Orgasmic aura originates from the right hemisphere. Neurology, Vol. 58 (2002), S. 302-304
[18] Berridge, Kent C., persönliche Mitteilung an den Autor, 2003
[19] Blumberg, Mark S./Moltz, Howard: How the Nose Cools the Brain During Copulation in the Male Rat. Physiology & Behavior, Vol. 43 (1988), S. 173-176
[20] Krüger, T.H.C. et al: Specificity of the neuroendocrine response to orgasm during sexual arousal in men. Journal of Endocrinology, Vol. 177 (2003)
[21] Gooren, Louis: Hormones and orgasm, orgasm and hormones. In: Kothari, P./Patel, R. (Hg.): Proceedings of the First International Conference on Orgasm. VRP, Bombay 1991
[22] Orgasmus per Knopfdruck. http://science.orf.at/science/news/5642/main?tmp=9671
[23] Wired Orgasms and Chemical Bonding. http://www.theposition.com/healthbody/futuresex/01/02/12/wired/default.shtm

5. Sex mit sieben Siegeln

[1] Angier, Natalie: Frau – Eine intime Geographie des weiblichen Körpers. C. Bertelsmann Verlag, München 2000
[2] Moore, Susanna, zitiert nach Nele Bode, Katja/Remke, Susann: Was Frauen wirklich wollen. Focus 35/2003

[3] Morgan, Elaine: Der Mythos vom schwachen Geschlecht. Wie die Frauen wurden, was sie sind. Fischer Verlag, Frankfurt 1972

[4] Symons, Donald: The Evolution of Human Sexuality. Oxford University Press, Oxford/New York 1979

[5] Abramson, Paul R./Pinkerton, Steven D.: With Pleasure. Thoughts on the Nature of Human Sexuality. Oxford University Press, New York/Oxford 1995

[6] Maines, Rachel P.: The Technology of Orgasm: »Hysteria«, The Vibrator and Women's Sexual Satisfaction. The John Hopkins University Press, Baltimore 1999

[7] Zimmer, Dieter E.: Tiefenschwindel. Rowohlt Verlag, Reinbek 1986

[8] Margulis, Lynn/Sagan, Dorion: Geheimnis & Ritual. Die Evolution der menschlichen Sexualität. Byblos Verlag, Berlin 1991

[9] Koedt, Anne: The Myth of the vaginal Orgasm. In: Koedt, Anne et al (Hg.): Radical Feminism. Quadrangle Books, New York 1973

[10] Lowen, Alexander, zitiert nach Maines, Rachel P., siehe Anmerkung Nr. 6

[11] Guyot, Jules, zitiert nach Reinisch, June Machover/Kaufman, Carolyn S.: Historical, medical, scientific, philosophical, literary and cultural perspectives on orgasm. In: Kothari, P./Patel, R. (Hg.): Proceedings of the First International Conference on Orgasm. VRP, Bombay 1991

[12] Williamson, Susan/Nowak, Rachel: The truth about women. A new anatomical study shows there is more to the clitoris than anyone ever thought. New Scientist, 1 August 1998

[13] Baker, Robin: Krieg der Spermien. Weshalb wir lieben und leiden, uns verbinden, trennen und betrügen. Limes Verlag, München 1997

[14] Lightfoot-Klein, Hanny: Orgasm in ritually circumcised african women. In: Kothari, P./Patel, R. (Hg.): Proceedings of the First International Conference on Orgasm. VRP, Bombay 1991

[15] Baumeister, Roy: The social dimension of sex. Allyn & Bacon Verlag, Needham Heights 2001

[16] Huelsman, Ben R.: An Anthropological View of Clitoral and other Female Genital Mutilations. In: Lowry, Thomas P. (Hg.): The Clitoris. Warren H. Green Inc., St. Louis 1976

[17] Kaplan, Helen Singer, zitiert nach Gallagher, Winifred: The Etiology of Orgasm. Discover, Vol. 7, Nr. 2 (1986), S. 51-58

[18] Schmidt, Walter: Schwierige Punktlandung. P.M. Perspektive »Liebe, Lust & Schönheit«, Heft 68, 2002

[19] Hines, Terence: The G-spot: A modern gynecologic myth. American Journal of Obstetrics and Gynecology, Vol. 185 (2001), S. 359-362

[20] Habermehl, Werner: Sexualverhalten der Deutschen. Wilhelm Heyne Verlag, München 1993

[21] Berner, Wolfgang, zitiert nach Schmidt, Walter, siehe Anmerkung Nr. 18

[22] Hunger, Hans: Genitale Emissionen. Sexualmedizin, Bd. 19 (1990), S. 232-237, 259

[23] Symons, Donald, siehe Anmerkung Nr. 4

[24] Die wahre Lust der Frauen. FOCUS 4/1998

[25] Berman, Jennifer/Berman, Laura: For Women Only. A Revolutionary Guide to Overcoming Sexual Dysfunction and Reclaiming Your Sex Life. Virago Press, London 2001

[26] Maines, Rachel, siehe Anmerkung Nr. 6

[27] Gottschall, Jonathan A./Gottschall, Tiffany A.: Are Per-Incident Rape-Pregnancy Rates Higher than Per-Incident Consensual Pregnancy Rates? Human Nature, Vol. 14 (2003), S. 1-20

[28] Rancour-Laferriere, Daniel: Signs of the Flesh. An Essay on the Evolution of Hominid Sexuality. Mouton de Gruyter, Berlin et al 1985

[29] Wilson, Glenn: Biological and social aspects of female sexual functioning. In: Current issues in clinical psychology, Vol. 3 (1987), S. 71 ff

[30] Wilson, Glenn: The Coolidge Effect. An Evolutionary Account of Human Sexuality. William Morrow and Company, New York 1982
[31] Angier, Natalie, siehe Anmerkung Nr. 1
[32] Harley, Dianne, zitiert nach Forsyth, Adrian: Die Sexualität in der Natur. Vom Egoismus der Gene und ihren unfeinen Strategien. Kindler Verlag, München 1987
[33] Alcock, John, zitiert nach Rancour-Laferriere, Daniel, siehe Anmerkung Nr. 28
[34] Miller, Geoffrey F.: Die sexuelle Evolution. Partnerwahl und die Entstehung des Geistes. Spektrum Akademischer Verlag, Heidelberg/Berlin 2001
[35] Francken, A.B. et al: What Importance do Women Attribute to the Size of the Penis? European Urology, Vol. 42 (2002), S. 426-431
[36] Margulis, Lynn/Sagan, Dorion: siehe Anmerkung Nr. 8
[37] Lloyd, Elisabeth A.: All About Eve: Bias in Evolutionary Explanations of Women's Sexuality. Proceedings of the Pittsburgh Workshop in History and Philosophy of Biology, Center for Philosophy of Science, University of Pittsburgh, March 23-24 2001.
http://eprints1.library.pitt.edu/archive/00000853/00/chapter_2.pdf
[38] Fisher, Seymour: Der Orgasmus der Frau. Goldmann Verlag, München 1973
[39] Blaffer Hrdy, Sarah: The Woman That Never Evolved. Harvard University Press, Cambridge et al 1981
[40] Mead, Margaret: Male and female: A study of the sexes in a changing world. Verlag W. Morrow, New York 1975
[41] Thornhill, Randy et al: Human female orgasm and mate fluctuating asymmetry. Animal Behaviour, Vol. 50 (1995), S. 1601-1615
[42] Pinker, Steven: Wie das Denken im Kopf entsteht. Kindler Verlag, München 1998
[43] Baumeister, Roy: The social dimension of sex. Allyn & Bacon Verlag, Needham Heights 2001
[44] Baker, Robin/Bellis, Mark, siehe Anmerkung Nr. 13
[45] Thornhill, Randy, siehe Anmerkung Nr. 40
[46] Lloyd, Elisabeth A.: All About Eve: Bias in Evolutionary Explanations of Women's Sexuality. Unveröffentlichtes Buchmanuskript, 2003
[47] Robinson, Paul: The Modernization of Sex. Havelock Ellis, Alfred Kinsey, William Masters an Virginia Johnson. Harper & Row, New York 1977
[48] Singh, Devendra: Frequency and Timing of Coital Orgasm in Women Desirous of Becoming Pregnant. Archives of Sexual Behavior, Vol. 27 (1998), S. 15-29
[49] Gould, Stephen. J./Lewontin, R. C.: The spandrels of San Marco: A critique of the adaptationist programme. Proceedings of the Royal Society of London B, Vol. 205 (1979), S.581-598
[50] Margulis, Lynn/Sagan, Dorion, siehe Anmerkung Nr. 8
[51] Wilson, Glenn, siehe Anmerkung Nr. 30
[52] Morgan, Elaine, siehe Anmerkung Nr. 3
[53] Hurlbert, David Farley: The Role of Assertiveness in Female Sexuality: A Comparative Study Between Sexually Assertive and Sexually Nonassertive Women. Journal of Sex & Marital Therapy, Vol. 17 (1991), S. 183-190
[54] Fisher, Seymour, siehe Anmerkung Nr. 38
[55] Madden, Mary Katharine: Female Orgasm: Is it Affected by Body Image?
http://userwww.sfsu.edu/~marymad/thesis.pdf
[56] Sind adipöse Frauen weniger orgastisch? Sexualmedizin, Nr. 3 (1991), S. 104-109
[57] Grüsser, M. et al: Motive für das Vortäuschen eines Orgasmus bei Frauen. Psychomed, Vol. 15 (2003), S. 48-52

[58] Bryan, Tamara S.: Pretending to experience orgasm as a communicative act: How, when, and why some sexually experienced college women pretend to experience orgasm during various sexual behaviors. Dissertation, University of Kansas, 2001
[59] Borgaes, Angelina, zitiert nach: Hertzer, Karin/Wolfrum, Christine: Lexikon der Irrtümer über Männer und Frauen: Vorurteile, Missverständnisse und Halbwahrheiten. Eichborn Verlag, Frankfurt 2001
[60] Kochenstein, Paul: Sex und Lügen (Männer). http://www.sex-lexikon.net/alphabet/s.htm
[61] Phantom of the Orgasm. http://www.queendom.com/sex-files/orgasm/
[62] Baker, Robin, siehe Anmerkung Nr. 13
[63] Roberts, Celia: Faking it: The Story of »Ohh«. http://www.academicarmageddon.co.uk/library/fake.PDF.
[64] Roshani, Anuschka: Das Verschwinden der Pubertät. Der Spiegel, Nr. 50/1998
[65] Rancour-Laferriere, Daniel, siehe Anmerkung Nr. 28
[66] Darling, Carol A./Davidson, J. Kenneth: Enhancing Relationships: Understanding the Feminine Mystique of Pretending Orgasm. Journal of Sex & Marital Therapy, Vol. 12 (1986), S. 182-196

6. Geil macht heil

[1] Satisfaction with sex life. http//www.valt.helsinki.fi/hypersex/11satisf.htm
[2] Laumann, Edward O. et al: The Social Organization of Sexuality. Sexual Practices in the United States. The University of Chicago Press, Chicago/London 1994
[3] Student, John: No Sex, Please... We're College Graduates. American Demographics, Februar 1998, S.18-23
[4] Laumann, Edward O./Michael, Robert T. (Hg.): Sex, Love, and Health in America. Private Choices and Public Policies. The University of Chicago Press, Chicago/London 2000
[5] Sprecher, Susan: »Was it Good For You Too?«: Gender Differences in First Sexual Intercourse Experiences. The Journal of Sex Research, Vol. 32 (1995), S. 3-15
[6] Leitenberg, H./Henning, K.: Sexual fantasy. Psychological Bulletin, Vol. 117 (1995), S.469-496
[7] Meier-Rust, Kathrin: Der Missionar und seine Stellung. Weltwoche, 8.11.2001
[8] Habermehl, Werner: Sexualverhalten der Deutschen. Wilhelm Heyne Verlag, München 1993
[9] Treichler, Robert/Vasek, Thomas: Hunderttausende Österreicher können, dürfen oder wollen nicht. Gibt es ein gesundes Leben ohne Sex, oder macht Keuschheit krank? Profil, 20.1.1998
[10] The Health Benefits of Sexual Expression. http://www.plannedparenthood.org/library/sexuality/030512_sexual_expression.pdf
[11] Klugius, Robers: Komische Kandidaten. Focus, Nr. 16 (1997)
[12] Brüderlin, Ruth/Merli, Nina: Die Lust auf sich selber. Facts, Nr. 35 (2002)
[13] Michael, Robert T. et al: Sexwende. Liebe in den 90ern – Der Report. Droemersche Verlagsanstalt Th. Knaur, München 1994
[14] Gallup, Gordon G. et al: Does Semen Have Antidepressant Properties? Archives of Sexual Behavior, Vol. 31 (2002), S. 289-293
[15] siehe Anmerkung Nr. 3
[16] Pinker, Steven: Wie das Denken im Kopf entsteht. Kindler Verlag, München 1998

[17] Marbutt, Jason: Gender Differences in Sexual Behavior Examined Using a Bogus Pipeline. http://bespin.stwing.upenn.edu/~upsych/Perspectives/1999/marbutt.htm
[18] Baumeister, Roy: The social dimension of sex. Allyn & Bacon Verlag, Needham Heights 2001
[19] Miketta, Gaby: Wie viel Sex braucht der Mensch? Focus, Nr. 11 (2001)
[20] Laksmania, Theresia: The Predictors of Sexual Behaviors and Attitudes. Perspepectives in Psychology, Frühling 2003. http://bespin.stwing.upenn.edu/~upsych/Perspectives/2003/Laksmana.pdf
[21] http://www.queendom.com/sex-files/passion/
[22] Mehr Hingabe bitte: Die Mehrheit hält sich für gut im Bett – doch eine Traumfigur garantiert keinen tollen Sex. Der Tagesspiegel, 28. März 2000
[23] Was heißt eigentlich »gut im Bett«? P.M. Perspektive »Liebe, Lust & Schönheit«, Heft 68 2002
[24] Sydow, Kirsten von: Sexualität und/oder Bindung: Ein Forschungsüberblick zu sexuellen Entwicklungen in langfristigen Partnerschaften. Familiendynamik, Vol. 23 (1998), S377-404
[25] Baumeister, Roy: The social dimension of sex. Allyn & Bacon Verlag, Needham Heights 2001
[26] Rettet den Sex! Der Stern, 27.7.2000
[27] Wie viele Affären verträgt die Liebe? Stern, 21.2.2002
[28] Smith, George Davey et al: Sex and death: are they related? Findings from the Caerphilly cohort study. British Medical Journal, Vol. 315 (1997), S. 1641-1644
[29] Koitusfrequenz der Männer. Der »kleine Tod« besiegt den »großen Tod«. Sexualmedizin Nr. 2 (1998)
[30] Seldina, Daniel R. et al: Sexual activity as a predictor of life-span mortality risk. Personality and Individual Differences, Vol. 33 (2002) S. 409-425
[31] Roizen, Michael F., zitiert nach Berman, Jennifer/Berman, Laura: For Women Only. A Revolutionary Guide to Overcoming Sexual Dysfunction and Reclaiming Your Sex Life. Virago Press, London 2001
[32] Von Bartwuchs und Hirnschlägen – Studie zum Risiko für Kreislaufkrankheiten bei Männern. Neue Zürcher Zeitung, 14. 5. 2003
[33] Weeks, David/James, Jamie: Secrets of the Superyoung. Berkley Books, New York 1998
[34] Fox, Douglas: Can masturbating each day keep the doctor away? New Scientist, 19 July 2003
[35] Thimm, Katja: Gesünder als Golfen. Viele Männer verzichten nach einem Herzinfarkt auf Sex. Zu Unrecht: Geschlechtsverkehr ist nicht anstrengender als leichte Hausarbeit. Der Spiegel, Nr. 36 (2001)
[36] Kotler, Morris N., zitiert nach Teuber, Arno: Nur selten droht Männern der Liebestod. Die Welt, 22. 5. 2001
[37] Exitus beim Koitus. Wenn aus dem »kleinen Tod« der »große« wird. Sexualmedizin, Nr. 4 (2002)
[38] Charnetski, Carl J., zitiert nach Urbani, Diane: Can regular sex ward off colds and flu? New Scientist, 17 April 1999
[39] Dekker, Gustaaf, zitiert nach Fox, Douglas: Gentle persuasion. New Scientist, 6. 2. 2002
[40] Farnham, Alan: Is Sex Necessary? http://www.forbes.com/2003/10/08/cz_af_1008health_print.html
[41] The Health Benefits of Sexual Expression. http://www.plannedparenthood.org/library/sexuality/030512_sexual_expression.pdf
[42] Pele, Roni/Peleg, Aya: Case report: Sexual intercourse as potential treatment for intractable hicups. Canadian Family Physician, Vol. 46 (2000), S. 1631-1632

[43] Läufer lieben länger. Joggen stärkt die Manneskraft – bloß der Verbissene hat es schwer. Psychologie heute, Februar 2002
[44] Scientists are exploring aspects of female sexuality. http://www.tdo.com/features/health/stories/0908/
[45] Thornton, James S.: Sexual Activity and Athletic Performance: Is There a Relationship? The Physician and Sportsmedicine, Vol. 18 (1990), S. 148-154
[46] In the mood. Does having sex make men more aggressive? New Scientist, 27 November 1999
[47] BBC News: Sex gives men a headache. http://news.bbc.co.uk/2/hi/health/2367201.stm
[48] Orgasm & Headache/Migraine: Does the »Big O« cause or cure headaches and migraine? http://headaches.about.com/library/weekly/aa061901a.htm
[49] Forbes: http://www. forbes.com/2003/10/08/cz_af_1008health_print.html
[50] Winch, George: Zitiert nach Forbes
[51] Eid, François: Zitiert nach Forbes
[52] Fisher, Helen, zitiert nach: Schürmann, Mark: Sex, überall Sex. Das bleibt nicht ohne Folgen. P.M. Perspektive: Liebe, Lust & Schönheit, Heft 68 2002
[53] Meywald, Ellen: Die Angst vor dem »kleinen Tod«. Das Wissen um unsere Vergänglichkeit kann das Sexualleben beeinträchtigen. Psychologie heute, August 2000

7. Eros gleich Zero

[1] Nesse, Randolph M./Williams, George C.: Warum wir krank werden. Die Antworten der Evolutionsmedizin. Verlag C. H. Beck, München 1997
[2] Baumeister, Roy: The social dimension of sex. Allyn & Bacon Verlag, Needham Heights 2001
[3] Reise nach Ekstasien. Stern, Nr. 24 (2001)
[4] Laumann, Edward O. et al: Sexual Dysfunction in the United States: Prevalence and Predictors. JAMA, Vol. 281 (1999), S. 537-544
[5] Die »weibliche sexuelle Dysfunktion«. Wie eine Störung erschaffen wird. Psychologie heute, August 2003
[6] 2nd International Consultation on Erectile and Sexual Dysfunctions. Kontrovers diskutiert – Sexualstörungen bei Frauen. http://www.aerztlichepraxis.de/db/shownews/1060785159/4/13/news.html
[7] Hooton, Amanda: The love coaches.
http://www.smh.com.au/articles/2003/06/13/ 1055220776881.html
[8] Moynihan, Ray: The making of disease: female sexual dysfunction. British Medical Journal, 4 January 2003, Vol. 326, S. 45-47
[9] Hamilton-Paterson, James: Eingebildete Krankheiten. Nach Viagra will die Pharmaindustrie nun eine Lustpille für die Frau entwickeln, um »sexuelle Funktionsstörungen« zu beheben. Es regt sich Widerspruch. Weltwoche, Nr. 3 (2003)
[10] Sonia Shah: The Orgasm Industry. Research to develop aid for women to have orgasms. The Progressive, Oktober 2001
[11] Tiefer, Leonore: Zitiert nach Rosen, Hillary: The Science of »O«. New York Magazine, April 2001
[12] Heiser, Kristina et al: Eine alte Debatte neu beleuchtet. Sexualstörungen bei Frauen: Beziehungsabhängig versus persönlichkeitsbezogen. Sexualmedizin, Nr. 5 (2003)
[13] Miketta, Gaby et al: Spaß im Bett. Focus Nr. 32 (2000)
[14] Evers, Marco: Die zweite sexuelle Revolution. Der Spiegel, Nr. 7 (2002)

[15] Stuttaford, Thomas: Make »it« right. Sexual dysfunction is fact, not a gimmick. Times, 9. Januar 2003
[16] Hagmann, Michael: Heiße Köpfe wegen Frauen-Viagra. Ärzteblatt wirft Pharmakonzernen vor, zwecks Umsatzsteigerung Krankheiten zu erfinden. Sonntagszeitung, 12. Januar 2003
[17] siehe Anmerkung Nr. 10
[18] Dineen, Tana: Viagara's Victims – The Sex Therapy Business. http://tanadineen.com/COLUMNIST/Columns/Viagra.htm
[19] Lauterbach, Jörn: Trotz Viagra gibt es einen klaren Trend zu weniger Sex. Die Welt, 18.10.2000
[20] »Schau mal, hier steht was«. Übers Internet, über Schwarzmärkte und Apotheken kommt die Potenzpille Viagra nun nach Europa. Der Spiegel, Nr. 14 (1998)
[21] Muller, M.J. et al: Quality of partnership in patients with erectile dysfunction after sildenafil treatment, Pharmacopsychiatry, Vol. 34 (2001), S. 91–95
[22] Duenwald, Mary: Effort to Make Sex Drug for Women Challenges Experts. New York Times, 19.11.2003
[23] Basson, Rosemary: Zitiert nach Regitnig-Tillian, Norbert: Potenzmittel: Fünf Jahre nach ihrer Markteinführung bekommt die hoch gelobte Potenzpille Viagra erstmals ernst zu nehmende Konkurrenz. Profil, 17.06.2001
[24] Brandenburg, Ulrike: Zitiert nach Evers, Marco: Die zweite sexuelle Revolution. Der Spiegel, Nr. 7 (2002)
[25] Berman, Laura und Jennifer: Zitiert nach Evers, Marco: Die zweite sexuelle Revolution. Der Spiegel, Nr. 7 (2002)
[26] Schmidt, Olaf: Neue Therapien für mehr Manneskraft. Financial Times Deutschland, 8.10.2003
[27] Gasser, Thomas: Zitiert nach Regiting-Tillian, Norbert: Potenzmittel: Fünf Jahre nach ihrer Markteinführung bekommt die hochgelobte Potenzpille Viagra erstmals ernst zu nehmende Konkurrenz. Profil, 17.06.2001
[28] Kaminetsky, Jed: Zitiert nach : Men's Drugs, Women's Orgasms. GQ Magazine. http://www.dreamcream.com/articles/gqmag.html
[29] Wüsthof, Achim: Peinlicher Orgasmus. Der vorzeitige Samenerguss gilt als einer der häufigsten Störfaktoren beim Sex. Was hilft den betroffenen Männern? Sonntagszeitung, 05. Januar 2003
[30] Glantz, Kalman/Moehl, Mary-Beth: Reluctant Males. Evolutionary perspectives on male psychology in couples therapy. In: Gilbert, Paul/ Bailey, Kent G.(Hg.): Genes on the couch. Brunner and Routledge, Hove 2000
[31] siehe Anmerkung Nr. 13
[32] Gasser, Thomas: Zitiert nach Regitnig-Tillian, Norbert: Potenzmittel: Fünf Jahre nach ihrer Markteinführung bekommt die hoch gelobte Potenzpille Viagra erstmals ernst zu nehmende Konkurrenz. Profil, 17.06.2001
[33] Hergersberg, Peter: Verführung mit Biss. Die Welt, Freitag, 1. Februar 2002
[34] Angier, Natalie: Frau – Eine intime Geographie des weiblichen Körpers. C. Bertelsmann Verlag, München 2000
[35] Hornung, Bernd: Lustpille PT-141: Neueste Glücksforschung. http://www.gluecksforschung.de/PT-141.htm
[36] Abate, Tom: Nobel Winner's Theories Raise Uproar in Berkeley. Geneticist's views strike many as racist, sexist. San Francisco Chronicle, 13.11.2000

[37] Leiblum, Sandra: Zitiert nach Rosen, Hillary: The Science of »O«. New York Magazine, April 2001

[38] Romanzi, Lauri: Zitiert nach Rosen, Hillary: The Science of »O«. New York Magazine, April 2001

[39] Martindale, Diane: What women want. For women who've lost that loving feeling the idea of a physical fix is very seductive. New Scientist, 17. März 2001

[40] Strong, Bryan: Human sexuality. Mayfield Publishing Company, Mountain View 1997

[41] Holden, Constance: Behavioral Addictions: Do They Exist? Science, Vol. 294, 2. November 2001

[42] Tumor Goes, So Does Bad Behavior. http://www.cbsnews.com/stories/2003/07/28/health/main565420.shtml

[43] Thimm, Katja: Kind im Bonbonladen. Der Londoner Richard Davis behauptet, ein Medikament habe ihn sexsüchtig gemacht. Nun zahlt ihm der Konzern Novartis eine Summe in Millionenhöhe. Der Spiegel, Nr. 33 (2001)

[44] Jacobsen, Sven: Last mit der Lust. Wenn das Herz nicht mehr bei der Sache ist: Für alles haben wir Zeit – nur nicht für unsere Beziehung. Stern, 12. November 2003

[45] Rettet den Sex! Stern, 27. Juli 2000

[46] siehe Anmerkung Nr. 35

[47] Paulus, Jochen: Eheprognose in fünf Minuten. Die Woche, 2. Juli 1999

[48] siehe Anmerkung Nr. 24

[49] siehe Anmerkung Nr. 35

Epilog

[1] Fritsch, Sibylle/Wolf, Axel: Der schwierige Umgang mit der Lust. Psychologie heute, August 2000

[2] Baker, Robin: Rendezvous im Reagenzglas. Von Männern, Frauen und der Sexualität im 21. Jahrhundert. Bastei Lübbe Verlag, Bergisch Gladbach 2002

[3] Die Zukunft des Sex. Spiegel Reporter 5/2000. http://www.genderportal.de/akzeptanz/cybersex2.htm

[4] Hartmann, Uwe: Gegenwart und Zukunft der Lust. Ein Beitrag zu biopsychologischen und klinischen Aspekten sexueller Motivation. Sexuologie Nr. 3/4 2001, S. 191-204